INT - Terapia neurocognitiva integrata nel trattamento della schizofrenia

Volker Roder • Daniel R. Müller

INT - Terapia neurocognitiva integrata nel trattamento della schizofrenia

Edizione italiana a cura di
Antonio Vita
Margherita Comazzi

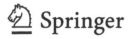 Springer

Volker Roder
Professor of Clinical Psychology University
Hospital of Psychiatry and Psychotherapy
University of Bern
Bolligenstraße 111
3000 Bern 60 Switzerland

Daniel R. Müller, PhD
Senior Lecturer University Hospital of Psychiatry
and Psychotherapy
University of Bern
Bolligenstraße 111
3000 Bern 60 Switzerland

Edizione italiana a cura di:
Antonio Vita
Dipartimento di Scienze Cliniche e Sperimentali, Sezione di Neuroscienze
Università di Brescia
Unità Operativa di Psichiatria 20, Dipartimento di Salute Mentale
Azienda Ospedaliera Spedali Civili di Brescia

Margherita Comazzi
Psichiatra Psicoterapeuta
Milano

Traduzione a cura di
Antonio Francomano
Università di Palermo
Dipartimento di Biomedicina sperimentale e
Neuroscienze Cliniche, Sezione Psichiatria
Palermo

Margherita Comazzi
Psichiatra Psicoterapeuta
Milano

Tradotto dall'opera originale in lingua tedesca
INT – Integrative neurokognitive Therapie bei schizophren Erkrankten
Volker Roder e Daniel R. Müller
© 2013 Springer Berlin Heidelberg
Springer Berlin Heidelberg fa parte di Springer Science+Business Media
Tutti i diritti riservati

I lettori sono invitati a scaricare il materiale aggiuntivo disponibile al seguente indirizzo:
http://extras.springer.com, password: 978-88-470-5734-0

ISBN 978-88-470-5734-0   ISBN 978-88-470-5735-7 (eBook)
DOI 10.1007/978-88-470-5735-7
© Springer-Verlag Italia 2015

9 8 7 6 5 4 3 2 1   2015   2016   2017
Layout copertina: Massimiliano Pianta (MI)
Impaginazione: Graphostudio, Milano
Stampa: Arti Grafiche Nidasio S.r.l., Assago (MI)

Springer-Verlag Italia S.r.l., Via Decembrio 28, I-20137 Milano
Springer fa parte di Springer Science+Business Media (www.springer.com)

Sono trascorsi ormai 18 anni dalla data della prima traduzione e adattamento per l'Italia del testo *IPT: intervento strutturato per la riabilitazione del paziente schizofrenico*, che descriveva un metodo di trattamento riabilitativo integrato, cognitivo e psicosociale della schizofrenia, ormai definibile "storico", elaborato da Volker Roder e Hans Brenner dell'Università di Berna. Quel testo, e il metodo lì descritto, ha fatto scuola nell'implementazione di interventi riabilitativi strutturati nei Servizi psichiatrici del nostro Paese, ed è stato oggetto di numerosi percorsi formativi che hanno coinvolto molti operatori dei Servizi e giovani in formazione.

Ora, lo stesso gruppo di Berna, diretto da Volker Roder, ha aggiornato e arricchito il precedente metodo, tenendo conto dei più recenti avanzamenti della ricerca e dell'esperienza clinica in tema di riabilitazione cognitiva delle psicosi, dando vita all'attuale metodo INT (Terapia Neurocognitiva Integrata), che presentiamo in questo volume, traduzione e adattamento per l'Italia del testo originale pubblicato in lingua tedesca in Svizzera e Germania nel 2013. Si tratta di un metodo di particolare interesse, composto di esercizi individuali e di gruppo, con target neuro-cognitivi e socio-cognitivi, che fa uso sia di strumenti computerizzati sia di "carta e penna" in una prospettiva di massimo aggiornamento e sostanziale rinnovamento del precedente intervento riabilitativo, di cui conserva in parte la struttura sequenziale e alcuni esercizi.

Abbiamo ritenuto particolarmente interessante per il nostro Paese, nonché un "dovere" nei confronti dei tanti operatori e giovani interessati ad apprendere ed implementare metodi riabilitativi cognitivi a forte base scientifica, curare una traduzione del testo nella nostra lingua.

È stata anche una piacevole occasione di nuova collaborazione con gli autori del testo, Volker Roder e Daniel Müller, e con i colleghi che hanno condiviso l'impegno di curatela o di traduzione, tra i quali cito Margherita Comazzi, Antonio Francomano e Stefano Barlati, senza il cui aiuto questo testo non avrebbe visto la luce.

È stata una fatica che abbiamo affrontato con entusiasmo, anche nell'ambito di un ampio Progetto di Azioni Innovative per la Salute Mentale approvato e finanziato dalla Regione Lombardia, da me diretto da quasi cinque anni, che ha consentito l'implementazione di modalità di intervento riabilitativo efficaci e di formare molti operatori, lombardi e non, a varie tecniche di riabilitazione cognitiva delle psicosi, facilitando inoltre la costruzione di collaborazioni attive e fruttuose tra Servizi e Centri.

Da questo nuovo volume potranno trarre vantaggio tutti gli operatori impegnati nel trattamento e nella riabilitazione dei pazienti affetti da schizofrenia, i ricercatori impegnati nella valutazione dell'efficacia degli interventi psicosociali nelle psicosi e dei fattori ad essa associati, gli studenti impegnati in percorsi di formazione universitaria o in percorsi di addestramento sul trattamento e la riabilitazione delle psicosi. L'augurio soprattutto è che il metodo descritto nel volume si riveli davvero efficace alle moltissime persone affette da disturbi schizofrenici, cui le tecniche di rimedio cognitivo sono primariamente dedicate.

Brescia, luglio 2015   Antonio Vita

Lo sviluppo della Terapia Neurocognitiva Integrata (INT) nel trattamento della schizofrenia rappresenta l'apice della lunga e complessa storia delle terapie psicologiche ideate dal gruppo di lavoro di Hans Brenner e Volker Roder a Berna. Ricordo bene i miei numerosi viaggi in questa città per sollecitare conferenze internazionali incentrate sull'identificazione e la modifica dei processi cognitivi e sociali nella schizofrenia. La tradizione di Berna è stata caratterizzata per molti anni dalla complessità e dall'ampiezza di vedute nella concettualizzazione dei deficit psicologici e cognitivi fondamentali della schizofrenia. Ben prima dell'attuale consenso del rimedio cognitivo sistematico come intervento efficace per i deficit cognitivi nucleari della schizofrenia, il gruppo di Berna ha sviluppato uno dei primi programmi di training cognitivo, la Terapia Psicologica Integrata (IPT). La IPT è caratterizzata da una serie di moduli integrati sistematici, manualizzati che applicano la terapia di gruppo per apprendere competenze, partendo dalla neurocognizione di base, fino al *problem solving* interpersonale complesso. Attraverso la IPT, il gruppo di Berna è stato uno tra i primi ad integrare il trattamento dei deficit neurocognitivi di base (ad es. attenzione, memoria, *problem solving*) con il trattamento dei deficit di cognizione sociale (ad es. percezione sociale, *problem solving* interpersonale), elaborando con creatività i principi dello sviluppo cognitivo, l'apprendimento sociale, la terapia cognitivo-comportamentale, il training delle abilità sociali. La consolidata letteratura scientifica in merito all'efficacia del metodo IPT ha favorito la sua ampia applicazione.

Lo sviluppo della Terapia Neurocognitiva Integrata descritto in queste pagine da Volker Roder e Daniel Müller rappresenta un sostanziale perfezionamento ed ampliamento dell'IPT, che tiene in considerazione i progressi teorici ed empirici più recenti in questo campo. Un'influenza fondamentale è stata esercitata dall'iniziativa MATRICS *(Measurement and Treatment Research to Improve Cognition in Schizophrenia)* del *National Institute of Mental Health* (NIMH) ispirato dal defunto Wayne Fenton del NIMH. Attraverso questa iniziativa, Michael Green ed io abbiamo diretto un Comitato sulla Neurocognizione con l'obiettivo di esaminare la letteratura scientifica, riunendo più di 100 esperti per identificare sette domini cognitivi chiave nella schizofrenia, che possono beneficiare di interventi mirati: velocità di elaborazione delle informazioni, attenzione/vigilanza, memoria di lavoro, apprendimento verbale, apprendimento visivo, ragionamento e *problem solving*, cognizione sociale.

Un successivo congresso del NIMH ha individuato cinque ulteriori aspetti fondamentali della cognizione sociale: elaborazione delle emozioni, percezione sociale, Teoria della Mente, schemi sociali e stili di attribuzione sociale. La INT è strutturata attorno a questi domini cognitivi, muovendosi sistematicamente dai moduli iniziali, che si occupano dei più semplici processi neurocognitivi e di cognizione sociale, ai moduli successivi, focalizzati su processi integrativi neu-rocognitivi e di cognizione sociale di più alto livello. In questo modo, con una serie di esercizi e con un approccio unitario, la INT lavora su tutti i domini cognitivi identificati dalla iniziativa MATRICS.

Un altro aspetto fondamentale che Roder e Müller hanno incorporato nella INT è l'uso del training cognitivo basato sul computer, non presente nella IPT, ma recentemente divenuto popolare tra le tecniche di rimedio cognitivo. Il rime-dio cognitivo computerizzato è entrato quindi a far parte delle sessioni della INT, offrendo una serie di esercizi pratici, focalizzati su specifiche aree per migliorare le abilità cognitive. Allo stesso tempo, la INT mantiene la storica tra-dizione della IPT, attraverso le sessioni terapeutiche di gruppo, utilizzando il rimedio cognitivo computerizzato solo come una delle modalità, ma fornendo - in misura molto maggiore rispetto alla maggior parte degli attuali rimedi cogni-tivi - un training di gruppo sul ragionamento sociale, sulla pianificazione strate-gica e nella risoluzione dei problemi interpersonali. La INT enfatizza inoltre i processi di gruppo per stimolare l'impegno nell'intervento, includendo la com-petizione di squadra e le discussioni finalizzate ad ottenere consenso.

Un terzo aspetto chiave della INT è relativo al tipo di approccio utilizzato: questa terapia combina approcci sia restorativi che compensatori nel trattare i principali deficit cognitivi e sociali della schizofrenia, rispetto alla maggior parte degli altri rimedi cognitivi che si concentra principalmente sull'uno o sull'altro. La INT prevede esercizi specifici per migliorare le abilità cognitive al fine di ridurre i deficit nucleari della schizofrenia, accettando allo stesso tempo che quelli meno gravi persisteranno. Di conseguenza, i partecipanti vengono aiutati a identificare dei modi per lavorare sui deficit residui nel contesto delle situazioni di vita quotidiana, che dovrebbero ulteriormente incrementare l'im-patto dell'INT sull'esito funzionale della schizofrenia.

Per concludere, dobbiamo congratularci con Roder e Müller e i loro colleghi per il significativo progresso che la INT rappresenta nel trattamento della schi-zofrenia. Questa terapia mantiene le caratteristiche distintive della IPT, incorpo-rando contemporaneamente molte recenti novità concettuali e metodologiche. I risultati del loro recente studio internazionale multicentrico evidenziano l'im-patto positivo che questo nuovo e completo intervento può avere.

È auspicabile che la disponibilità di questo volume possa stimolare ulterior-mente l'applicazione dell'INT in altri luoghi. L'INT sembra poter migliorare grandemente le abilità cognitive e il funzionamento sociale dei pazienti con schizofrenia, così rappresentando un grande passo in avanti per tutti noi che lavoriamo per aiutare coloro che soffrono di questo disturbo.

Berna, primavera 2013   Keith H. Nuechterlein, Ph.D.
                                        Professore, Dipartimento di Psichiatria e Scienze del
                                          Comportamento e Dipartimento di Psicologia,
                                                  Università della California (UCLA)
                                        Co-Chair, MATRICS Comitato sulla Neurocognizione
                                        Direttore, Centro per la Neurocognizione e l'Emozione
                                                              nella Schizofrenia

Negli ultimi 15 anni l'attenzione verso gli interventi di rimedio cognitivo per i pazienti schizofrenici è notevolmente cresciuta a livello internazionale. Questo interesse si basa sui risultati di diversi studi, che hanno dimostrato l'importanza della cognitività per il raggiungimento di una buona gestione della quotidianità e, quindi, per la (re)integrazione sociale ed il miglioramento della qualità della vita del paziente ("prospettiva del recovery"). Per questi motivi, ad esempio, è stata incentivata l'iniziativa MATRICS (Measurement and Treatment Research to Improve Cognition in Schizophrenia) all'inizio del ventunesimo secolo negli Stati Uniti da parte del NIMH (National Institute of Mental Health, USA), con l'obiettivo, tra gli altri, di definire in modo condiviso le dimensioni della cognitività e di riuscire a misurarle. Come primo passaggio questo è riuscito per l'ambito neurocognitivo in senso stretto (ad esempio, capacità di prestare attenzione, concentrazione, memoria, ecc.). Sulla scorta del crescente riconoscimento dell'importanza perfino maggiore della "cognizione sociale" (ad esempio, riconoscimento delle emozioni o processi di percezione sociale) nei pazienti con schizofrenia, l'iniziativa MATRICS ha successivamente differenziato ulteriormente quest'ambito, e definito singolarmente questi sottoconcetti. I principali esponenti dell'iniziativa MATRICS sono, tra gli altri, gli psicologi Michael Green e Keith Nuechterlein dell'UCLA (University of California di Los Angeles). Nello stesso tempo sono stati elaborati adeguati e corrispondenti approcci terapeutici.

Lo sviluppo della "terapia psicologica integrata" (IPT) da parte del nostro gruppo di lavoro di Berna negli anni ottanta del secolo scorso, ha offerto uno dei primi approcci terapeutici internazionali che prendeva in considerazione, molto prima della "onda cognitiva della schizofrenia", l'importanza della cognitività nel trattamento dei pazienti schizofrenici. Trentasette studi internazionali, che hanno coinvolto 1632 pazienti, sono riusciti a dimostrare l'utilità dell'IPT rivelandone gli esiti molto positivi. Il manuale terapeutico IPT è attualmente disponibile in tredici lingue e viene adoperato in Europa, Nord-, Centro-, e Sud-America, Asia e Australia.

L'iniziativa MATRICS e l'IPT hanno rappresentato la base per lo sviluppo della "terapia neurocognitiva integrata" (INT), che ha richiesto circa sette anni per la sua messa a punto. A tal proposito è stata determinante l'idea di sviluppare un approccio terapeutico integrato per quei pazienti che dovevano essere progressivamente integrati nella società e trattati in modo non intensivo, ma che tuttavia soffrivano di deficit funzionali e cognitivi e conseguenti problemi socio-relazionali. Nello stesso tempo, questi pazienti non riuscivano ad ottenere un risultato ottimale con l'applicazione dei sottoprogrammi cognitivi dell'IPT, che inizialmente erano stati concepiti per pazienti con una marcata sintomatologia negativa. La INT trasforma, quindi, in modo coerente gli ambiti definiti dall'iniziativa MATRICS in concetti terapeutici e utilizza direttamente i risultati empirici e le esperienze pratiche svolte con l'IPT nella conduzione di una terapia di gruppo con pazienti schizofrenici.

Su questo background, il presente manuale terapeutico si articola in sei capitoli. Il capitolo 1 (Fondamenti teorici) dà una visione generale dei concetti di "recovery", MATRICS e IPT, tutti fondamentali per la concezione della INT. Il capitolo 2 (INT: applicazione pratica) descrive in modo molto pratico i quattro moduli terapeutici (A-D) della INT per il miglioramento della neurocognizione e della cognizione sociale del paziente. Il capitolo comprende metodi, contenuti della terapia e numerosi esempi per la conduzione pratica dei gruppi INT. Nel capitolo 3 (Condizioni per l'attuazione del programma terapeutico – applicazioni e indicazioni), il lettore ottiene indicazioni concrete per poter implementare i gruppi INT nel proprio contesto istituzionale. Infine, il capitolo 4 (Strumenti diagnostici per la pianificazione del trattamento e la valutazione dell'efficacia della terapia) si focalizza sull'elaborazione di situazioni concrete e sull'importanza dell'utilizzo della INT. Sono anche dettagliatamente illustrati strumenti di misurazione per i diversi ambiti funzionali. Il capitolo 5 (INT: evidenze empiriche) riporta i risultati di uno studio valutativo multicentrico condotto sulla INT e discute in modo critico le loro conseguenze sull'impiego della INT nella pratica. Infine, è messa a disposizione dei terapeuti una cospicua quantità di materiale su CD (Materiale terapeutico per i quattro moduli) che può essere stampato. Per i lettori interessati, alla fine di ogni capitolo si trovano ulteriori e più precise indicazioni bibliografiche.

La conduzione dello studio multicentrico (descritto al cap. 5) ha richiesto circa cinque anni. Per la stesura e la revisione di questo libro abbiamo impiegato quasi un anno. Senza l'aiuto e l'appoggio di moltissime persone questo lavoro non sarebbe stato realizzato. Vorremmo perciò ringraziare tutti quelli che hanno contribuito direttamente o indirettamente alla riuscita di questo manuale terapeutico. Al primo posto, naturalmente, tutti i pazienti che si sono messi a disposizione per sperimentare qualcosa di nuovo durante gli incontri terapeutici. Inoltre, tutte le terapeute e i terapeuti degli otto centri, che hanno utilizzato per la prima volta la INT nell'ambito dello studio valutativo multicentrico. Ricordiamo, in Svizzera: Psychiatrische Universitätsklinik Zürich (la signora Dr.med.[1] A. Theodoridou), Psychiatriezentrum Biel (la signora Dr.med. A. Rausch), Psychiatrische Universitäts- und Poliklinik Bern; in Germania: Ev. Krankenhaus Bielefeld, Klinik für Psychiatrie und Psychotherapie Bethel (il signor Prof. Dr.med. M. Driessen, il signor Dipl.-Psych.[2] C. Barenbrock), Rehabilitationszentrum für psychisch Kranke Peiting-Herzogsägmühle (la signora Dr.phil.[3] S. Queri; la signora Dr.med. A. Gabrecht), ARBEWE-

---

[1] *Dr.med.* è l'abbreviazione di *Doktor der Medizin*, lett. dottore in medicina e chirurgia
[2] *Dipl.-Psych.* è l'abbreviazione di *Diplompsychologe*, lett. laureato in psicologia, quindi psicologo
[3] *Dr.phil.* è l'abbreviazione di *Doktor der Philosophie*, lett. dottore in (lettere e) filosofia

Rehabilitationszentrum Nürnberg (la signora Dipl.-Psych. A. Baumann e la signora G. Fischer), Rehabilitationszentrum Vitos Eltville (la signora Dipl.-Psych. G. Deutschle); e in Austria: Landeskrankenhaus Schwarzach/St. Veit (il signor Dr.med. M. Keglevic). Un ringraziamento va anche alle nostre colleghe e ai colleghi di Berna, a cui sono stati affidati la terapia, le valutazioni diagnostiche e l'analisi dei dati: Manuela Christen, M.Sc.[4], Juliane Emmerich, Dipl.-Psych., Annette Eugster, cand.psych.[5], Lea Hulka, M.Sc., Stefanie Schmidt, Dipl.-Psych., Daniela Speiser, Lic.phil.[6], James Weiss, Lic.phil. Vorremmo ringraziare in modo particolare il nostro ex collega Marc Lächler, Lic.phil., che ha sviluppato con noi la prima elaborazione del concetto terapeutico della INT. Un grande ringraziamento va anche a Francine Perret, che ci ha appoggiato elaborando le diverse fotografie contenute tra i materiali.

Infine, vogliamo ringraziare la signora Dr. Renate Scheddin e la signora Renate Schulz della casa editrice Springer, che si sono dimostrate comprensive ogni volta che i termini di consegna del manoscritto sono stati rinviati e sono sempre state disponibili ad aiutarci.

Berna, primavera 2013   Volker Roder
                                                        Daniel R. Müller

---

[4] *M.Sc.* è l'abbreviazione di *Master of Scienze*, lett. dottore in scienze
[5] *cand.psych.* è l'abbreviazione di *Candidatus für Psychologe*, lett. laureando in psicologia
[6] *Lic.phil.* è l'abbreviazione di *Licentiatus in Philisophie*, lett. laureato in filosofia

Indice

Materiale aggiuntivo scaricabile dalla piattaforma online Springer Extra Materials

EXTRAS ONLINE

- Fogli informativi
- Fogli di lavoro
- Illustrazioni cliniche (vignette)
- Allegati
- Materiale proiettabile

Autori e Collaboratori

Edizione Italiana

Cassandra Ariu
Tecnico della Riabilitazione
Psichiatrica
Unità operativa di Psichiatria 20
Azienda Ospedaliera Spedali Civili di
Brescia

Stefano Barlati
Unità operativa di Psichiatria 20
Dipartimento di Salute Mentale
Azienda Ospedaliera Spedali Civili di
Brescia

Margherita Comazzi
Psichiatra Psicoterapeuta
Milano

Marcello Di Fiore
Responsabile Centro Diurno
La Zebra
Dipartimento Salute Mentale
ASP Palermo

Vassilij Di Giorgio
Psichiatra
Palermo

Antonio Francomano
Università di Palermo
Dipartimento di Biomedicina speri-
mentale e Neuroscienze Cliniche
Sezione Psichiatria
Palermo

Mariano Virga
Tecnico della Riabilitazione
Psichiatrica
Palermo

Antonio Vita
Dipartimento di Scienze Cliniche e
Sperimentali, Sezione di
Neuroscienze
Università di Brescia
Unità operativa di Psichiatria 20
Dipartimento di Salute Mentale
Azienda Ospedaliera Spedali Civili di
Brescia

Edizione Originale

Marc Lächler
University Hospital of Psychiatry and
Psychotherapy
University of Bern
Switzerland

Stefanie J. Schmidt
University Hospital of Psychiatry and
Psychotherapy
University of Bern
Switzerland

Fondamenti teorici

1

S.J. Schmidt, V. Roder

1.1   *"Recovery"* e processo terapeutico riabilitativo della schizofrenia

In origine, la schizofrenia è stata considerata una patologia con un andamento cronico progressivamente ingravescente (Kraepelin, 1913). Tale stigma di inguaribilità è stato messo fortemente in discussione dal movimento del *recovery* (letteralmente "recupero") e dai risultati provenienti dalle ricerche empiriche. Il movimento del *recovery*, improntato a una visione olistica dell'uomo, sottolinea la possibilità di superare i limiti connessi alla malattia e, nonostante la diagnosi di schizofrenia, di condurre una vita autodeterminata e piena di significato (Amering e Schmolke, 2009). Oggi, in molti paesi, il concetto di *recovery* è alla base della politica sanitaria nell'ambito della promozione della salute mentale e dell'assistenza psichiatrica ed è sostenuto dai risultati di studi a lungo termine molto favorevoli che dimostrano tassi di *recovery* compresi tra il 25% e il 65% (Rabinowitz et al., 2007; Davidson et al., 2008). Ad oggi, non esiste una definizione unitaria del termine *"recovery"*. Il concetto di *recovery* è stato inoltre definito in vari modi ed influenzato da diverse correnti culturali.

1.1.1   *Recovery* funzionale

Nella letteratura scientifica, il concetto di *recovery* funzionale fa usualmente riferimento alla remissione sintomatologica e alla riacquisizione del livello di funzionamento premorboso (Nasrallah et al., 2005). Negli Stati Uniti, Andreasen con il suo gruppo di lavoro (2005) ha formulato per la prima volta i criteri di remissione del disturbo schizofrenico, i quali tuttavia si riferiscono esclusivamente a una riduzione della sintomatologia psicopatologica nell'arco di tempo di sei mesi. Il concetto di *recovery* va invece al di là della sola remissione sintomatologica, poiché il livello di funzionamento psicosociale di una persona è relativamente indipendente dalla sintomatologia clinica (Green et al., 2000;

V. Roder, D.R. Müller, *INT-Terapia neurocognitiva integrata nel trattamento della schizofrenia*,   1
DOI: 10.1007/978-88-470-5734-0_1, © Springer-Verlag Italia 2015

Ventura et al., 2010). Infatti, è possibile che un individuo affetto da schizofrenia possa essere in grado di gestire bene la propria vita quotidiana nonostante la presenza di sintomi psicotici. Il concetto di *recovery* funzionale tiene conto di questo e richiede, oltre a una riduzione sintomatologica duratura, anche il recupero o l'acquisizione di abilità sociali necessarie per la conduzione di una vita indipendente e per un adeguato livello di funzionamento psicosociale (van Os et al., 2006; Leucht e Lasser, 2006; Mausbach et al., 2009; Brekke e Nagakami, 2010). La compromissione del livello di funzionamento psicosociale rappresenta un criterio diagnostico centrale per il disturbo schizofrenico (DSM-IV; Saß et al., 1994). I pazienti schizofrenici raramente vivono un rapporto di coppia durevole o dispongono di una buona rete sociale di sostegno. Tra di essi solo il 10-20% ha un impiego lavorativo stabile in ambito competitivo. Inoltre, sono presenti spesso anche difficoltà nella conduzione di una vita indipendente: compiti come prepararsi da mangiare, trovare una casa, gestire i soldi e assumere regolarmente la terapia, spesso richiedono un sostegno esterno (McGlashan, 1988; Haefner, 2005; Harvey et al., 2007). Il deterioramento delle aree funzionali descritte ha un'alta prevalenza (Bottlender et al., 2010) e rappresenta un grosso carico per i pazienti che si riflette inoltre sul loro ambiente sociale (Bellack et al., 2007). Per questa ragione, l'Organizzazione Mondiale della Sanità considera il disturbo schizofrenico tra le cinque cause più frequenti di disabilità e invalidità nei giovani adulti dei paesi industrializzati (Murray e Lopez, 1996). Di fronte a questo scenario, l'identificazione dei fattori che influenzano i deficit del funzionamento psicosociale e la possibilità di una loro modificazione terapeutica appare di grande importanza (Harvey et al., 2007).

Il livello di funzionamento psicosociale può essere inteso come il risultato di un'interazione complessa tra condizioni precedenti e persistenti che pesano in maniera differente a livello intra- e interindividuale. Una parte importante di questi fattori è rappresentata dalle capacità neuro- e sociocognitive (vedi paragrafo 1.2). Inoltre, sembrano essere rilevanti anche i seguenti fattori: la sintomatologia negativa (Ventura et al., 2009; Rassovsky et al., 2011), le abilità e le competenze sociali (Brekke et al., 2005), la critica di malattia (Emsley et al., 2008), il sostegno sociale (Brekke et al., 2005), la motivazione (Gard et al., 2009), il genere di appartenenza, il livello di funzionamento psicosociale premorboso, l'età d'esordio (Haefner, 2005; San et al., 2007), la durata della psicosi non trattata (Shrivastava et al., 2010) e la *functional capacity* (Bowie et al., 2010). La valutazione del livello di funzionamento psicosociale appare tuttora difficile, poiché si tratta di un costrutto multidimensionale per il quale, per ora, non esistono definizioni operative (Bellack et al., 2007; Leifker et al., 2011). Per di più, il livello di funzionamento psicosociale è influenzato anche da numerosi fattori ambientali, come ad esempio la situazione economica, il mercato del lavoro e la disponibilità di offerte terapeutiche. Appare pertanto importante distinguere tra il rendimento di un individuo in condizioni ottimali (*functional capacity*) e il suo comportamento nel mondo reale (Bowie et al., 2006, 2010). Questa distinzione viene attualmente considerata anche nello sviluppo e nella valutazione di strumenti per il rilevamento dei diversi ambiti del livello di funzionamento psicosociale (Green et al., 2008, 2011; Mausbach et al., 2009; Leifker et al., 2011).

1.1.2 *Recovery* soggettivo

Il movimento dei pazienti e del loro ambiente sociale ha conferito un secondo significato al termine *recovery*. Secondo questo punto di vista, il concetto di *recovery* non esprime una condizione finale (*outcome*) bensì rappresenta un processo di superamento delle conseguenze personali e sociali legate alla malattia. Pertanto, i rappresentanti di questo movimento sottolineano che la definizione funzionale di *recovery* è eccessivamente improntata a criteri normativi e che si dovrebbe invece dare maggior peso alle esperienze soggettive degli utenti, fra cui soprattutto la motivazione, l'auto-efficacia (ossia la percezione delle proprie capacità), la responsabilità di se stessi, l'*empowerment,* la resilienza (resistenza nei confronti delle crisi) e la comprensione delle proprie risorse e dei propri limiti (Amering e Schmolke, 2009). Spesso, infatti, la percezione delle proprie risorse e debolezze da parte dei pazienti affetti da schizofrenia si discosta fortemente dai risultati dei test neuropsicologici (Medalia et al., 2008). Inoltre, la motivazione intrinseca costituisce un importante fattore predittivo della risposta a un programma terapeutico (Roder et al., 2006).

Le due diverse prospettive di *recovery* non si escludono a vicenda, piuttosto, esse sono complementari e in un rapporto di interazione reciproca. Per quanto riguarda la terapia e la riabilitazione dei pazienti schizofrenici questo significa che sia le limitazioni psicosociali, sia la motivazione intrinseca, sia l'auto-efficacia di ogni singolo partecipante, sia l'attivazione di risorse, sia il miglioramento dell'auto-percezione dovrebbero essere elementi terapeutici ugualmente importanti. Ciò diventa possibile quando i partecipanti a un programma terapeutico colgono il nesso tra gli obiettivi personali e quelli terapeutici, dove questi ultimi hanno un impatto positivo sulla loro vita quotidiana. Una percezione realistica di sé e delle proprie capacità è favorita dal regolare riconoscimento e rinforzo dei progressi individuali sostenuti.

Il funzionamento cognitivo dei soggetti con diagnosi di schizofrenia si è dimostrato in grado di influenzare in modo significativo il livello di funzionamento psicosociale e pertanto rappresenta un importante obiettivo terapeutico della cosiddetta terapia di rimedio cognitivo.

1.2 Il significato dell'iniziativa MATRICS per le moderne concettualizzazioni terapeutiche

Nelle ultime tre decadi si è assistito a un crescente interesse nell'ambito della ricerca per lo studio delle funzioni cognitive nella schizofrenia. Gli sforzi dei ricercatori hanno permesso di identificare alterazioni in molteplici ambiti del funzionamento cognitivo, come ad esempio i processi elementari di elaborazione e ricerca visiva (Chapman e Chapman, 1973; Hemsley, 1977; Ruckstuhl, 1981). I deficit cognitivi rappresentano quindi caratteristiche intrinseche della schizofrenia come peraltro già evidenziato da Kraepelin (1913) e Bleuler (1911) (Palmer et al., 2009). Questa prospettiva neuropsicologica è stata favorita soprattutto dall'idea che la schizofrenia non sia una malattia neurodegenerativa bensì un disturbo dello sviluppo cerebrale (*"neurodevelopmental model"*). Secondo tale modello, i deficit cognitivi rispecchiano delle anomalie cerebrali di tipo strutturale, funzionale o neurochimico che sono innate o acquisite nel periodo pre- o perinatale. Il rilevamento di tali (dis)funzioni cognitive è reso possibile anche dal recente sviluppo di metodi di indagine non invasivi quali le tecniche di visualizzazione cerebrale funzionale e i test neuropsicologici (Keshavan et al., 2010; Strik et al., 2012). Pertanto abbiamo oggi a disposizione numerosi risultati empirici sulla prevalenza e sulle caratteristiche dei deficit cognitivi nella schizofrenia e sul loro significato come indicatori di vulnerabilità e, al contempo, come obiettivi terapeutici. In questo contesto, si è anche discusso sull'opportunità di includere i deficit cognitivi come criterio diagnostico centrale per la schizofrenia nel DSM-5 (Barch e Keefe, 2010).

Nonostante i risultati della letteratura non siano univoci, sembra oggi confermato che una percentuale compresa tra il 75% e l'85% dei soggetti con diagnosi di schizofrenia presenta delle alterazioni cognitive (Gray e Roth, 2007; Palmer et al., 2009). Tale prevalenza è ancora più elevata se si considera il livello di funzionamento cognitivo premorboso (Goldberg et al., 1990). Studi meta-analitici suggeriscono che le prestazioni cognitive medie dei pazienti schizofrenici, nella maggior parte dei domini cognitivi, si posizionano almeno una deviazione standard al di sotto di quelle dei soggetti di controllo sani (Fioravanti et al., 2005; Dickinson et al., 2007; Mesholam-Gately et al., 2009). La gravità dei deficit cognitivi appare essere relativamente indipendente dall'età, dalla durata delle ospedalizzazioni, dalla sintomatologia e dal trattamento antipsicotico (Green et al., 2004; Gray e Roth, 2007). Gli studi più recenti indicano che nella schizofrenia è rilevabile un deficit generalizzato del processo di elaborazione delle informazioni e che la memoria dichiarativa episodica e la velocità di elaborazione sono le aree del funzionamento cognitivo maggiormente alterate. D'altra parte, altre funzioni cognitive quali la memoria implicita e le capacità visuo-spaziali sembrano rimanere relativamente conservate (Palmer et al., 2009; Kern et al., 2010). I soggetti schizofrenici risultano anche avere, alle valutazioni testali, punteggi inferiori rispetto ai soggetti con diagnosi di disturbo schizoaffettivo o bipolare. Tuttavia, sempre con riferimento alle valutazioni testali, fino ad ora non sono state rilevate differenze qualitative con queste altre diagnosi, né è stato identificato un profilo cognitivo specifico per schizofrenia (Krabbendam et al., 2005; Bora et al., 2009).

Nel contesto dei modelli eziopatogenetici della schizofrenia i processi di elaborazione delle informazioni sono al centro dell'attenzione come possibili indicatori di vulnerabilità e pertanto come *marker* fenotipici intermedi per la diagnosi precoce della malattia (Nuechterlein et al., 1994). Il fatto che soggetti diagnosticati come schizofrenici presentino delle disfunzioni cognitive funzionali già nell'infanzia (Niendam et al., 2003; Osler et al., 2007), nell'adolescenza (Osler et al., 2007) e nella fase prodromica della malattia (Becker et al., 2010; Woodberry et al., 2010; Carrion et al., 2011) depone a favore di questa ipotesi. Inoltre, anche i familiari di pazienti schizofrenici privi di sintomi psichiatrici presentano alcune disfunzioni cognitive (Keshavan et al., 2010; Eack et al., 2010; Bhojraj et al., 2011). In accordo con l'ipotesi della vulnerabilità, risultano essere più a rischio di sviluppare una psicosi i soggetti con gravi deficit cognitivi (Seidman et al., 2010). Sembra inoltre che dopo il primo episodio psicotico il livello di funzionamento cognitivo tenda a stabilizzarsi almeno fino ai 65 anni. Tuttavia, alcune funzioni cognitive specifiche seguono il decorso della sintomatologia psicotica e possono ristabilirsi completamente dopo il primo episodio di malattia (Wykes e van der Gaag, 2001; Palmer et al., 2009).

Il riconoscimento dell'importanza del funzionamento cognitivo nella schizofrenia ha favorito lo sviluppo di diversi approcci terapeutici e strumenti di valutazione. Ciò nonostante, il disaccordo rispetto a quali siano i domini cognitivi rilevanti nella schizofrenia e come possano essere valutati in modo affidabile e valido costituisce un ostacolo per lo studio e lo sviluppo di nuovi programmi terapeutici. In questo contesto, l'iniziativa MATRICS *(Measurement and Treatment Research to Improve Cognition in Schizophrenia)* del *National Institute of Mental Health* (NIMH) si era posta l'obiettivo di trovare un consenso circa la definizione delle principali aree del funzionamento cognitivo nella schizofrenia e di sviluppare quindi una batteria di test neuropsicologici standardizzati. Oltre a questo, l'iniziativa MATRICS si era prefissata l'obiettivo di valutare le possibili modalità d'intervento, inizialmente di tipo prevalentemente farmacologico, per il miglioramento dei deficit cognitivi (Green e Nuechterlein, 2004; Nuechterlein et al., 2004; Kern e Horan, 2010). Sulla base di interviste a esperti e varie analisi fattoriali sono stati individuati nei soggetti con schizofrenia sei principali domini neurocognitivi disfunzionali, relativamente indipendenti tra loro (Nuechterlein et al, 2004; Roder et al. 2010, 2011) (vedi Tab. 1.1):

Velocità di elaborazione delle informazioni
Questo dominio misura la velocità con cui vengono elaborate le informazioni e richiede capacità sia motorie sia percettive.

Attenzione/vigilanza
L'attenzione selettiva descrive la capacità di selezionare gli stimoli secondo la loro rilevanza e di focalizzarsi verso gli stimoli selezionati, ignorando contemporaneamente quelli non rilevanti. La vigilanza invece indica la condizione di mantenimento dell'attenzione per un periodo di tempo maggiore nelle situazioni di bassa frequenza di stimoli.

Apprendimento verbale e visivo
Questi due domini neurocognitivi includono la percezione e la conservazione di informazioni verbali e non-verbali. L'iniziativa MATRICS ha scelto due domini

Tabella 1.1 Aree neurocognitive dell'iniziativa MATRICS

Aree neurocognitive	Descrizione	Disfunzioni
Velocità di elaborazione delle informazioni	Velocità con cui vengono elaborate le informazioni	Meno informazioni per unità di tempo
Attenzione/vigilanza	Capacità di selezionare stimoli secondo la loro rilevanza (attenzione selettiva) Mantenimento dell'attenzione (vigilanza)	Deficit nella selezione e nell'inibizione di stimoli irrilevanti Tempi di reazione più lunghi, elevata distraibilità, mancanza di reattività agli stimoli
Apprendimento verbale e visivo	Registrazione e conservazione di informazioni verbali e non-verbali	Deficit a carico dell'apprendimento e della memoria Memoria procedurale implicita relativamente intatta
Memoria di lavoro	Deposito di informazioni verbali, visive e spaziali rilevanti per portare a termine le azioni	Deposito e utilizzo delle informazioni visuo-spaziali e verbali deficitari
Ragionamento e *Problem solving*	Strategie complesse di pianificazione e risoluzione di problemi	Scarsa flessibilità cognitiva Deficit nella pianificazione di azioni

(Nuechterlein et al., 2004, Roder et al., 2010, Roder et al., 2011)

separati per l'elaborazione delle informazioni verbali e visive, poiché i soggetti schizofrenici presentano alterazioni differenti in questi domini.

Memoria di lavoro
La memoria di lavoro ha la funzione di deposito di informazioni verbali e spaziali che sono rilevanti per portare a termine le azioni. Tali informazioni vengono costantemente adattate alla situazione contingente e permettono di guidare il comportamento in modo pianificato.

Ragionamento e problem solving
Insieme alla memoria di lavoro questo dominio rientra nell'ambito delle cosiddette funzioni esecutive. Esso include la flessibilità cognitiva e la costruzione di concetti, la capacità di pianificare e risolvere i problemi, nonché la capacità di controllare i propri comportamenti inibendoli, quando utile, a favore di nuovi obiettivi.

In un primo momento, l'iniziativa MATRICS si è focalizzata unicamente sulla differenziazione dei domini neurocognitivi principalmente compromessi nella schizofrenia. Il costrutto della cognizione sociale è stato ulteriormente differenziato solo in un secondo momento a causa della sua crescente importanza sia teorica che pratica. La cognizione sociale riguarda i processi di elaborazione delle informazioni che stanno alla base delle interazioni sociali, fra cui la capacità di percepire e interpretare le intenzioni, le caratteristiche e i comportamenti delle altre persone, e di reagirvi in modo adeguato (Brothers, 1990; Green et al., 2005, 2008). L'ambito della neurocognizione riguarda, invece, in termini più generali i processi di elaborazione delle informazioni, cioè i processi di classificazione, associazione e valutazione di informazioni che sono alla base dell'esperienza e del comportamento umano e che si riferiscono in modo esclusivo ai contenuti non sociali (Roder et al., 2008). L'iniziativa MATRICS ha portato allo sviluppo di una batteria testale neuropsicologica standardizzata, oggi in commercio (*Matrics assessment, Inc.*, 2006; www.matrics.ucla.edu) (Buchanan et al., 2011). Essa comprende 10 test per la valutazione di sei domini neurocognitivi e un dominio relativo alla cognizione sociale. L'iniziativa MATRICS sta continuando a sviluppare il costrutto della cognizione sociale e, allo stato attuale, differenzia cinque aree della cognizione sociale (Green et al., 2005, 2008; Roder et al., 2010) (vedi Tab. 1.2):

Percezione delle emozioni
Quest'area include la percezione e l'utilizzo delle emozioni. La percezione delle emozioni da parte dei pazienti schizofrenici è stata studiata in particolar modo attraverso la mimica facciale.

Tabella 1.2 Aree della cognizione sociale dell'iniziativa MATRICS

Aree di cognizione sociale	Descrizione	Disfunzione
Percezione delle emozioni	Percezione e utilizzo delle emozioni	Riconoscimento più lento e meno accurato delle emozioni Regolazione deficitaria delle reazioni emotive
Percezione sociale	Capacità di riconoscere e valutare i ruoli e le regole sociali in situazioni interpersonali	Deficit del riconoscimento degli aspetti significativi in un'interazione sociale Elaborazione deficitaria delle informazioni del contesto sociale
Theory of Mind (ToM)	Capacità di mettersi mentalmente nei panni degli altri e di cogliere le loro intenzioni	Formulazione di supposizioni errate, difficoltà a comprendere comunicazioni ironiche e metafore
Schemi sociali	Strutture di conoscenza sulle regole e i ruoli sociali	Deficit delle strutture di conoscenza Errori nella decodificazione delle informazioni in ingresso
Attribuzioni sociali	Individuazione delle cause di esperienze di successo o insuccesso	Attribuzione eccessiva a se stessi (interna), delle cause di un evento positivo. Attribuzione all'esterno delle cause di un evento, spesso negativo

(Green et al., 2005; Roder et al., 2010)

Percezione sociale
Con ciò si intende la capacità di comprendere aspetti significativi di situazioni e interazioni sociali.

Theory of Mind (ToM) (teoria della mente)
Questo costrutto descrive la capacità di rappresentare a livello ideativo, tramite l'accettazione della prospettiva dell'altro, le intenzioni, le caratteristiche e le supposizioni di altre persone, e in tal modo, di comprenderle. Questa capacità è importante per poter prevedere e spiegare o anche influenzare il comportamento degli altri.

Schemi sociali
Gli schemi sociali sono strutture di conoscenza della memoria a lungo termine che contengono informazioni dichiarative o procedurali rispetto ai ruoli, alle regole e agli obiettivi che caratterizzano determinate situazioni sociali. Per tale ragione rivestono un ruolo determinante nella codificazione delle informazioni in ingresso e hanno una funzione guida per il compimento delle azioni.

Stili di attribuzione sociale
Includono le spiegazioni delle motivazioni e delle cause formulate da un individuo per determinate esperienze di successo o insuccesso, per poter comprendere situazioni ed eventi sociali.

Dalla metà degli anni '90 del secolo scorso, lo studio dei processi della cognizione sociale nei soggetti schizofrenici ha generato un crescente interesse. In realtà, lo studio di tali processi era iniziato già molto prima (Penn et al., 1997, 2006). Ad esempio, negli anni '50 e '60 è stata studiata, nei soggetti schizofrenici, l'influenza del contesto sperimentale e sociale sulle prestazioni nei test (Cromwell e Spalding, 1978) e sulla percezione di immagini connotate da contenuto emotivo (Buss e Lang, 1965). Sebbene questi lavori pionieristici abbiano contribuito alla creazione di basi teoriche importanti, la mancanza di definizioni operative dei singoli costrutti studiati, così come di adeguati strumenti di valutazione, non ha permesso ai risultati ottenuti di essere interpretati in modo soddisfacente. Il motivo del rinnovato interesse per la ricerca sulla schizofrenia nell'ambito della cognizione sociale sembra sia da ricercare soprattutto nel ruolo centrale che i modelli integrati hanno sul funzionamento psicosociale e sul *recovery* (vedi Fig. 1.1).

Secondo questo modello il livello di funzionamento psicosociale nei soggetti schizofrenici è determinato da molteplici fattori: funzioni neurocognitive e di cognizione sociale, sintomatologia positiva e negativa e tipo di orientamento al trattamento. La correlazione tra il funzionamento neurocognitivo e il livello di funzionamento psicosociale, postulata dal modello, è stata confermata da studi empirici sia a lungo termine sia trasversali (Green et al., 2000, 2004; Milev et al., 2005; Bowie et al., 2006; Cohen et al., 2006; Keefe et al., 2011; Brekke e Nakagami, 2010). I risultati di tali studi hanno indicato che la quota di varianza spiegata dalle funzioni neurocognitive circa il livello di funzionamento psicosociale si posiziona tra il 20% e il 40% (Couture et al., 2006). Di conseguenza,

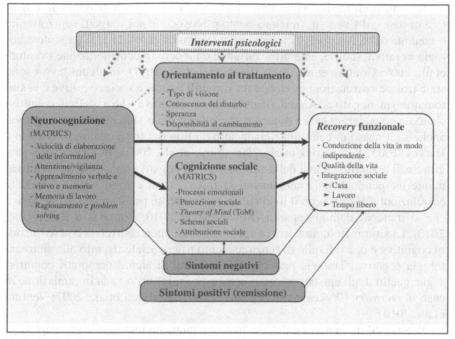

Fig. 1.1 Modello integrato: possibili mediatori tra la cognitività e il recovery funzionale (Roder et al., 2010)

una quota compresa tra il 60% e l'80% della varianza del livello di funzionamento psicosociale non può essere spiegata dalle differenze di rendimento nei test neurocognitivi. Tale evidenza ha stimolato la ricerca di ulteriori fattori in grado di spiegare questo fenomeno. L'attenzione si è pertanto focalizzata sulle funzioni di cognizione sociale a causa delle loro significative correlazioni con il funzionamento neurocognitivo (Bruene et al., 2007) e poiché esse rappresentano una determinante fondamentale del livello di funzionamento psicosociale (Couture et al., 2006; Fett et al., 2011). Sebbene la neurocognizione e la cognizione sociale siano costrutti intercorrelati, prove empiriche dimostrano che non sono ridondanti:

- le correlazioni sono solo di medio livello (Wykes e Reeder, 2005)
- è stata ipotizzata l'esistenza di una rete neuronale specializzata nell'elaborazione delle informazioni sociali (Brunet-Gouet e Decety, 2006; Pinkham et al., 2008)
- sono possibili deficit differenziati delle funzioni neurocognitive e di cognizione sociale (Pinkham et al., 2003)
- le funzioni di cognizione sociale possono spiegare, anche corrette per i fattori neurocognitivi, un'ulteriore parte della varianza del livello di funzionamento psicosociale (Addington et al., 2006; Pinkham e Penn, 2006)

1

Recenti studi hanno evidenziato che la relazione tra le funzioni neurocognitive di base e il livello di funzionamento psicosociale nei soggetti schizofrenici è mediata dalle funzioni socio-cognitive (Schmidt et al., 2011). La sintomatologia negativa, inoltre, è un'altra variabile da tenere in considerazione (Ventura et al., 2009; Couture et al., 2011; Rassovsky et al., 2011). In alcuni lavori sono state trovate correlazioni moderate tra variabili neuro- e sociocognitive e la sintomatologia negativa. Alcuni risultati fanno supporre che i deficit cognitivi siano da considerare causa piuttosto che effetto della sintomatologia negativa, anche se il nesso di causalità rimane ad oggi non del tutto compreso (Bowie e Harvey, 2005; Kirkpatrick et al., 2006; Sergi et al., 2007). In alcuni studi longitudinali le modificazioni della sintomatologia negativa sono risultate relativamente indipendenti dai cambiamenti cognitivi, inoltre sono state evidenziate correlazioni differenti con il livello di funzionamento psicosociale, il che indica che si tratta di domini separati (Bowie et al., 2010; Foussias e Remington, 2010). La sintomatologia positiva appare, invece, meno correlata con le funzioni cognitive e con il livello di funzionamento psicosociale rispetto alla sintomatologia negativa. Tuttavia pare che l'andamento di alcuni parametri cognitivi segua quello degli episodi psicotici acuti e che migliori o vada in remissione in caso di *recovery* (Wykes e van der Gaag, 2001; Bertrand et al., 2007; Ventura et al., 2010).

Il concetto di *recovery* enfatizza inoltre quanto sia importante un progetto di cura personalizzato ai fini di una buona risposta terapeutica, ma anche una buona consapevolezza dei propri problemi, dei propri disturbi e della capacità di affrontarli. Inoltre, il successo terapeutico sembra dipendere anche da altri fattori quali la motivazione (Medalia e Lim, 2004; Velligan et al., 2006; Gard et al., 2009; Choi e Medalia, 2010), l'*empowerment*/l'auto-efficacia, nonché la fiducia e la conoscenza del proprio disturbo (Resnik et al., 2005; Sibitz et al., 2011).

Questo modello integrato (vedi Fig. 1.1) illustra l'importanza che un intervento terapeutico contempli approcci diversi quali le tecniche di rimedio neuro- e sociocognitivo, la terapia cognitivo-comportamentale per il trattamento della sintomatologia positiva persistente, il training sulle abilità sociali, la psicoeducazione e la terapia familiare (Roder et al., 2010). A causa della molteplicità dei fattori che influenzano il livello di funzionamento psicosociale appaiono particolarmente interessanti quegli approcci integrati che collocano i fattori cognitivi e sociali in un contesto terapeutico multimodale. La nostra definizione di trattamenti neurocognitivi integrati include perciò due aspetti: un intervento è integrato se, oltre a trattare le funzioni neurocognitive, affronta anche, in modo mirato, almeno una delle seguenti aree: la cognizione sociale, la conoscenza di malattia/difficoltà/risorse e le competenze sociali nell'ambito dell'abitare, del lavoro e del tempo libero. Il termine integrato evidenzia però anche che la terapia dovrebbe basarsi sempre su un principio di trattamento multimodale, tenendo nella debita considerazione gli obiettivi terapeutici individuali, le risorse e i punti di debolezza di ciascun paziente.

1.3 Gli sviluppi della terapia psicologica integrata (IPT): INT e CLT

La Terapia Psicologica Integrata (IPT) costituisce un esempio di programma terapeutico neurocognitivo integrato (Brenner et al., 1997; Roder et. al., 2008, 2010). Essa collega tecniche di rimedio cognitivo con interventi sulle competenze sociali e sulla risoluzione dei problemi interpersonali. L'IPT è un metodo strutturato e sequenziale di gruppo che si articola in cinque sottoprogrammi (vedi Fig. 1.2). Il primo sottoprogramma "differenziazione cognitiva" si propone di migliorare le funzioni neurocognitive di base (p.es. l'attenzione, la memoria verbale, la flessibilità cognitiva, la costruzione di concetti). Il secondo sottoprogramma "percezione sociale" ha come obiettivo il miglioramento della percezione visiva delle situazioni emotive e sociali e della loro interpretazione. Il terzo sottoprogramma "comunicazione verbale" rappresenta il collegamento tra i primi due sottoprogrammi orientati al rimedio cognitivo e gli ultimi due sottoprogrammi sono volti al miglioramento delle abilità sociali. Esso è volto al miglioramento delle abilità verbali della comunicazione, importanti per i rapporti interpersonali. Negli ultimi due sottoprogammi "abilità sociali" e "risoluzione dei problemi interpersonali" le tecniche terapeutiche più utilizzate sono il *role-play* e il *problem solving* allo scopo di favorire l'acquisizione di abilità sociali. Il gruppo che comprende tra i 5 e gli 8 partecipanti, viene condotto da un terapeuta e da un coterapeuta con una cadenza generalmente bisettimanale. La durata delle sedute è di circa 60 minuti.

Il metodo IPT è stato valutato in 36 studi indipendenti pubblicati in 12 paesi in Europa, in America e in Asia (Roder et al., 2006, 2011). Attualmente il manuale IPT

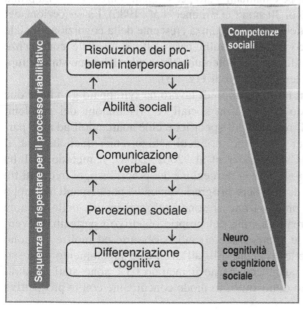

Fig. 1.2 Terapia psicologica integrata (IPT) (Roder et al., 2008, 2010 con la gentile concessione della Beltz Verlag)

1

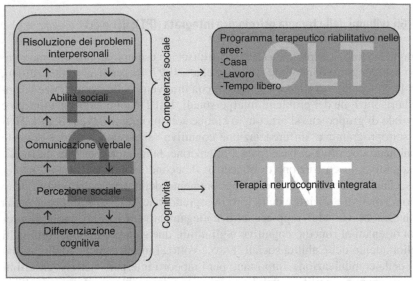

Fig. 1.3 Sviluppi della terapia psicologica integrata (IPT) (Roder et al., 2008, 2010 con la gentile concessione della Beltz Verlag)

è stato tradotto in 13 lingue. Studi meta-analitici hanno dimostrato l'efficacia del metodo IPT rispetto a gruppi di controllo sul funzionamento cognitivo, sulla cognizione sociale, sulla sintomatologia negativa e sul livello di funzionamento psicosociale. Tali risultati, peraltro, sembrano stabilizzarsi anche al *follow-up* (Roder et al. 2006, 2010). Di conseguenza l'IPT costituisce uno dei primi interventi di rimedio cognitivo strutturato, di gruppo e manualizzato per soggetti schizofrenici. La prima versione dell'IPT è nata più di 30 anni fa (Brenner et al., 1980). La concezione del metodo IPT ha pertanto anticipato l'importanza crescente della cognizione sociale e dell'approccio terapeutico integrato. Sulla base dello stato delle conoscenze empiriche e teoriche sopra illustrate e contenute nel metodo IPT, sono stati sviluppati due ulteriori interventi terapeutici (vedi Fig. 1.3).

In un primo momento il nostro gruppo di lavoro ha sviluppato gli ultimi due sottoprogrammi del metodo IPT "abilità sociali" e "risoluzione dei problemi interpersonali" cercando di renderli più specifici e cioè adattandoli ad aree particolarmente importanti per la vita dei soggetti schizofrenici quali la casa, il lavoro e il tempo libero (CLT) (Roder et al., 2002, 2008). Il metodo CLT ha come obiettivo quello di migliorare la percezione dei propri bisogni in questi tre ambiti della quotidianità e di sostenere progressivamente i partecipanti al gruppo nel raggiungimento degli obiettivi che si sono prefissati in una delle tre aree sopra menzionate. Per la realizzazione del proprio obiettivo i partecipanti vengono aiutati ad acquisire le competenze sociali necessarie ed inoltre vengono affrontate in gruppo anche le strategie utili all'eventuale superamento di possibili difficoltà. Anche per quanto concerne il metodo CLT sono stati condotti studi di efficacia che hanno dimostrato, in modo concordante con la prospettiva di *recovery*, che tanto maggiore è l'interesse dei partecipanti all'oggetto del gruppo tanto più elevata è la motivazione al trattamento. Ciò rappresenta la premessa decisiva per un miglioramento delle competenze sociali e per la riduzione della sintomatologia negativa (Müller e Roder, 2005; Roder et al., 2006).

La terapia neurocognitiva integrata (INT) rappresenta un ulteriore sviluppo del metodo IPT. L'INT include tutti gli undici domini neurocognitivi e di cognizione sociale definiti dall'iniziativa MATRICS e pertanto amplia i primi due sottoprogrammi IPT. L'importanza del trattamento integrato di abilità cognitive e sociali può essere dedotta anche dai risultati della ricerca sul metodo IPT: l'applicazione dei cinque sottoprogrammi del metodo IPT otteneva effetti migliori rispetto alla somministrazione dei soli primi sottoprogrammi (training cognitivo) a parità di durata (Roder et al., 2006, 2010; Müller et al., 2007). Il metodo IPT affronta inizialmente le funzioni neurocognitive di base, per spostarsi successivamente verso le abilità sociali e focalizzarsi alla fine su abilità sociali ed interpersonali più complesse. Questa strutturazione gerarchica del metodo permette ai partecipanti da un lato di familiarizzare con il contesto di gruppo e dall'altro di poter raggiungere piccoli risultati già nelle prime fasi dell'intervento grazie all'ausilio di esercizi adatti ad ogni membro del gruppo. Il miglioramento delle funzioni cognitive di base costituisce la premessa necessaria per la riabilitazione di funzioni più complesse quali quelle sociali e interpersonali. Di conseguenza, i contenuti terapeutici del metodo INT sono stati concepiti e organizzati in moduli sequenziali. Inoltre, anche nel metodo INT la complessità degli esercizi proposti e il contenuto emotivo degli stessi aumentano progressivamente, così come diminuisce progressivamente il livello di strutturazione che i terapeuti conferiscono alla conduzione delle sedute. Anche il metodo INT come l'IPT è un intervento riabilitativo di gruppo a impostazione cognitivo-comportamentale il cui *setting* e la cui organizzazione favoriscono lo sviluppo e l'acquisizione di abilità importanti per la vita dei partecipanti (Müller et al., 2013, 2015).

Sul retroscena teorico appena descritto e sulla base delle conoscenze empiriche attuali appare importante per il futuro che la terapia e la riabilitazione dei pazienti schizofrenici siano integrati e ben coordinati dal punto di vista del *recovery* funzionale e soggettivo. In alcuni studi il trattamento farmacologico con antipsicotici tipici o atipici ha mostrato solo scarsi effetti positivi sul livello di funzionamento cognitivo, sulla sintomatologia negativa e sul livello di funzionamento psicosociale (Bowie e Harvey 2005; Harvey et al., 2007; Hori et al., 2006; Keefe et al., 2007, 2011). Di conseguenza, nei prossimi anni dovrebbe aumentare notevolmente l'interesse per gli approcci terapeutico-riabilitativi integrati, multidimensionali, che si focalizzano sul rimedio cognitivo e sul miglioramento dei deficit delle competenze sociali secondari alla malattia.

Bibliografia

Addington J, Saeedi H, Addington D (2006) Facial affect recognition: a mediator between cognitive and social functioning in psychosis. Schizophrenia Research 85(1–3):142–150

Aleman A, Agrawal N, Morgan KD, Davis AS (2006) Insight in psychosis and neuropsychological function. British Journal of Psychiatry 189:204–212

Amering M, Schmolke M (2009) Recovery in mental health. Reshaping scientific and clinical responsibilities. Wiley-Blackwell, London

Andreasen NC, Carpenter WTJ, Kane JM, Lasser RA, Marder SR, Weinberger DR (2005) Remission in Schizophrenia: Proposed criteria and rationale for consensus. American Journal of Psychiatry 162:441–449

Barch DM, Keefe RS (2010) Anticipating DSM-V: opportunities and challenges for cognition and psychosis. Schizophrenia Bulletin 36(1):43–47

Becker HE, Nieman DH, Wiltink S, Dingemans PM, van de Fliert L, van Amelsvoort TA, Linszen DH (2010) Neurocognitive functioning before and after the first psychotic episode: does psychosis result in cognitive deterioration? Psychological Medicine 40:1599–1606

Bellack AS, Green MF, Cook JA, Fenton W, Harvey PW, Heaton RK, Laughren T, Leon AC, Mayo DJ, Patrick DL, Patterson TL, Rose A, Stover E, Wykes T (2007) Assessment of Community Functioning in People With Schizophrenia and Other Severe Mental Illnesses: A White Paper Based on an NIMH-Sponsored Workshop. Schizophrenia Bulletin 33:805–822

Bertrand MC, Sutton H, Achim AM, Malla AK, Lepage M (2007) Social cognitive impairments in first episode psychosis. Schizophrenia Research 95:124–133

Bhojraj T, Francis A, Montrose DM, Keshavan MS (2011) Grey matter and cognitive deficits in young relatives of schizophrenia patients. NeuroImage 54(1):287–292

Bleuler E (1911) Dementia Praecox oder die Gruppe der Schizophrenien. Deuticke, Leipzig

Bora E, Yucel M, Pantelis C (2009) Cognitive endophenotypes of bipolar disorder: a meta-analysis of neuropsychological deficits in euthymic patients and their first-degree relatives. Journal of Affective Disorders 113:1–20

Bottlender R, Strauß A, Möller H-J (2010) Social disability in schizophrenic, schizoaffective and affective disorders 15 years after admission. Schizophrenia Research 116:9–15

Bowie CR, Harvey PD (2005) Cognition in schizophrenia: impairments, determinants, and functional importance. Psychiatric Clinics of North America 28:613–633

Bowie CR, Depp C, McGrath JA, Wolyniec P, Mausbach BT, Thornquist MH, Luke J, Patterson TL, Harvey PD, Pulver AE (2010) Prediction of real-world functional disability in chronic mental disorders: A comparison of schizophrenia and bipolar disorder. American Journal of Psychiatry 167(9):1116–1124

Bowie CR, Reichenberg A, Patterson TL, Heaton BK, Havey PD (2006) Determinants of real-world functional performance in schizophrenia subjects: correlations with cognition, functional capacity, and symptoms. American Journal of Psychiatry 163:418–425

Brekke J, Kay DD, Lee KS, Green MF (2005) Biosocial pathways to functional outcome in schizophrenia. Schizophrenia Research 80(2-3):213-25

Brekke J, Nakagami E (2010) The relevance of neurocognition and social cognition for outcome and recovery in schizophrenia. In: Roder V, Medalia A (eds) Neurocognition and social cognition in schizophrenia patients. Comprehension and treatment. Karger, Basel, S. 23–36

Brenner HD, Stramke WG, Mewes J, Liese F, Seeger G (1980) Erfahrungen mit einem spezifischen Therapieprogramm zum Training kognitiver und kommunikativer Fahigkeiten in der Rehabilitation chronisch schizophrener Patienten. Nervenarzt 51:106–112

Brenner HD, Roder V, Hodel B Kienzle N, Invernizzi G, Vita A (1997) Terapia Psicologica Integrata (IPT): Programma strutturato per la riabilitazione del paziente schizofrenico (traduzione e adattamento a cura di Antonio Vita). McGraw-Hill, Milano

Brothers L (1990) The social brain: A project for integrating primate behavior and neurophysiology in a new domain. Concepts in Neuroscience 1:27–51

Brüne M, Abdel-Hamid M, Lehmkämper C, Sonntag C (2007) Mental state attribution, neurocognitive functioning, and psychopathology: What predicts poor social competence in schizophrenia best? Schizophrenia Research 92:151–159

Brunet-Gouet E, Decety J (2006) Social brain dysfunctions in schizophrenia: A review of neuroimaging studies. Psychiatry Research 148(2-3):75–92

Buchanan RW, Keefe RS, Umbricht D, Green MF, Laughren T, Marder SR (2011) The FDA-NIMH-MATRICS guidelines for clinical trial design of cognitive-enhancing drugs: what do we know 5 years later? Schizophrenia Bulletin 37(6):1209–1217

Buss A, Lang P (1965) Psychological deficit in schizophrenia: Affect reinforcement and concept attainment. Journal of Abnormal Psychology 70:2–24

Carrión RE, Goldberg TE, McLaughlin D, Auther AM, Correll CU, Cornblatt BA (2011) Impact of Neurocognition on Social and Role Functioning in Individuals at Clinical High Risk for Psychosis. American Journal of Psychiatry AiA:1–8

Chapman LJ, Chapman JP (1973) Disordered thought in schizophrenia. Prentice Hall, Englewood Cliffs

Choi J, Medalia A (2010) Intrinsic motivation and learning in a schizophrenia spectrum sample. Schizophrenia Research 118:12–19

Cohen AS, Forbes CB, Mann MC, Blanchard JJ (2006) Specific cognitive deficits and differential domains of social functioning in schizophrenia. Schizophrenia Research 81:227–238

Couture SM, Penn DL, Roberts DL (2006) The functional significance of social cognition in schizophrenia: A Review. Schizophrenia Bulletin 32:44–63

Couture SM, Granholm EL, Fish SC (2011) A path model investigation of neurocognition, theory of mind, social competence, negative symptoms and real-world functioning in schizophrenia. Schizophrenia Research 125(2–3):152–160

Cromwell RL, Spaulding W (1978) How schizophrenics handle information. In: Fann WE, Karacan I, Pokorny AD, Williams RL (eds) The phenomenology and treatment of schizophrenia. Spectrum, New York, S. 127–162

Davidson L, Schmutte T, Dinzeo T, Andres-Hyman R (2008) Remission and recovery in schizophrenia: Practitioner and patient perspectives. Schizophrenia Bulletin 34:5–8

Dickinson D, Ramsey ME, Gold JM (2007) Overlooking the obvious: a meta-analytic comparison of digit symbol coding tasks and other cognitive measures in schizophrenia. Archives of General Psychiatry 64:532–542

Eack SM, Mermon DE, Montrose DM, Miewal J, Gur RE, Gur RC, Sweeney JA, Keshavan MS (2010) Social cognition deficits among individuals at familial high risk for schizophrenia. Schizophrenia Bulletin 36(6):1081–1088

Emsley R, Oosthuizen P, Koen L, Niehaus D, Medori R, Rabinowitz J (2008) Remission in patients with first-episode schizophrenia receiving assured antipsychotic medication: a study with risperidone long-acting injection. International Clinical Psychopharmacology 23(6):325–331

Fett AK, Viechtbauer W, Dominguez MD, Penn DL, van Os J et al (2011) The relationship between neurocognition and social cognition with functional outcomes in schizophrenia: A meta-analysis. Neuroscience u Biobehavioral Review 35:573–588

Fioravanti M, Carlone O, Vitale B, Cinti ME, Clare L (2005) A meta-analysis of cognitive deficits in adults with a diagnosis of schizophrenia. Neuropsychology Review 15:73–95

Foussias G, Remington G (2010) Negative symptoms in schizophrenia: avolition and Occam's razor. Schizophrenia Bulletin 36(2):359–369

Gard DE, Fisher M, Garrett C, Genevsky A, Vinogradov S (2009) Motivation and its relationship to neurocognition, social cognition, and functional outcome in schizophrenia. Schizophrenia Research 115:74–81

Gillis JS (1969) Schizophrenic thinking in a probabilistic situation. Psychological Record 19:211–224

Goldberg TE, Berman KF, Mohr E, Weinberger DR (1990) Regional cerebral blood flow and cognitive function in Huntington's disease and schizophrenia: A comparison of patients matched for performance on a prefrontal-type task. Archives of Neurology 47:418–422

Gray JA, Roth BL (2007) Molecular targets for treating cognitive dysfunction in schizophrenia. Schizophrenia Bulletin 33:1100–1119

Green MF, Nuechterlein KH (2004) The MATRICS initiative: developing a consensus cognitive battery for clinical trials. Schizophrenia Research 72:1–3

Green MF, Kern RS, Braf DL, Mintz J (2000) Neurocognitive Deficits and Functional Outcome in Schizophrenia: Are We Measuring the "Right Stuff"? Schizophrenia Bulletin 26(1):119–136

Green MF, Kern RS, Heaton RK (2004) Longitudinal studies of cognition and functional outcome in schizophrenia: Implications for MATRICS. Schizophrenia Research 72(1):41–51

Green MF, Olivier B, Crawley JN, Penn DL, Silverstein S (2005) Social cognition in schizophrenia: Recommendations from the Measurement and Treatment Research to Improve Cognition in Schizophrenia New Approaches Conference. Schizophrenia Research 31:882–887

Green MF, Nuechterlein KH, Kern RS, Baade LE, Fenton WS, Gold JM, Keefe RSE, Mesholam-Gately R, Seidman LJ, Stover E, Marder SR 10 Kapitel 1 • Theoretischer Hintergrund (2008) Functional co-primary measures for clinical trials in schizophrenia: Results from the MATRICS psychometric and standardization study. American Journal of Psychiatry 165(2):221–228

Green MF, Schooler MR, Kern RS, Frese FJ, Granberry W, Harvey PD, Karson CN, Peters N, Stewart M, Seidman LJ, Sonnenberg J, Stone WS, Walling D, Stover E, Marder SR (2011) Evaluation of functionally meaningful measures for clinical trials of cognition enhancement in schizophrenia. American Journal of Psychiatry 168:400–407

Häfner H (2005) Das Rätsel Schizophrenie – Eine Krankheit wird entschlüsselt, 3. Aufl. Beck, München

Harvey PD, Velligan DI, Bellack AS (2007) Performance-based measures of functional skills: usefulness in clinical treatment studies. Schizophrenia Bulletin 33(5):1138–1148

Hemsley DR (1977) What have cognitive deficits to do with schizophrenic symptoms? British Journal of Psychiatry 130:167–173

Hori H, Noguchi H, Hashimoto R, et al (2006) Antipsychotic medication and cognitive function in schizophrenia. Schizophrenia Research 86(1-3):138-46

Keefe RSE, Bilder RM, Davis SM, Harvey PD, Green MF, Gold JM, Meltzer HY, Palmer BW et al (2007) Neurocognitive effects of antipsychotic medications in patients with chronic schizophrenia in the CATIE trial. Archives of General Psychiatry 64:633–647

Keefe RSE, Fox KH, Harvey PD, Cuchiaro J, Siu C, Loebel A (2011) Characteristics of the MATRICS consensus cognitive battery in a 29-site antiphlogistic schizophrenia clinical trial. Schizophrenia Research 125:161–168

Kern RS, Horan WP (2010) Definition and measurement of neurocognition and social cognition. In: Roder V, Medalia A (eds) Neurocognition and social cognition in schizophrenia patients. Comprehension and treatment. Karger, Basel

Kern RS, Hartzell AM, Izaguirre B, Hamilton AH (2010) Declarative and non-declarative memory in schizophrenia: What is impaired? What is spared? Journal of Clinical and Experimental Neuropsychology 32:1017–1027

Keshavan MS, Kulkarni S, Bhojraj T, Francis A, Diwadkar V, Montrose DM, Seidman LJ, Sweeney J (2010) Premorbid cognitive deficits in young relatives of schizophrenia patients. Frontiers in Human Neuroscience 3(62):1–14

Kirkpatrick B, Fenton W, Carpenter WT, Marder SR (2006) The NIMH-MATRICS consensus statement on negative symptoms. Schizophrenia Bulletin 32:296–303

Krabbendam L, Myin-Germeys I, Bak M, Van Os J (2005) Explaining transitions over the hypothesized psychosis continuum. Australian and New Zealand Journal of Psychiatry 39:180–186

Kraepelin E (1913) Psychiatrie. Ein Lehrbuch für Studierende und Ärzte. Barth, Leipzig (3. Band: Klinische Psychiatrie, 2. Teil)

Leifker FR, Patterson TL, Heaton RK, Harvey PD (2011) Validating Measures of Real-World Outcome: The Results of the VALERO Expert Survey and RAND Panel. Schizophrenia Bulletin 37(2):334–343

Leucht S, Lasser R (2006) The Concepts of Remission and Recovery in Schizophrenia. Pharmacopsychiatry 39:161–170

Mausbach BT, Moore R, Bowie C, Cardenas V, Patterson TL (2009) A review of instruments for measuring functional recovery in those diagnosed with psychosis. Schizophrenia Bulletin 35(2):307–318

McGlashan TH (1988) A selective review of recent North American longterm followup studies of schizophrenia. Schizophrenia Bulletin 14(4):515–542

Medalia A, Lim RW (2004) Self-awareness of cognitive functioning in schizophrenia. Schizophrenia Research 71:331–338

Medalia A, Thysen J, Freilich B (2008) Do people with schizophrenia who have objective cognitive impairments identify cognitive deficits on a self-report measure? Schizophrenia Research 105:156–164

Mesholam-Gately RI, Giuliano AJ, Goff KP, Faraone SV, Seidman LJ (2009) Neurocognition in first-episode schizophrenia: a meta-analytic review. Neuropsychology 23:315–336

Milev P, Ho BC, Arndt S, Andreasen NC (2005) Predictive values of neurocognition and negatvie symptoms on functional outcome in schizophrenia: a longitudinal first-episode study with 7-year follow-up. American Journal of Psychiatry 162:495–506

Müller DR, Roder V (2005) Social skills training in recreational rehabilitation of schizophrenia patients. American Journal of Recreation Therapy 4(3):11–19

Müller DR, Roder V, Brenner HD (2007) Effektivität des Integrierten Psychologischen Therapieprogramms (IPT). Eine Meta-Analyse über 28 unabhängige Studien. Nervenarzt 78(1):62–73

Müller DR, Schmidt SJ, Roder V (2013) Integrated Neurocognitive Therapy (INT). In: Penn DL, Roberts D (Hrsg) Social cognition in schizophrenia. Elsevier, New York

Müller DR, Schmidt SJ, Roder V (2015) One-year randomized controlled trial and follow-up of Integrated Neurocognitive Therapy for Schizophrenia outpatients. Schizophrenia Bulletin, DOI: 10.1093/schbul/sbu223

Murray CJL, Lopez AD (1996) Evidence-Based Health Policy: Lessons from the Global Burden of Disease Study. Science 274(5288):740–743

Nasrallah HA, Targum SD, Tandon R, McCombs JS, Ross R (2005) Defining and Measuring Clinical Effectiveness in the Treatment of Schizophrenia. Psychiatric Services 56:273–282

Niendam TA, Bearden CE, Rosso IM, Sanchez LE, Hadley T, Nuechterlein KH, Cannon TD (2003) A prospective study of childhood neurocognitive functioning in schizophrenic patients and their siblings. American Journal of Psychiatry 160(11):2060–2062

Nuechterlein KH, Dawson ME, Green MF (1994) Information-processing abnormalities as neuropsychological vulnerability indicators for schizophrenia. Acta Psychiatrica Scandinavica/Supplementum 384:71–79

Nuechterlein KH, Barch DM, Gold JM, Goldberg TE, Green MF, Heaton TE (2004) Identification of separable cognitive factors in schizophrenia. Schizophrenia Research 72:29–39

van Os J, Burns T, Cavallaro R, Leucht S, Peuskens J, Helldin L, Bernardo M, Arango C, Fleischhacker W, Lachaux B, Kane JM (2006) Standardized remission criteria in schizophrenia. Acta Psychiatrica Scandinavica 113:91–95

Osler M, Lawlor DA, Nordentoft M (2007) Cognitive function in childhood and early adulthood and hospital admission for schizophrenia and bipolar disorders in Danish men born in 1953. Schizophrenia Research 92(1–3):132–141

Palmer BW, Dawes SE, Heaton RK (2009) What do we know about neuropsychological aspects of schizophrenia? Neuropsychology Review 19(3):365–384

Penn DL, Corrigan PW, Bentall RP, Racenstein JM, Newman L (1997) Social cognition in schizophrenia. Psychological Bulletin 121(1):114–132

Penn DL, Addington J, Pinkham A (2006) Social cognitive impairments. In: Lieberman JA, Stroup TS, Perkins DO (Hrsg) The American psychiatric publishing textbook of schizophrenia. American Psychiatric Publishing, Inc., London, S. 261–274

Pinkham AE, Penn DL (2006) Neurocognitive and social cognitive predictors of interpersonal skill in schizophrenia. Psychiatry Research 143:167–178

Pinkham AE, Penn DL, Perkins DO, Lieberman J (2003) Implications for the neural basis of social cognition for the study of schizophrenia. American Journal of Psychiatry 160(5):815–824

Pinkham AE, Hopfinger JB, Pelphrey KA, Piven J, Penn DL (2008) Neural bases for impaired social cognition in schizophrenia and autism spectrum disorders. Schizophrenia Research 99(1–3):164–175

Rabinowitz J, Levine SZ, Haim R, Häfner H (2007) The course of schizophrenia: Progressive deterioration, amelioration or both? Schizophrenia Research 91:254–258

Rassovsky Y, Horan WP, Lee J, Sergi MJ, Green MF (2011) Pathways between early visual processing and functional outcome in schizophrenia. Psychological Medicine 41:487–497

Resnick S, Fontana A, Lehman AF, Rosenheck R (2005) An empirical conceptualization of the recovery orientation. Schizophrenia Research 75:119–128

Roder V, Zorn P, Brenner HD, Vita A, Comazzi M (2002) CLT: Programma strutturato per la riabilitazione del paziente schizofrenico nelle aree Casa, Lavoro e Tempo libero (traduzione e adattamento a cura di Antonio Vita e Margherita Comazzi). McGraw-Hill, Milano

Roder V, Müller DR, Mueser KT, Brenner HD (2006) Integrated Psychological Therapy (IPT) for Schizophrenia: Is it Effective? Schizophrenia Bulletin 32(1):81–93

Roder V, Brenner HD, Kienzle N (2008) Integriertes Psychologisches Therapieprogramm bei schizophren Erkrankten IPT. Beltz, Weinheim

Roder V, Müller DR, Brenner HD, Spaulding W (2010) Integrated Psychological Therapy (IPT) for the treatment of neurocognition, social cognition and social competency in schizophrenia patients. Hogrefe u. Huber, Göttingen, Seattle

Roder V, Müller DR, Schmidt SJ (2011) Effectiveness of Integrated Psychological Therapy (INT) for Schizophrenia patients: a research update. Schizophrenia Bulletin 37(2):71–79

Ruckstuhl U (1981) Schizophrenieforschung. Beltz, Weinheim San L, Ciudad A, Alvarez E, Bobes J, Gilaberte I (2007) Symptomatic remission and social/vocational functioning in outpatients with schizophrenia: prevalence and associations in a cross-sectional study. European Psychiatry 22:490–498

Saß H, Wittchen H-U, Zaudig M (Hrsg.) (1994) Diagnostisches und Statistisches Manual Psychischer Störungen (DSM-IV). Hogrefe, Göttingen

Schmidt S, Mueller DR, Roder V (2011) Social Cognition as a Mediator Variable Between Neurocognition and Functional Outcome in Schizophrenia: Empirical Review and New Results by Structural Equation Modeling. Schizophrenia Bulletin 37(2):41–54

Seidman LJ, Giuliano AJAJ, Meyer EC, Addington J, Cadenhead KS, Cannon TD, Mcglashan TH, Perkins DO, Tsuang MT, Walker EF, Woods SW, Bearden CE, Christensen BK, Hawkins K, Heaton R, Keefe RS, Heinssen R, Cornblatt BA (2010) Neuropsychology of the prodrome to psychosis in the NAPLS consortium: relationship to family history and conversion to psychosis. Archives of General Psychiatry 67:578–588

Sergi MJ, Rassovsky Y, Widmark C, Reist C, Erhart S, Braff DL, Marder SR, Green MF (2007) Social cognition in schizophrenia: relationships with neurocognition and negative symptoms. Schizophrenia Research 90:316–324

Shrivastava A, Johnston M, Shah N, Bureau Y (2010) Redefining outcome measures in schizophrenia: integrating social and clinical parameters. Current Opinion in Psychiatry 23:120–126

Sibitz I, Amering M, Unger A, Seyringer ME, Bachmann A, Schrank B, Benesch T, Schulze B, Woppmann A (2011) The impact of the social network, stigma and empowerment on the quality of life in patients with schizophrenia. European Psychiatry 26(1):28–33

Strik W, Schmidt SJ, Roder V (2012) Cognition and schizophrenia. In: Pallanti S, Lauriello J (Hrsg) Clinical manual of schizophrenia. American. Psychiatric Publishing, Arlington, VA

Velligan DI, Kern RS, Gold JM (2006) Cognitive rehabilitation for schizophrenia and the putative role of motivation and expectancies. Schizophrenia Bulletin 32:474–485

Ventura J, Hellemann GS, Thames AD, Koellner V, Nuechterlein KH (2009) Symptoms as mediators of the relationship between neurocognition and functional outcome in schizophrenia. Schizophrenia Research 113:189–199

Ventura J, Reise SP, Keefe R, Baade LE, Gold JM, Green MF, Kern RS, Mesholam-Gately R, Nuechterlein KH, Seidman LJ, Bilder RM (2010) The Cognitive Assessment Interview (CAI): Development and validation of an empirically derived, brief interview-based measure of cognition. Schizophrenia Research 121:24–31

Woodberry KA, Seidman LJ, Giuliano AJ, Verdi MB, Cook WL, McFarlane WR (2010) Neuropsychological profiles in individuals at clinical high risk for psychosis: Relationship to psychosis and intelligence. Schizophrenia Research 123:188–198

Wykes T, van der Gaag M (2001) Is it time to develop a new cognitive therapy for psychosis cognitive remediation therapy (CRT)? Clinical Psychology Review 21(8):1227–1256

Wykes T, Reeder C (2005) Cognitive Remediation Therapy for Schizophrenia. Routledge, London, New York

INT: applicazione pratica

2

D.R. Müller, S.J. Schmidt, M. Lächler, V. Roder

Questo capitolo si propone di fornire indicazioni cliniche e pratiche per l'applicazione e la conduzione della Terapia Neurocognitiva Integrata (INT). Sulla base delle evidenze teoriche ed empiriche finora presentate, il secondo capitolo si apre con la presentazione dei presupposti concettuali e terapeutici del metodo INT. I moduli, le modalità di utilizzo del materiale terapeutico, così come la strutturazione del metodo e i supporti pratico-organizzativi necessari all'applicazione del metodo INT, verranno illustrati mediante l'ausilio di esempi clinici pratici. Tale modalità permetterà al lettore di prendere gradualmente confidenza con gli interventi terapeutici del metodo e di orientarsi attraverso la lettura delle 30 sedute esemplificative descritte in dettaglio. Infine, verranno trattate le modalità di formazione dei gruppi, il *setting*, le strategie di motivazione dei partecipanti e le dinamiche di gruppo.

2.1 Terapia neurocognitiva integrata: principi generali, struttura e modalità di conduzione

2.1.1 Concettualizzazione del modello terapeutico INT

La concettualizzazione del modello terapeutico INT segue quella dell'IPT (Roder et al., 2008a, 2010) e si basa su un modello gerarchico che integra interventi finalizzati al miglioramento di quelle aree ritenute particolarmente rilevanti per il raggiungimento di un livello ottimale di funzionamento psicosociale da parte dei soggetti affetti da schizofrenia (vedi Fig. 1.1). Il *recovery* funzionale, cioè la possibilità di vivere in modo soddisfacente la quotidianità, rappresenta, insieme al raggiungimento di un buon livello di funzionamento globale, il principale obiettivo della riabilitazione psicosociale della schizofrenia. Tale obiettivo può dirsi raggiunto quando il paziente è in grado di gestire la propria vita in modo più indipendente, ed integrato a livello sociale e quando migliora la qua-

V. Roder, D.R. Müller, *INT-Terapia neurocognitiva integrata nel trattamento della schizofrenia*, 19
DOI: 10.1007/978-88-470-5734-0_2, © Springer-Verlag Italia 2015

lità della propria vita. Il successo riabilitativo può essere influenzato dai deficit neuro-socio-cognitivi, dalle risorse a disposizione e anche dalla presenza di sintomi negativi.

L'approccio terapeutico di gruppo utilizzato dal metodo INT in ogni singolo modulo (e nelle due aree terapeutiche di cui ciascuno è costituito) è rappresentato dai processi e dalle dinamiche di gruppo. Nel trattamento delle funzioni cognitive vengono sempre messi in evidenza sia i deficit cognitivi, sia le risorse individuali del paziente. Il metodo INT corrisponde perciò ad un approccio terapeutico di gruppo orientato alle risorse, che utilizza un ampio spettro di interventi e di obiettivi terapeutici.

2.1.2 Obiettivi terapeutici

Gli obiettivi terapeutici possono essere dedotti dal modello integrato del *recovery* già presentato (vedi Fig. 1.1).

La neurocognitività
Il miglioramento delle funzioni neurocognitive così come definite dall'iniziativa MATRICS (Green e Nuechterlein, 2004; Nuechterlein et al., 2004) rappresenta un obiettivo primario (vedi Tab. 1.1). In questo modo si creano le condizioni per una riabilitazione efficace, poiché i deficit neurocognitivi sono considerati fattori limitanti il successo terapeutico. Il metodo INT costituisce quindi un intervento terapeutico di rimedio neurocognitivo.

La cognizione sociale
Un secondo obiettivo del metodo INT è il miglioramento delle funzioni proprie della cognizione sociale così come definite dall'iniziativa MATRICS (Green et al., 2005) (vedi Tab. 1.2). In questo modo vengono integrati nel percorso terapeutico il miglioramento del funzionamento relativo alla cognizione sociale e la capacità di fronteggiare fattori stressanti emotivi ed interpersonali. Inoltre, sia il gruppo di per sé, sia le dinamiche che si sviluppano al suo interno costituiscono un'importante risorsa in grado di favorire il miglioramento della cognizione sociale durante la terapia.

Il metodo INT rappresenta perciò anche un intervento terapeutico di rimedio socio-cognitivo.

La consapevolezza
Vengono favoriti il riconoscimento e la comprensione sia delle problematiche secondarie ai deficit cognitivi, sia delle risorse a disposizione nella quotidianità. Attraverso la costruzione di un profilo cognitivo individuale viene sostenuta una più adeguata e realistica valutazione del proprio livello di funzionamento nelle diverse aree cognitive. Spesso i soggetti schizofrenici stimano le proprie capacità

cognitive in modo discordante dagli esiti delle valutazioni testali (Medalia e Thysen, 2008). Per questo motivo l'inclusione della consapevolezza delle capacità cognitive individuali nel progetto terapeutico rappresenta un importante obiettivo all'interno di un intervento integrato quale è il metodo INT.

La conoscenza
Un efficace miglioramento della consapevolezza favorisce l'acquisizione di una maggiore conoscenza della malattia e delle possibilità di *coping*. Il metodo INT si differenzia da altri programmi psicoeducativi perché pone al centro della sua componente psicoeducazionale non tanto il disturbo schizofrenico quanto le funzioni cognitive. Di conseguenza l'obiettivo non è la gestione dei sintomi (positivi), ma la compensazione dei deficit cognitivi e l'ottimizzazione delle risorse cognitive.

La motivazione
Il miglioramento della consapevolezza e della conoscenza del proprio funzionamento cognitivo ha una ricaduta positiva sulla motivazione intrinseca dei partecipanti ai gruppi INT. I pazienti schizofrenici spesso mostrano una scarsa motivazione all'adesione a interventi terapeutici rendendo così più difficile un esito favorevole. La motivazione intrinseca è perciò considerata un importante fattore aspecifico degli interventi psicologici (Barch e Carter, 2005; Velligan et al., 2006; Nakagami et al., 2008). Nei gruppi INT si tiene pertanto conto in modo particolare del miglioramento e del mantenimento di ottimali livelli di motivazione (vedi paragrafo 2.5).

L'auto-efficacia
Un altro obiettivo dell'intervento INT è rappresentato dall'aumento dell'auto-efficacia. La manifestazione dell'aspettativa di poter realizzare qualcosa da sé è considerato un importante fattore d'efficacia di ogni intervento psicoterapeutico. Il metodo INT affronta la quotidianità del paziente e tenta di far sperimentare i miglioramenti ottenuti attraverso il lavoro e gli esercizi di gruppo nella vita di tutti i giorni. Questa esperienza di gestione dei problemi e di un miglior utilizzo delle proprie risorse porta i pazienti alla consapevolezza di poter realizzare qualcosa autonomamente.

Il recovery funzionale (vedi capitolo 1) e la sintomatologia negativa
Questi due aspetti non sono considerati obiettivi primari, ma secondari, dell'intervento INT. Ciò poiché la nostra lunga esperienza con il metodo IPT ha evidenziato che gli interventi integrati di rimedio neurocognitivo e di cognizione sociale possono comportare anche un miglioramento del livello di funzionamento psicosociale e una riduzione della sintomatologia negativa (Roder et al., 2010, 2011; Müller e Roder, 2008). Perciò l'obiettivo secondario dell'INT è quello di porre le basi per una (ri)stabilizzazione di abilità sociali tramite il miglioramento di funzioni neurocognitive e di cognizione sociale.

2

Riassunto degli obiettivi terapeutici

- Miglioramento delle funzioni neurocognitive come base per fasi terapeutiche successive: velocità di elaborazione delle informazioni, attenzione/vigilanza, apprendimento verbale e visivo, memoria di lavoro, Ragionamento e *problem solving* (MATRICS)
- Miglioramento di funzioni relative alla cognizione sociale: processi emozionali, percezione sociale, teoria della mente (*Theory of Mind*, ToM), schemi sociali e stili di attribuzione sociale (MATRICS)
- Promozione della consapevolezza, conoscenza, motivazione e auto-efficacia
- Riduzione della sintomatologia negativa come obiettivo terapeutico secondario
- Miglioramento del livello di funzionamento psicosociale come obiettivo terapeutico secondario

---

2.1.3 Struttura della terapia neurocognitiva integrata

I sei domini neurocognitivi e i cinque domini della cognizione sociale riconosciuti dall'iniziativa MATRICS sono stati integrati nel metodo INT in un percorso terapeutico unitario. A ogni dominio o area funzionale (INT) sono stati associati i corrispondenti esercizi a impostazione cognitivo-comportamentale. Le 11 aree funzionali sono state articolate in quattro moduli. Ogni modulo prevede due aree terapeutiche: quella neurocognitiva seguita da quella della cognizione sociale. La Figura 2.1 fornisce una rappresentazione schematica dei quattro moduli del metodo INT.

La sequenza dei quattro moduli è stata concepita secondo i seguenti criteri:
a) un graduale aumento del livello di difficoltà dei contenuti terapeutici
b) un aumento progressivo del carico emotivo dei contenuti terapeutici
c) una graduale riduzione del livello di strutturazione nel corso della terapia

In altre parole: il metodo INT inizia con contenuti neurocognitivi poco complessi ed emotivamente poco coinvolgenti in un *setting* di gruppo altamente strutturato e termina con esercizi interattivi complessi ed emotivamente coinvolgenti in un contesto terapeutico meno strutturato.

La caratteristica del metodo INT inoltre è di essere un approccio "*bottom-up*" e "*top-down*": i contenuti proposti nei primi moduli vengono ri-affrontati implicitamente nei moduli successivi più complessi. Questa modalità produce degli effetti di *feedback* positivo sulle aree di intervento trattate precedentemente.

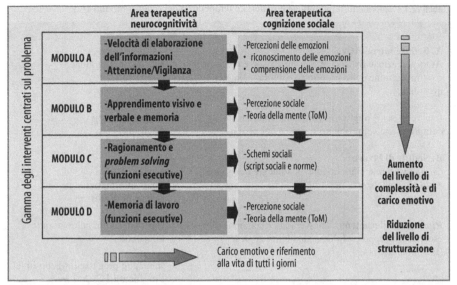

Fig. 2.1 Rappresentazione schematica del metodo INT (Roder et al., 2008a; per gentile concessione della Beltz-Verlags)

2.1.4 Struttura dei moduli INT

Ognuno dei quattro moduli inizia con l'area terapeutica neurocognitiva a cui fa seguito l'area terapeutica della cognizione sociale. Ciascuno dei quattro moduli INT e ognuna delle singole 11 aree funzionali contenute nelle aree terapeutiche neurocognitive e della cognizione sociale hanno la stessa struttura. Le aree funzionali sono composte da due fasi terapeutiche: le sedute introduttive e quelle di lavoro. Queste ultime sono a loro volta suddivise in 3 sottofasi: compensazione, ripristino ed esercizi *in vivo*/esercizi da svolgere autonomamente. La Tabella 2.1 fornisce un'esemplificazione della struttura del metodo INT con le singole componenti terapeutiche.

A. Sedute introduttive

Ognuna delle 11 aree funzionali cognitive (domini MATRICS) inizia con un'introduzione volta a incrementare e omogeneizzare la conoscenza dei partecipanti in merito ai contenuti oggetto dell'intervento di quell'area. Le sedute introduttive servono inoltre a favorire l'auto-percezione dei pazienti rispetto alle proprie risorse e alle difficoltà nella vita quotidiana. Il metodo INT focalizza infatti la sua attenzione non solo sui deficit cognitivi, ma anche sulle capacità individuali (risorse). Mostrare nuove possibilità per superare le difficoltà quotidiane sulla

Tabella 2.1 Componenti terapeutiche e materiale terapeutico dei quattro moduli INT

Componenti terapeutiche	Materiale terapeutico
A. Sedute introduttive	
Auto-percezione rispetto alle proprie risorse e deficit e ottimizzazione delle proprie possibilità nella vita quotidiana	Illustrazioni cliniche
Interventi per il miglioramento della conoscenza e comprensione dei problemi/risorse e dei deficit	Fogli informativi Fogli di lavoro
B. Sedute di lavoro	
Compensazione: elaborazione di strategie di *coping* e utilizzo delle stesse nel gruppo	Fogli di lavoro Fogli informativi Spezzoni di film
Ripristino: allenamento, attraverso la ripetizione di esercizi in gruppo e al PC, delle abilità apprese (*rehearsal learning*)	Carte (descritte nel materiale terapeutico)
	Immagini proiettabili (diapositive) Programmi PC
Esercizi in vivo ed esercizi da svolgere autonomamente: favorire il trasferimento e la generalizzazione delle abilità apprese nel proprio contesto di vita	Fogli di lavoro

base di un uso ottimizzato delle proprie risorse e di una sperimentazione delle stesse nel rapporto con il terapeuta contribuisce ad aumentare la motivazione del soggetto. Un altro fattore che favorisce la motivazione, oltre al costante riferimento alla quotidianità, è la valutazione del livello di difficoltà degli esercizi da parte dei partecipanti.

Qui di seguito vengono proposti alcuni esempi di domande guida per la valutazione soggettiva dei partecipanti.

Possibili domande guida:
- "Questo esercizio è stato facile per me?"
- "Questo esercizio mi è piaciuto? Perché?"
o viceversa
- "Ho fatto fatica a svolgere questo esercizio?"
- "Era (troppo) difficile?"
- "Questo esercizio non mi è piaciuto?"

Viene inoltre fornito del materiale terapeutico come illustrazioni cliniche, fogli informativi e fogli di lavoro (vedi sottoparagrafo 2.1.5). L'area terapeutica neurocognitiva di ciascun modulo prevede, dopo l'introduzione dell'argomento principale, l'eventuale aggiunta di esercizi specifici al computer. Le esperienze relative al riconoscimento dei propri deficit e delle proprie risorse possono essere utilizzate in seguito nel gruppo come spunto per l'elaborazione dei contenuti di quell'area cognitiva funzionale. Esercizi al computer ben strutturati e facilmente comprensibili hanno il vantaggio di coinvolgere anche pazienti con un'importante sintomatologia negativa. La possibilità di paragonare i risultati prima e dopo l'impiego di strategie compensatorie rappresenta un altro vantaggio. Bisogna però tener presente che soprattutto i pazienti con uno scarso livello di funzionamento faticano ad applicare da subito le strategie di *coping* apprese. Per evitare esperienze negative si consiglia pertanto di confrontare soltanto le prestazioni effettivamente migliorate attraverso la ripetizione degli esercizi con quelle delle sedute introduttive. Sarà compito dei terapeuti stabilire l'opportunità di procedere in questo modo nelle sedute introduttive.

In sintesi, le sedute introduttive hanno l'obiettivo di aiutare i pazienti a comprendere quali siano le abilità cognitive di base oggetto della seduta in corso, come queste abilità vengano sperimentate nella vita quotidiana e come possano essere eventualmente gestite le possibili difficoltà ad esse correlate. La conoscenza e la comprensione delle proprie capacità cognitive nelle situazioni rilevanti per la vita di tutti i giorni rappresenta un altro obiettivo dell'intervento. In questa fase della terapia favorire la motivazione e la disponibilità al cambiamento è di centrale importanza per poter assicurare la partecipazione attiva al gruppo e per promuovere nuove strategie di *coping*. Si sottolinea ancora una volta la necessità per i pazienti schizofrenici di individuare all'inizio della terapia le proprie risorse nelle rispettive aree funzionali (vedi anche paragrafo 2.5). In questo modo vengono favorite sia la costituzione delle relazioni sia la motivazione.

B. Sedute di lavoro

Alle sedute introduttive fanno seguito le sedute di lavoro, le quali prevedono tre differenti sottofasi: la compensazione, il ripristino, gli esercizi *in vivo* e gli esercizi da svolgere autonomamente.

Compensazione

Nelle sedute introduttive, come precedentemente illustrato, vengono individuate le strategie di gestione delle difficoltà quotidiane secondarie ai deficit cognitivi e viene mostrata l'importanza di un atteggiamento orientato alla soluzione dei problemi. Successivamente il gruppo è chiamato a evidenziare altre strategie di gestione dei problemi (abilità di *coping*) e a completare in tal modo un piano per la gestione delle situazioni difficili. Le strategie per la gestione delle situazioni difficili dovrebbero essere sempre formulate in modo concreto e realistico oltre ad essere effettivamente rilevanti per la vita quotidiana dei partecipanti al gruppo. Successivamente tali strategie verranno riassunte ed adattate al singolo individuo. Ogni partecipante al gruppo valuterà quindi quale strategia è più adatta a lui e quali ritiene applicabili. Un modello di *problem solving* permette la discussione dei vantaggi e degli svantaggi per ciascun partecipante, consente di anticipare le difficoltà attese o temute e infine di sperimentare le diverse strategie identificate attraverso esercizi di *role-play*. Questi esercizi permettono ai partecipanti di sperimentare le strategie apprese in un ambiente simile alla realtà ma protetto. Attraverso una discussione in gruppo della propria prestazione al *role-play* e dei rimandi ottenuti il paziente ha la possibilità di riflettere su di sé e sulle proprie modalità di comportamento. I partecipanti vengono stimolati a utilizzare tutte le informazioni a disposizione per gestire il problema, distinguendo i dati di fatto dalle supposizioni e dalle ipotesi. Inoltre, il mantenimento di buoni livelli di motivazione, i rinforzi positivi e il *coaching* costituiscono elementi fondamentali per garantire una partecipazione attiva al gruppo e per implementare l'auto-efficacia. L'obiettivo principale della compensazione è quindi quello di incoraggiare i partecipanti al gruppo all'utilizzo delle strategie di gestione delle situazioni problematiche. Il materiale terapeutico sarà descritto in dettaglio nel prossimo paragrafo.

Ripristino

Si tratta del ripristino di una funzione attraverso l'allenamento. Esercitarsi/allenarsi ripetutamente segue la regola "l'esercizio forgia il maestro" (*"rehearsal learning"*). E' dimostrato che questo principio di apprendimento permette ai pazienti schizofrenici miglioramenti delle funzioni cognitive nelle aree allenate. Tali miglioramenti però secondo alcuni Autori non perdurerebbero dopo la conclusione dell'intervento terapeutico. Per questo motivo il metodo INT si differenzia da altri approcci di rimedio cognitivo, nei quali il paziente è chiamato a provare a risolvere un problema astratto cercando di migliorarsi e velocizzarsi, spesso senza un adeguato supporto. La sottofase del ripristino si propone innanzitutto di allenare concretamente le strategie di gestione delle situazioni difficili attraverso lo svolgimento di diversi compiti. Tali strategie devono, una volta apprese, essere consolidate e diventare di uso spontaneo. Un'altra differenza del metodo INT rispetto ad altri interventi riabilitativi consiste nel fatto che circa la metà degli esercizi si svolge in un *setting* di gruppo e si focalizza su aspetti rilevanti per la vita di tutti i giorni. Vengono ad esempio proposti esercizi finalizzati al miglioramento della vigilanza e dell'attenzione nell'ambito di un contesto con caratteristiche e richieste simili a un luogo di lavoro. Il metodo INT prevede che i partecipanti lavorino con il computer, o individualmente o in gruppo, per un massimo di 30 minuti poiché le capacità di concentrazione tendono a calare progressivamente anche nei pazienti ambulatoriali stabilizzati. In sintesi, l'obiettivo della sottofase del ripristino consiste nell'applicazione e nel consolidamento di strategie di *problem solving* apprese nella sottofase precedente.

Esercizi in vivo ed esercizi da svolgere autonomamente

Ogni area funzionale si conclude con esercizi *in vivo* ed esercizi da svolgere autonomamente. Il gruppo accompagna i singoli partecipanti durante lo svolgimento degli esercizi *in vivo* che hanno luogo in situazioni reali della vita di tutti i giorni. Inoltre, gli esercizi di *problem solving* verranno poi messi in pratica da ciascun partecipante in modo autonomo nel proprio contesto di vita. Nella successiva seduta di gruppo verrà quindi avviata una discussione mirata a evidenziare l'esperienza vissuta dai partecipanti con riferimento all'esito, al carico emotivo e alle difficoltà incontrate durante l'applicazione delle strategie di *problem solving*. L'obiettivo è quindi quello di sostenere i partecipanti nell'utilizzo delle nuove strategie di *problem solving* nella vita di tutti i giorni.

2.1.5 Materiale terapeutico

Il manuale INT fornisce anche il materiale terapeutico necessario alla conduzione di ciascuno dei quattro moduli. Esso è contenuto nel capitolo 6 ed è scaricabile dalla piattaforma online Springer Extra Materials all'indirizzo http://extras.springer.com (password: 978-88-470-5734-0). La Tabella 2.1 offre una sintesi delle diverse tipologie di materiale terapeutico da utilizzare. Nelle sedute introduttive e nelle sedute di lavoro vengono utilizzati i seguenti tipi di materiale terapeutico.

Illustrazioni cliniche (vignette)
Per facilitare l'introduzione di un'area funzionale sono disponibili brevi vignette che descrivono i deficit cognitivi e le risorse cognitive attraverso le esperienze della vita di tutti i giorni del protagonista Peter. La lettura e la discussione in gruppo permette l'introduzione di un argomento, senza che i singoli partecipanti si sentano direttamente coinvolti, aspetto che potrebbe risultare emotivamente troppo faticoso e stressante. I partecipanti discutono quindi in un primo momento le esperienze di Peter e non di loro stessi. Solo in un tempo successivo condivideranno le proprie esperienze quotidiane che potranno coincidere con quelle presentate oppure essere diverse.

Fogli informativi
Forniscono informazioni sui contenuti terapeutici al fine di ottimizzare e rendere omogeneo il livello di conoscenza dei partecipanti. Essi includono inoltre definizioni di concetti, modelli esplicativi dei problemi secondari ai deficit cognitivi ed esempi di possibili strategie di *problem solving* per la gestione di deficit cognitivi. Tali fogli possono essere completati dai singoli partecipanti al gruppo attraverso l'approfondimento della loro esperienza e della rilevanza delle strategie acquisite per la gestione delle problematiche quotidiane.

Fogli di lavoro
Contengono definizioni di termini e modelli esplicativi di funzioni cognitive e la loro rilevanza per la vita quotidiana. Servono come base per esercizi di gruppo e individuali da svolgere autonomamente. I fogli di lavoro favoriscono la partecipazione attiva dei partecipanti e servono inoltre per l'individualizzazione di informazioni generali: i partecipanti documentano le loro difficoltà cognitive nelle situazioni quotidiane concrete e riflettono sull'applicazione riuscita. Gli obiettivi formulati nel gruppo vengono documentati come anche il loro raggiungimento.

Vignette, fogli informativi e fogli di lavoro sono contenuti nel capitolo 6 e sono scaricabili dalla piattaforma online Springer Extra Materials all'indirizzo http://extras.springer.com (password: 978-88-470-5734-0).

Materiale cartaceo standardizzato
Parole, frasi e brevi testi riportati su cartoncini servono da stimoli (verbali) per esercizi di gruppo. Ogni esercizio prevede istruzioni dettagliate e specifiche per il corretto utilizzo del materiale cartaceo, che sono descritte nella parte pratica di questo manuale (vedi paragrafo 2.3). Il materiale cartaceo standardizzato si trova pronto per la stampa sulla piattaforma online Springer Extra Materials.

Supporti visivi
Le aree terapeutiche, in particolare quelle di cognizione sociale, richiedono una grande quantità di supporti visivi che si trovano in formato pdf sulla piattaforma online Springer Extra Materials. Questi supporti visivi possono essere visualizzati con un videoproiettore ("materiale proiettabile"), oppure possono essere direttamente stampati ("allegati"). In aggiunta, sono necessarie le carte del primo sottoprogramma dell'IPT (Roder et al., 1988, 2008a, 2010) e altre carte che vengono fornite in forma cartacea.

Materiale cinematografico
Nell'area terapeutica della cognizione sociale dei moduli INT vengono utilizzati anche brevi spezzoni tratti da film commercializzati. A causa dei diritti d'autore i film devono essere acquistati dagli utilizzatori. I film che sono già stati utilizzati con successo nei gruppi INT sono elencati nelle parti pratiche del manuale (vedi paragrafo 2.3).

Programmi computerizzati
Per l'area terapeutica neurocognitiva dei quattro moduli dell'intervento INT è a disposizione un programma computerizzato. Il metodo INT utilizza il software CogPack venduto dall'azienda Marker Software (Olbrich, 1996, 1998, 1999). Questo programma non è contenuto nel manuale per motivi di licenza e deve essere acquistato dagli utilizzatori (www.markersoftware.com). Il CogPack mette a disposizione esercizi per le sei dimensioni neurocognitive MATRICS. L'elaborazione di ogni esercizio segue il principio di *"errorless learning"* (apprendimento senza errori) (Kern et al., 2002, 2003, 2005): per evitare il più possibile che i pazienti facciano degli errori durante l'esercizio, si inizia sempre con il livello più semplice e si passa a quello successivo solo quando viene risolto correttamente l'80-90% dei compiti. Questo procedimento mira a ridurre un vissuto emotivamente gravoso in caso di errori e a sostenere l'automatizzazione individuale delle abilità apprese. Il programma CogPack dà un riscontro immediato dopo ogni compito (giusto-sbagliato, soluzione corretta, tempo di elaborazione, ecc.). Questo riscontro del programma è terapeutico in quanto favorisce una corretta auto-percezione e auto-valutazione delle proprie capacità in quell'ambito. Il paragrafo 2.3 offre una descrizione pratica del CogPack e degli esercizi sia individuali sia di gruppo ivi contenuti.

2.2 Infrastrutture

2.2.1 Condizioni generali

Lo svolgimento di gruppi INT richiede alcune condizioni specifiche, parte delle quali verranno trattate nel capitolo 3, quali le condizioni istituzionali, le indicazioni differenziali per la partecipazione a gruppi INT (rispetto ai gruppi IPT e CLT), le caratteristiche dei pazienti e i requisiti formativi necessari per i terapeuti. Ancor prima d'iniziare con il reclutamento dei pazienti da inserire in un gruppo INT, è però necessario avere chiaro le infrastrutture, gli spazi ed il materiale necessario per l'applicazione del metodo, materiale che in parte dovrà essere acquistato prima dell'avvio del gruppo (p.es. un computer, programmi per il computer, un videoproiettore, ecc.).

Setting
Il metodo INT prevede lo svolgimento di esercizi di gruppo ed esercizi al computer. Di conseguenza il gruppo si tiene in parte in una stanza sufficientemente ampia, preferibilmente con le sedie poste in cerchio o a forma di ferro di cavallo e in parte in una stanza (stanza dei computer) nella quale si trovano un computer con tastiera e *mouse* per il terapeuta principale ed uno per ciascun partecipante. Anche la stanza per l'intervento di gruppo dovrebbe essere dotata di un computer (vedi Fig. 2.2). La durata delle sedute INT è di circa 90 minuti e prevede una pausa. Si consiglia di non lavorare mai più di 30 minuti consecutivamente con il computer, perché la capacità di concentrazione e la motivazione si riducono sensibilmente dopo mezz'ora di tempo. Durante una seduta quindi si alterna il lavoro nella stanza di gruppo con quello nella stanza dei PC, almeno una volta.

Computer
I requisiti rispetto al computer sono modesti, in quanto il programma utilizzato è il CogPack che può essere installato già con *Windows 95 (*vedi sottoparagrafo 2.1.5)*. Il materiale terapeutico scaricabile dalla piattaforma online Springer

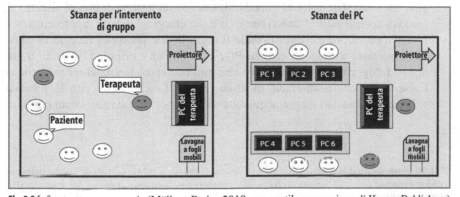

Fig. 2.2 Infrastrutture necessarie (Müller e Roder, 2010; per gentile concessione di Karger Publishers)

2

Extra Materials all'indirizzo http://extras.springer.com (password: 978-88-470-5734-0) viene fornito in formato pdf e può essere letto anche da computer di seconda mano, magari anche datati.

Programmi per il computer
Il CogPack è in vendita presso la ditta Marker Software che fornisce ulteriori informazioni anche riguardo alla licenza d'uso sulla propria homepage (www.markersoftware.com).

Proiettore
Alcuni esercizi di gruppo prevedono la proiezione di spezzoni di film e pertanto richiedono la disponibilità di un proiettore che, eventualmente, può essere spostato anche nella stanza dei computer.

Lavagna a fogli mobili
Durante le sedute ed in particolare nelle discussioni di gruppo la lavagna a fogli mobili rappresenta un mezzo indispensabile per la raccolta sistematica dei contributi dei partecipanti. Inoltre permette, anche in un secondo momento, di riprendere i contenuti terapeutici trattati nelle sedute precedenti.

Materiale terapeutico
Tutto il materiale terapeutico è scaricabile dalla piattaforma online Springer Extra Materials all'indirizzo http://extras.springer.com (password: 978-88-470-5734-0) ed in parte nel capitolo 6, con le seguenti tre eccezioni:
- Una prima eccezione, per motivi di diritti d'autore, è rappresentata dagli spezzoni dei film, film che devono pertanto essere acquistati. Come si è detto, un elenco di film già utilizzati è riportato nel paragrafo 2.3.
- Una seconda eccezione sono le carte IPT, utilizzate nel primo sottoprogramma IPT e il set di diapositive sulla percezione sociale, secondo sottoprogramma IPT (IPT, Roder et al., 1988, 2002, 2008, 2010). Le caratteristiche delle carte IPT, che sono 230, sono il colore, la forma, i numeri e i giorni della settimana. I due set di diapositive sulla percezione sociale dell'IPT* contengono ciascuno 40 immagini, che sono state valutate (standardizzate) da un gruppo di esperti rispetto al grado di complessità, al carico emotivo e alle emozioni di base rappresentate.
- La terza eccezione è costituita dalle fotografie di espressioni facciali di emozioni (*pictures with facial affects, POFA*) di Ekman e Friesen (1976). Si tratta di 110 fotografie in bianco e nero che rappresentano le emozioni primarie o l'assenza di emozioni (Paul Ekmanc, 1993). Le immagini con le relative valutazioni possono essere acquistate via internet (www.paulekman.com).

---

* Il materiale citato può essere acquistato in originale presso il primo editore di questo manuale (roder@sunrise.ch) o in lingua italiana dai curatori dell'edizione italiana del metodo IPT (vita.dsm@libero.it).

Il metodo INT, come precedentemente illustrato, prevede l'utilizzo di fogli informativi e fogli di lavoro che è consigliabile consegnare a ciascun partecipante all'inizio del gruppo, possibilmente in un raccoglitore che ciascuno personalizzerà nel corso dell'intervento aggiungendo altro materiale, in modo tale da avere, alla fine del gruppo INT, un proprio "*handout*" da continuare a utilizzare.

2.3   Moduli A-D: neurocognitività e cognizione sociale

Ciascuna area funzionale dei quattro moduli del metodo INT è articolata secondo la medesima struttura (vedi Tab. 2.1): le sedute introduttive prevedono una formazione specifica rivolta al paziente e finalizzata al raggiungimento di una soddisfacente auto-percezione delle proprie risorse e dei propri deficit cognitivi. Le successive sedute di lavoro iniziano con una sottofase di compensazione seguita da una di ripristino e si concludono con esercizi *in vivo* ed esercizi da svolgere autonomamente. Le diverse tecniche d'intervento saranno descritte in dettaglio nei paragrafi seguenti del modulo A. Nei successivi moduli B, C e D si troveranno solo alcune brevi descrizioni con un rinvio al modulo A.

2.3.1   INT: modulo A

Il modulo A inizia con l'area terapeutica neurocognitiva in cui vengono trattate la velocità di elaborazione delle informazioni e l'attenzione/vigilanza. Nelle sedute introduttive dell'area neurocognitiva viene affrontata in primo luogo la velocità di elaborazione delle informazioni, che viene messa in relazione con la funzione dell'attivazione dell'attenzione *(alertness)*, prima di introdurre l'attenzione/vigilanza (concentrazione). Nelle parti successive relative alla compensazione e al ripristino queste due aree funzionali neurocognitive vengono trattate insieme in ragione della sovrapposizione dei contenuti. Inoltre, il modulo A, essendo quello che dà avvio al gruppo terapeutico, prevede inizialmente una presentazione reciproca dei partecipanti.

2.3.1.1 *Area terapeutica neurocognitiva: velocità di elaborazione delle informazioni e attenzione/vigilanza*

MODULO A: AREA TERAPEUTICA NEUROCOGNITIVA: VELOCITÀ DI ELABORAZIONE DELLE INFORMAZIONI E ATTENZIONE/VIGILANZA

A. Sintesi dei contenuti terapeutici e presentazione dei partecipanti
  • Presentazione dei partecipanti e conoscenza reciproca
  • Formulazione delle regole del gruppo

2

B. Velocità di elaborazione delle informazioni e attenzione/vigilanza
   1.Sedute introduttive
   Sedute introduttive: velocità di elaborazione delle informazioni
   • Definizione del termine: velocità di elaborazione delle informazioni
   • Auto-percezione delle proprie risorse
   • Profilo cognitivo individuale orientato alle risorse: confronto tra
     percezione soggettiva e risultati dei test oggettivi negli esercizi di
     gruppo e in quelli al computer
   • Riferimento alla quotidianità e a se stessi: illustrazione clinica
   Sedute introduttive: attenzione/vigilanza
   • Definizione del termine: attenzione/vigilanza
   • Auto-percezione: argomento preordinato - sotto-stimolazione e
     povertà di stimoli
   • Riferimento alla quotidianità e a se stessi: illustrazione clinica
   • Fattori che influenzano il rendimento (omogeneizzazione dei livelli
     di conoscenza):
     - grado di vigilanza
     - farmaci
     - interesse e motivazione
     - stato d'animo
     - ritmo circadiano
   2.Sedute di lavoro
   Compensazione
   • Apprendimento e individualizzazione delle strategie di *coping*,
     velocità di elaborazione delle informazioni e attivazione dell'attenzione
   • Strategie di *coping* per il mantenimento della vigilanza
   • Strategie specifiche di *coping* per l'area indicata:
     - tempo libero
     - problemi di concentrazione durante la lettura
     - qualità del sonno e stile di vita
     - ambito lavorativo
     - definizione dei concetti: stato d'animo e concentrazione
   Ripristino
   • Esercitazione delle strategie di *coping* apprese:
     - ripetizione degli esercizi al computer
     - ripetizione degli esercizi di gruppo
   Esercizi in vivo ed esercizi da svolgere autonomamente
   • Trasferimento delle strategie di *coping* in situazioni concrete della vita
     di tutti i giorni

A. SINTESI DEI CONTENUTI TERAPEUTICI E PRESENTAZIONE DEI PARTECIPANTI

Indicazioni
- Infrastruttura: stanza per l'intervento di gruppo; lavagna a fogli mobili
- Materiale terapeutico: foglio informativo 1
- Modalità di intervento: discussione di gruppo con un livello elevato di strutturazione

Sintesi dei contenuti terapeutici

I partecipanti ricevono informazioni relative ai contenuti dell'intervento terapeutico, ai materiali e alle modalità di conduzione delle sedute. Le informazioni dovrebbero essere brevi e chiare. Sul foglio informativo 1 è riportato un esempio di informazione breve sul metodo INT. Nozioni complementari formulate da parte dei partecipanti o dei terapeuti devono essere annotate sul foglio informativo 1. Generalmente i pazienti chiedono il significato dell'acronimo INT. Se esso non è già stato spiegato durante i colloqui individuali di preparazione al gruppo, i terapeuti devono spiegarlo brevemente e in modo semplice senza usare termini tecnici.

> *Possibile esempio introduttivo:*
> "INT sta per terapia neurocognitiva integrata: il termine "cognitivo" indica diverse funzioni importanti, necessarie per pensare, per ragionare; il termine "neuro" indica il rapporto che c'è tra la funzione del pensiero e il cervello, come ad esempio la memoria ("cerco di ricordare qualcosa"); infine il termine "integrato" significa individuare e allenare le varie funzioni del pensiero all'interno di un programma terapeutico, considerando che esse si influenzano reciprocamente."

Anche il tema dello stigma costituisce un argomento spesso oggetto di discussione nei gruppi. Per questo motivo si preferisce usare termini neutri come "corso e partecipanti" invece di "gruppo psicoterapeutico e pazienti".

Presentazione dei partecipanti

I partecipanti e i terapeuti si presentano al gruppo uno dopo l'altro. Inoltre, vengono raccolte le aspettative e le esperienze dei partecipanti rispetto ad un intervento terapeutico di gruppo. Ogni terapeuta esperto può utilizzare le strategie a lui più congeniali per favorire la conoscenza reciproca in questo primo incontro.

Un esempio può essere il cosiddetto "gioco della palla": il terapeuta principale lancia la palla a un partecipante e chiede, "Posso pregarla di dire il suo nome? Mi interessano anche i suoi hobby e i suoi interessi." Il partecipante chiamato in causa lancia a sua volta la palla a un altro partecipante e pone le stesse domande. Questa strategia può essere indicata in gruppi omogenei con modesta sintomatologia e un livello di funzionamento medio-alto. In gruppi composti diversamente è da preferire una modalità altamente strutturata, in cui il terapeuta pone le domande ad un partecipante dopo l'altro. Domande supplementari sono ad esempio: ".. E infine vorrei sapere cosa si aspetta da questa esperienza" o "C'è qualcosa che la preoccupa particolarmente?".

Formulazione delle regole del gruppo

Il passo successivo consiste nello stabilire regole che consentano un buon svolgimento dell'intervento terapeutico di gruppo. Le regole di seguito riportate sono generalmente utili nei gruppi INT, ma è possibile ampliarle con altre proposte avanzate dal gruppo stesso o dal terapeuta.

Regole del gruppo
- Nessuno è obbligato a dire qualcosa se non vuole o non se la sente: a ogni partecipante viene data la possibilità di prendersi una pausa (comunicandola al terapeuta) e di assistere a un esercizio senza prendervi parte attivamente.
- È consentito fare errori: il gruppo è da considerarsi uno spazio protetto nel quale gli errori sono esplicitamente ammessi. Si impara dagli errori.
- Sostegno reciproco: i partecipanti cercano di accettarsi reciprocamente e di aiutarsi a vicenda; vengono favorite critiche costruttive e non personali.
- Obbligo di riservatezza: i contenuti e i contributi personali dei partecipanti non vengono riportati fuori dal gruppo.
  .....

Questo ingresso formale nel gruppo è particolarmente importante e ha l'obiettivo di favorire lo sviluppo di relazioni tra i partecipanti, la costruzione di un rapporto supportivo da parte dei terapeuti, l'incremento della motivazione all'intervento terapeutico e la creazione di un'atmosfera calda, sufficientemente tranquilla tale da consentire una collaborazione armoniosa. Tutto questo permette ai partecipanti di sentirsi maggiormente coinvolti nel gruppo e nei contenuti terapeutici.

B. VELOCITÀ DI ELABORAZIONE DELLE INFORMAZIONI E ATTENZIONE/VIGILANZA

Indicazioni
- Infrastruttura: stanza per l'intervento di gruppo e stanza dei computer; lavagna a fogli mobili e proiettore
- Materiale terapeutico: fogli informativi 2-5, fogli di lavoro 1-5, illustrazioni cliniche 1-3
- Esercizi con le carte: IPT (allegato 1), velocità (allegato 2a-l), concentrazione e vigilanza (allegato 3a-b)
- Programma Computerizzato Cog-Pack
  - per la velocità visiva/motoria: esercizi VISUMOTOR, UFO, STELLE, PALLINA, CRONOMETRO, REAZIONI
  - per l'attenzione/vigilanza: esercizi A COTTIMO, SEQUENZA, SEGNARE
- Modalità di intervento: discussione di gruppo con un livello elevato di strutturazione, esercizi individuali al computer

1. Sedute introduttive

Sedute introduttive: velocità di elaborazione delle informazioni

Definizione del termine: velocità di elaborazione delle informazioni

Inizialmente il termine della funzione neurocognitiva "velocità di elaborazione delle informazioni" viene descritto con parole semplici e facilmente comprensibili. In questo contesto la velocità è intesa come "il tempo individuale necessario per la ricezione ed elaborazione di informazioni e la conseguente reazione e azione."

A scopo illustrativo seguono esempi tratti dalla vita quotidiana: "Quanto tempo mi ci vuole per.....":
- svolgere i miei compiti quotidiani
- comprendere quello che mi viene detto da un'altra persona
- reagire quando un semaforo da rosso diventa verde
- lavorare o leggere ecc.

Lo svolgimento di compiti nel tempo libero o durante il lavoro permette da subito di cogliere la differenza tra "precisione e accuratezza" (attenzione, concentrazione) e "velocità":
- chi lavora molto velocemente o forse addirittura in modo frettoloso, è più predisposto a fare errori

2

- chi invece lavora in modo molto preciso è generalmente più lento, ma fa probabilmente meno errori.

Promozione dell'auto-percezione

A turno, a ciascun partecipante viene chiesto di riferire al gruppo come valuta la propria capacità relativa alla velocità di elaborazione delle informazioni, come sopra definita, e in quali situazioni si sente più in difficoltà o più forte. Le affermazioni vengono annotate sulla lavagna a fogli mobili. In aggiunta ogni partecipante riceve il foglio di lavoro 1 ("Quanto sono veloce?") e risponde alle domande ivi contenute. Sul foglio di lavoro sono riportate anche domande di confronto con gli altri ("Normalmente sono più veloce degli altri") e sul livello di soddisfazione ("Sono soddisfatto della mia velocità"), allo scopo di favorire sia un aspetto relazionale, sia la valutazione soggettiva delle proprie abilità. Questi ultimi aspetti possono costituire una fonte di stress per molti partecipanti. Viene quindi avviata una discussione di gruppo incentrata sulle domande riportate sul foglio di lavoro al fine di migliorare l'auto-percezione relativa alle aree tematiche indicate. Il foglio di lavoro 1 serve inizialmente solo per poter formulare una prima auto-valutazione. Solo successivamente tali funzioni cognitive verranno messe in relazione con la quotidianità attraverso i primi esercizi al computer e con gli esercizi relativi alla corrispondente illustrazione clinica.

Le sedute introduttive dell'area funzionale "velocità di elaborazione delle informazioni" servono sia all'esercitazione nell'ambito specifico, sia al rinforzo della motivazione e della coesione all'interno del gruppo. E' importante inoltre tenere conto della possibile presenza di aspetti di diffidenza dovuti alla persistente sintomatologia positiva, al ridotto livello di interesse e di attenzione secondario alla sintomatologia negativa, nonché all'ansia favorita dall'inesperienza rispetto al lavoro di gruppo. In gruppi ove siano presenti partecipanti particolarmente diffidenti o con elevata ansia da prestazione, si consiglia di non palesare le valutazioni numeriche sul foglio di lavoro, ma di discutere genericamente sui contenuti e sulle domande.

Esercizi al computer

A differenza di quanto riportato nell'introduzione generale e in quella dei singoli moduli del metodo INT, nell'area funzionale - velocità di elaborazione delle informazioni - si passa dalla stanza per l'intervento di gruppo a quella dei computer già nelle sedute introduttive. Questo per le tre ragioni di seguito riportate:

1) Ai partecipanti viene presentato il programma computerizzato CogPack, che imparano ad utilizzare. La trasmissione delle nozioni base per l'uso del computer favorisce una riduzione dell'ansia nei partecipanti meno esperti.
2) Gli esercizi semplici, altamente strutturati e orientati agli obiettivi previsti dal programma CogPack, aiutano a ridurre l'ansia da prestazione e le aspettative rispetto al gruppo.

3) I risultati ottenuti alle valutazioni testali vengono immediatamente resi noti e possono essere confrontati con le valutazioni soggettive precedentemente raccolte.

I seguenti esercizi del programma CogPack hanno dato buoni risultati: l'esercizio VISUMOTOR, in particolare, permette ai partecipanti di fare le prime esperienze con il computer ed il *mouse,* ed è pensato in modo tale da ridurre l'ansia nei partecipanti meno esperti. Si consigliano inoltre gli esercizi UFO, STELLE o PALLINA, perché sono strutturati in modo ludico e attivano così i partecipanti, favorendone la motivazione. Gli esercizi menzionati vengono descritti dettagliatamente insieme ad ulteriori esercizi nella sottofase di ripristino. L'immediato riscontro dopo la conclusione di un esercizio (p.es. miglioramenti nella seconda metà dell'esercizio rispetto alla prima, o miglioramenti nel secondo passaggio) rappresenta un elemento importante per favorire un'adeguata auto-percezione dei partecipanti. Dal punto di vista del metodo è perciò importante il frequente rinforzo positivo dei partecipanti per la loro prestazione ai test. I partecipanti devono sentirsi almeno inizialmente riconosciuti e apprezzati per il solo fatto di svolgere gli esercizi e di portarli a termine. I terapeuti sono chiamati a sostenere i partecipanti in difficoltà nello svolgimento degli esercizi e ad eseguirli insieme a loro, se necessario, allo scopo di contenere situazioni troppo stressanti.

Dopo questa breve esercitazione al computer i partecipanti ritornano nella stanza del gruppo. Segue quindi una breve riflessione sulle esperienze individuali, che favorisce l'auto-percezione. Le esperienze di ciascun partecipante devono essere accolte e valorizzate.

Vengono discusse domande quali ad esempio: "Mi sono percepito veloce o lento? Ho tentato di lavorare in modo preciso? Cosa è stato facile per me? Che cosa è stato difficile?".

In questa fase compaiono spesso valutazioni del proprio rendimento come per esempio "Sono stato troppo lento", "Ho reagito troppo velocemente", ma anche "Nell'esercizio al computer sono stato più veloce della media".

La regola terapeutica di base in questa situazione prevede la trasformazione in positivo dell' auto-svalutazione, secondo il principio del rinforzo ("Chi lavora (troppo) velocemente, fa facilmente degli errori"), e l'indicazione di possibilità di ottimizzare i risultati ("Ci si può allenare a essere più veloci"). Di conseguenza viene focalizzata la correlazione funzionale tra velocità e precisione nella vita quotidiana dei partecipanti con i due estremi "sono veloce e non faccio errori" e "sono considerato lento e faccio spesso degli errori".

Le esperienze al computer discusse vengono poi confrontate con le valutazioni soggettive precedentemente annotate (foglio di lavoro 1). Bisogna tener conto del fatto che le prestazioni vengono rilevate in condizioni simili a quelle di laboratorio e cioè all'interno di uno spazio protetto come è quello del gruppo terapeutico, e perciò non possono essere paragonate direttamente con le prestazioni sperimentate nella quotidianità in quanto queste ultime sono influenzate dalle richieste dell'ambiente e dalle interazioni sociali. Successivamente verrà letta in gruppo una prima illustrazione clinica.

2

Illustrazione clinica

Uno o più partecipanti leggono a voce alta paragrafo per paragrafo la vignetta 1. Dopo ogni paragrafo vengono riassunti i contenuti principali e i terapeuti cercano di focalizzarsi sulla correlazione esistente tra velocità e vigilanza ("Peter ha potuto frenare la bici in tempo solo perché era molto attento."). Dopo la lettura della vignetta clinica segue una discussione di gruppo con i seguenti obiettivi:

a) *Riferimento con se stessi*: i partecipanti provano a identificarsi con i singoli contenuti della storia ("A me succede lo stesso"), o se ne differenziano ("Di solito questo mi riesce più difficile/facile").

b) *Riferimento con la vita quotidiana*: i partecipanti devono identificare e descrivere situazioni concrete della vita quotidiana che hanno vissuto in modo simile o contrario al protagonista della vignetta, Peter. Alla fine il gruppo deve trovare una conclusione e un titolo per le situazioni presentate nella vignetta che serva da filo conduttore per i contenuti successivi.

Sedute introduttive: attenzione/vigilanza

La seconda area funzionale "area terapeutica neurocognitiva" del modulo A è quella relativa all'attenzione/vigilanza, che è già stata menzionata nell'ambito della prima area funzionale, la velocità di elaborazione delle informazioni (p.es. "Chi lavora velocemente fa più errori e viceversa"). Per evitare sovrapposizioni tematiche viene introdotta per prima l'area funzionale neurocognitiva attenzione/vigilanza e successivamente vengono elaborati insieme i fattori che influenzano sia la velocità di elaborazione delle informazioni, sia la funzione di attenzione/vigilanza.

Definizione del termine: attenzione/vigilanza

Il termine "attenzione" viene definito brevemente e in modo ben comprensibile, in particolare viene sottolineata la differenza tra attivazione dell'attenzione, che è la capacità di concentrarsi a breve termine, e il mantenimento dell'attenzione per lunghi periodi (vigilanza).

> *Possibile esempio introduttivo:*
> "Attenzione significa potersi concentrare sugli elementi essenziali di una conversazione durante il lavoro o nello svolgimento di un compito. Sono coinvolti ad esempio l'ascolto e la comprensione dei contenuti della conversazione, l'esercizio di un'attività durante il lavoro o lo svolgimento mirato di un compito. In una conversazione ad esempio dobbiamo attivare l'attenzione non appena qualcuno si rivolge a noi. Se la conversazione è più lunga dobbiamo essere in grado di mantenere l'attenzione per un periodo prolungato di tempo."

Esempi dalla vita quotidiana che illustrano deficit e risorse:
- "Quanti errori faccio mentre svolgo dei compiti?"
- "Quanto sono preciso, di solito, nel lavorare o fare altre cose?"
- "Quanto sono in grado di concentrarmi nella quotidianità, ad esempio mentre leggo un articolo di giornale o una lettera, ascolto una conversazione, faccio i mestieri di casa o sono nel traffico?"

Si può anche fare riferimento agli esercizi al computer finora svolti.

Possibili domande guida:
- "Ho fatto più errori nella seconda metà degli esercizi al computer rispetto alla prima?" (indicazione sul *feedback* del programma dopo la conclusione del compito)

Promozione dell'auto-percezione

In seguito viene chiesto ai partecipanti come valutano la propria capacità di concentrazione e in quali situazioni riscontrano i propri punti di forza e di debolezza. Le affermazioni dei singoli partecipanti vengono annotate sulla lavagna a fogli mobili. Ogni partecipante compila inoltre il foglio di lavoro 2 ("In che modo riesco a concentrarmi?"). La modalità di intervento è analoga a quella descritta in precedenza nell'area funzionale "velocità di elaborazione delle informazioni". Inoltre, in questa fase è necessario distinguere tra focalizzazione dell'attenzione a breve termine e la capacità di concentrarsi più a lungo in un ambiente povero di stimoli.

Illustrazione clinica

Vengono lette in gruppo le vignette 2 e 3 che rappresentano la continuazione della vignetta 1, in particolare la vignetta 3 si riferisce all'ambito della riabilitazione lavorativa. Il protagonista Peter è chiamato a confrontarsi con il problema di dover mantenere la concentrazione per un periodo prolungato.

Dopo la lettura della seconda vignetta clinica si avvia una discussione di gruppo con i seguenti obiettivi:
a) *Riferimento con se stessi*: i partecipanti provano a identificarsi con i singoli contenuti della storia ("A me succede lo stesso"), o se ne differenziano ("Di solito questo mi riesce più difficile/facile").
b) *Riferimento con la vita quotidiana*: il gruppo raccoglie situazioni rilevanti della quotidianità e alla fine cerca di elaborare una conclusione e di dare un titolo alle situazioni riportate nell'illustrazione clinica.

L'ultima ad essere letta è la vignetta 3, che introduce il lavoro incentrato sulla gestione pratica delle difficoltà relative alla vigilanza. Di nuovo viene richiesto ai partecipanti di mettere in relazione le proprie capacità attentive con la quotidianità attraverso domande su esperienze simili o contrastanti rispetto a quelle della vignetta. Nella vignetta 3 si esaminano per la prima volta anche i fattori che influenzano la vigilanza (interesse e stato d'animo, come p.es. la noia). Nella discussione di gruppo, sempre condotta con un alto livello di strutturazione, vengono individuati anche i fattori in grado di influenzare la propria capacità di concentrazione.

Possibili domande guida:
- "La mia capacità di concentrazione è sempre uguale?"
- "Da che cosa dipende la mia capacità di concentrazione?"
- "Vuole darci un esempio positivo in cui si è potuto concentrare bene e uno negativo e descrivere dettagliatamente la situazione?"

Le esperienze quotidiane, in merito all'area funzionale cognitiva affrontata, riferite dai partecipanti vengono riportate sulla lavagna a fogli mobili e analizzate. L'obiettivo consiste in un'osservazione differenziata dei possibili fattori in grado di influenzare la capacità di concentrazione.

Possibili domande guida:
- "In che stato d'animo ero in quella situazione?"
- "Quest'attività mi ha interessato e motivato o annoiato?"
- " Mi sono sentito iperstimolato o al contrario sottostimolato?"
- " Ero stanco o riposato?"
- "Com'era il mio ritmo circadiano in quel periodo?"

Fattori che influenzano il rendimento

Nella parte del programma sopra descritta, dedicata all'individuazione della relazione tra le proprie capacità cognitive e la propria vita quotidiana, i partecipanti spesso sottolineano come la propria capacità cognitiva dipenda da vari fattori, come ad esempio il tono dell'umore, la stanchezza o i farmaci assunti. I terapeuti quindi aiutano i partecipanti a esplorare i diversi fattori che possono influenzare la loro quotidianità, allo scopo di creare una correlazione esplicita tra la prestazione "velocità e attenzione" e fattori in grado di influenzarli quali il grado di vigilanza, il ritmo circadiano, lo stato d'animo, i farmaci, la qualità del sonno e lo stile di vita.

Grado di vigilanza

Usiamo qui il termine grado di vigilanza invece di "stanchezza" perché il metodo INT è strettamente orientato alle risorse. Per dimostrare il rapporto esistente, nell'arco della giornata, tra il grado di vigilanza e le capacità individuali attentive e relative alla velocità, si annota sulla lavagna a fogli mobili un diagramma relativo al coterapeuta o ad un partecipante, che concorrono a formare la curva di vigilanza, a partire dal risveglio al mattino fino all'addormentamento serale. Successivamente ad ogni partecipante verrà richiesto di disegnare, sul foglio di lavoro 3 ("grado di vigilanza e capacità di prestare attenzione"), la propria curva di vigilanza media di un giorno feriale o di un fine settimana. La compilazione di questo foglio può costituire anche un esercizio da svolgere autonomamente, ma solo con partecipanti altamente motivati e con un buon livello di funzionamento. Il foglio di lavoro 3 compilato serve come base di riferimento rispetto a se stessi e alla propria vita quotidiana.

Di seguito vengono riportate alcune *domande guida* che possono aiutare i terapeuti a strutturare e a facilitare le capacità autoriflessive dei partecipanti:

•   "Quando e dove nella quotidianità sperimento stanchezza, lentezza edifficoltà di attenzione?"

•   "Quando e dove non è così?"

In questo modo viene esplorato e poi aggiunto sul foglio di lavoro 3 il vissuto soggettivo, nella vita quotidiana, relativo ai punti di forza e di debolezza rispetto allo stato di vigilanza, alla velocità di elaborazione delle informazioni e alla concentrazione. La conclusione consiste nel confronto tra le prestazioni sperimentate in condizioni simili a quelle della quotidianità e la precedente valutazione delle proprie capacità nell'area in esame. I terapeuti sottolineano e rinforzano positivamente le risorse specifiche di ogni partecipante e alla fine viene indicato il profilo cognitivo di ognuno, caratterizzato da punti di forza e punti di debolezza secondo il principio "nessuno è perfetto".

L'argomento conclusivo riguarda il mantenimento dell'attenzione (concentrazione) per un periodo prolungato di tempo che viene distinto dalla velocità di elaborazione delle informazioni e dall'attivazione dell'attenzione ("Mentre prima volevamo essere il più possibile vigili e veloci durante un'attività, ora si tratta di rimanere vigili il più possibile per un periodo di tempo più lungo – p.es. durante il lavoro – e di sbagliare il meno possibile mentre lavoriamo").

Un possibile esempio:
"Un pilota vola da Francoforte a New York con il suo copilota e con 100 passeggeri a bordo. Il volo dura 9 ore. Dopo la partenza i piloti attivano il pilota automatico, che assomiglia a un programma di computer per far volare l'aereo secondo la rotta prestabilita. Si potrebbe pensare pertanto che i piloti non abbiano più niente da fare fino all'atterraggio e possano dormire o leggere il giornale. Per di più c'è una notevole monotonia. Volando molto in alto i piloti possono vedere solo le nuvole bianche sotto di loro e il cielo azzurro sopra la propria testa. Ci sono pochi stimoli e ci si annoia. Purtroppo i piloti non possono dormire perché hanno la responsabilità di 100 passeggeri e delle hostess. Dovesse capitare qualcosa, ad esempio una turbolenza, i piloti dovrebbero reagire il più velocemente possibile e riprendere in mano la guida dell'aereo. Devono essere perciò sempre svegli e in grado di reagire molto velocemente – questo argomento è stato trattato quando abbiamo parlato di velocità – e devono essere in grado

2

di mantenere stabile lo stato di vigilanza e l'attenzione per 10 ore, anche se non succede niente e loro si annoiano – di questo parleremo ora."

A questo punto si possono richiamare le vignette 2 e 3, con l'obiettivo di ancorare la correlazione tra stato di veglia e attenzione continuativa (vigilanza) ad aspetti della vita quotidiana dei partecipanti.

Possibili domande guida:
*   "In quali momenti della mia vita quotidiana l'attenzione continua è molto importante? Durante il lavoro? Nel tempo libero? Quando sono da solo?"
*   "Sono di solito capace di mantenere l'attenzione per lunghi periodi?"
*   "Mi sento generalmente vigile e in forma?"

Farmaci

I partecipanti riferiscono spesso che gli effetti collaterali dei farmaci antipsicotici influenzano negativamente la loro capacità di concentrazione e di velocità. I terapeuti dovrebbero considerare le esperienze soggettive dei pazienti rispetto a tali effetti collaterali sulla neurocognizione e discuterne in modo chiaro e trasparente. Al fine di favorire una buona *compliance* farmacologica non dovrebbe mancare una riflessione sull'utilità e l'efficacia dei farmaci antipsicotici per il trattamento dei sintomi della malattia, nonché un cenno alle esperienze positive con i farmaci di nuova generazione. Sono adatti i modelli e le metafore facilmente comprensibili usati da diversi approcci psicoeducativi (prospetto in Baeuml e Pitschel-Walz, 2008, Bäuml et al., 2010).

A titolo esemplificativo può essere proposta la versione ridotta del "modello dell'isola" per descrivere l'ipotesi dopaminergica secondo Baeuml e colleghi (2010).

Modello dell'isola:
Il nostro cervello consiste in buona parte d'acqua. Possiamo immaginare le cellule nervose come isole nel mare collegate tra loro. Perciò quando pensiamo o parliamo con qualcuno, le notizie (informazioni) vengono trasportate da un'isola all'altra con delle barche (neurotrasmettitori, sostanze messaggero). Le barche attraccano in vari porti (recettori) di ogni isola e il carico (notizia) viene scaricato. In caso di stress il rilascio eccessivo di dopamina fa sì che ci siano troppe barche in giro e che queste sovraccarichino le isole di notizie creando così un problema. Il compito dei farmaci antipsicotici consiste nel bloccare i porti delle isole per ridurre così l'attracco delle barche ed evitare un'inondazione di notizie. I farmaci di prima generazione a volte bloccano troppi porti e questo comporta sedazione. I farmaci di nuova generazione invece bloccano in maniera mirata solo alcuni porti favorendo in tal modo una comunicazione migliore.

Durante la presentazione il modello dell'isola viene illustrato in modo schematico sulla lavagna a fogli mobili.

In caso di *compliance* farmacologica insufficiente può essere necessario contattare lo psichiatra curante del partecipante in questione. Obiettivo primario dei terapeuti è quello di sottolineare l'efficacia del metodo INT e di modelli simili sul miglioramento del funzionamento cognitivo. L'integrazione tra psicoterapia ed interventi psicosociali rappresenta il cardine di un trattamento multi-disciplinare.

Interesse e motivazione

Il rapporto tra interesse e motivazione da un lato, e attenzione sostenuta dall'altro, rappresenta un altro capitolo importante. L'auto-percezione può essere favorita dall'esercizio qui di seguito presentato: viene simulata l'attesa nella sala d'aspetto di un medico o di un ufficio pubblico. Vengono messi a disposizione diversi quotidiani e settimanali d'attualità di vario tipo. I partecipanti vengono invitati a prendere uno dei giornali/riviste e a sfogliarli. Lo scopo è quello di attivare i partecipanti evidenziando loro il rapporto esistente tra interessi individuali e attenzione.

Possibili domande guida:
- "Che cosa risveglia la mia attenzione?"
- "Dove si sofferma?"
- "Che cosa risveglia il mio interesse?"
- "Cosa mi stimola?"
- "Cosa mi motiva?"

Stato d'animo

Questo argomento serve come primo riferimento per l'area funzionale "percezione delle emozioni" dell'area terapeutica della cognizione sociale del modulo A. I terapeuti fanno notare come lo stato d'animo, che dipende dall'elaborazione di stimoli interni ed esterni, abbia un'influenza sull'attenzione. Il nostro stato d'animo è determinato dai nostri pensieri - diretti sia verso esperienze passate, sia verso il futuro - e dai sentimenti, ma anche da percezioni corporee ("Mi sento malato, ho mal di testa"). Nello stesso modo una sovra- o sottostimolazione può indurre o stress o mancanza di partecipazione e noia. Viene quindi distribuito il foglio informativo 2 ("Prestazioni e stato d'animo") per illustrare il rapporto esistente tra prestazione cognitiva e stato d'animo. Esso mostra l'influenza dello stato d'animo individuale e del concomitante livello di *arousal* (grado di attivazione) sulla prestazione (cognitiva). Soprattutto i pazienti con una lunga storia di malattia e predominante sintomatologia negativa necessitano di una dettagliata spiegazione della curva di attivazione.

I terapeuti sottolineano la reciproca influenza tra livello d'attivazione interna, sensazioni o stati d'animo e prestazione cognitiva. Viene quindi inizialmente focalizzata l'attenzione sull'area inferiore (sinistra) della curva d'attivazione riportata sul foglio informativo 2, cioè dove il livello d'attivazione è troppo basso per poter offrire una buona prestazione cognitivo-emotiva. Si cercano di esplorare quegli stati d'animo che influenzano negativamente la capacità di con-

2

centrazione, ad esempio durante lo svolgimento di attività monotone e noiose in ambito lavorativo, condizioni emotive che possono ripercuotersi negativamente anche sul tempo libero modificando la percezione dell'esperienza in senso negativo. La vigilanza in condizioni di sotto-stimolazione rappresenta l'argomento principale della discussione di gruppo. In quasi ogni gruppo si trovano partecipanti con un livello d'attivazione piuttosto elevato, che sono ansiosi e diffidenti e che tendono all'irritabilità se vengono esposti a situazioni troppo stimolanti. In egual misura, vi sono partecipanti che, anche quando svolgono attività verso cui sono interessati e motivati, a causa della facile distraibilità non riescono a concentrarsi. Queste esperienze di attivazione e di stress elevati vengono accolte con l'indicazione che l'approfondimento dell'argomento distraibilità e sovra-stimolazione sarà affrontato solo nell'ultima parte del metodo INT (vedi paragrafo 2.1). Nella fase iniziale del metodo INT è importante che i partecipanti possano fare esperienze positive non troppo frustranti e stressanti.

Il riconoscimento del rapporto funzionale tra stato d'animo, attivazione e rendimento cognitivo rappresenta la condizione fondamentale per la successiva individuazione di un riferimento con se stessi e con la propria quotidianità. Infine i terapeuti sono chiamati a riassumere e a riportare sulla lavagna a fogli mobili le esperienze quotidiane esposte dai partecipanti in questa fase.

Ritmo circadiano

Il ritmo circadiano costituisce un ulteriore fattore in grado di influenzare la prestazione attentiva; esso dipende dallo stile di vita individuale e dalla strutturazione della vita quotidiana. A questo scopo si possono utilizzare le curve di vigilanza individuali già elaborate sul foglio di lavoro 3: la prestazione attentiva cambia nell'arco della giornata in modo simile al grado di vigilanza (p.es. "Alla mattina dopo essermi alzato non potrei leggere un libro, alla sera di solito sì"). Introducendo questo tema bisogna menzionare sempre anche esempi positivi associati a esperienze di successo ottenute: il ritmo quotidiano risente in modo significativo della qualità del sonno (p.es. "Se ho dormito poco, a volte non riesco a capire quello che mi dicono gli altri", ma anche "Se ho dormito bene, a volte mi sento in grado di scalare una montagna"). Alla fine lo stile di vita individuale si manifesta nel ritmo quotidiano. Le abitudini alimentari e il consumo di caffè, sigarette, alcool e sostanze stupefacenti hanno un'influenza importante e talvolta prolungata sulla capacità di concentrazione. Le rispettive esperienze dei partecipanti vengono quindi raccolte e discusse. Anche se il consumo di alcool e cannabis non rappresenta un obiettivo terapeutico primario del metodo INT sarebbe utile dare spazio a questo argomento soprattutto se i partecipanti lo richiedono, per individuare i vantaggi e gli svantaggi soggettivi, allo scopo di favorire la riduzione del consumo. Indicazioni sul trattamento di soggetti con problemi di abuso di alcool o sostanze sono contenute nel capitolo 3.

2.   Sedute di lavoro

Compensazione

Nell'area funzionale "velocità di elaborazione delle informazioni" i partecipanti hanno stabilito un riferimento con se stessi e con la propria vita quotidiana che costituisce, nella sottofase di compensazione, il fondamento per elaborare strategie di *coping* da individualizzare in un momento successivo.

Strategie di coping finalizzate al miglioramento della velocità e dell'attivazione dell'attenzione

Sul foglio di lavoro 3, già usato nelle sedute introduttive, i partecipanti hanno già annotato le proprie strategie di *coping* per migliorare lo stato di vigilanza e l'attenzione (domanda: 3."Cosa posso cambiare per essere più vigile, più veloce e più attento?"). Queste strategie vengono raccolte attraverso una discussione di gruppo e riportate, per ora senza alcun tipo di valutazione, sulla lavagna a fogli mobili. In seguito viene chiesto al gruppo di approfondire le proposte e di valutarle secondo i propri bisogni cercando di riferirle a situazioni concrete di vita.

> *Possibili domande guida*:
> * "Quale strategia ritengo potrebbe essere efficace per me e quindi potrei adottare e perché?
> * "In che modo posso migliorare il mio rendimento per quel che riguarda la velocità e l'attenzione?"
> * "Quale strategia mi sento di provare ad utilizzare in una determinata situazione?"
> * "Quale strategia va bene per me e quale no?"

In aggiunta ogni partecipante riceve il foglio informativo 3 ("Come posso diventare più veloce e concentrarmi meglio?"), che elenca alcune strategie che hanno un effetto diretto sulla velocità e misure preventive che hanno invece un effetto indiretto sulla stessa e ne segnala il rapporto con la capacità di concentrazione, argomento che verrà trattato successivamente.

Esercitazione delle abilità apprese
Significa allenarsi fino a quando un'attività non diventi routinaria, spontanea. Nel gruppo vengono proposti esercizi semplici a scopo dimostrativo. Uno di questi potrebbe essere chiedere ad un partecipante di recitare a voce alta l'alfabeto o i numeri da 1 a 50, mentre gli altri controllano l'articolazione delle parole e misurano il tempo. L'esercizio viene ripetuto per dimostrare l'effetto positivo dell'allenamento sulla prestazione. Il livello più complesso consiste ad esempio nell'elencare numeri o lettere al contrario. Al termine di ogni esercizio segue un giro di *feedback* in cui commenta per primo il partecipante attivo, cioè colui che ha svolto

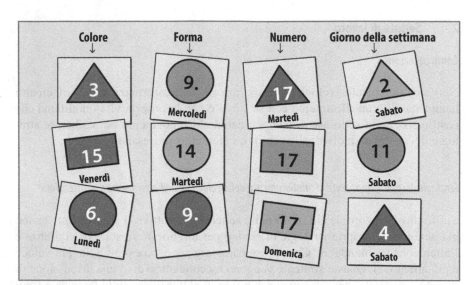

Fig. 2.3 Esercizio con le carte IPT (terapia psicologica integrata IPT, Sottoprogramma 1; Roder et al. 1988, 2008a, 2010; per gentile concessione di Beltz-Verlags)

l'esercizio, poi gli osservatori e per ultimi i terapeuti. L'effetto dell'allenamento può essere illustrato con "l'esercizio delle carte" del metodo IPT (Roder et al., 1988, 2002, 2008a, 2010): su ciascuna delle 230 carte sono presenti 4 caratteristiche: la forma (rotonda triangolare, quadrata), il colore (blu, giallo, rosso), il numero e il nome di un giorno della settimana (lunedì, martedì, mercoledì, giovedì, venerdì, sabato e domenica) che è assente su alcune carte. Le carte sono tutte diverse una dall'altra. Nel capitolo 6 e nella Figura 2.3 si trovano esempi di carte del metodo IPT (allegato 1). Il compito consiste nell'ordinare le carte secondo una caratteristica comune (p.es. tutte le carte con il colore blu) (Fig. 2.3). I partecipanti al gruppo non impegnati direttamente nello svolgimento del compito vengono invitati a misurare il tempo e a controllare che non ci siano errori. Il grado di complessità dell'esercizio varia a seconda del numero di carte distribuite o del numero di caratteristiche richieste. In caso di gruppi costituiti da partecipanti con particolari difficoltà è utile presentare in modo dettagliato l'esercizio, così da facilitare la scelta del partecipante che farà per primo l'esercizio. Una strategia consiste, dopo la presentazione del compito, nel chiedere a ciascun membro del gruppo di stimare il grado di difficoltà dell'esercizio usando una scala di valutazione da 1 a 6 (6=grado più elevato). Svolgeranno per primi l'esercizio i partecipanti che reputano facile il compito. Come sempre l'esercizio termina con una riflessione sulla rilevanza e sulla ricaduta che esso può avere nella vita quotidiana.

Evitare distrazioni
Significa concentrarsi sui compiti (attenzione guidata) e non perdere mai di vista l'obiettivo. Nel gruppo vengono suggerite diverse strategie come auto-esortazio-

ni ("Il mio compito durante quest'attività è ..."; "Adesso voglio concentrarmi su questo compito"), prendere nota dell'obiettivo o dei contenuti dell'attività alternando momenti di rilassamento e di tensione muscolare (stringere i pugni provocando una tensione muscolare delle braccia, seguito da respiri profondi con il relativo rilassamento muscolare).

Fare una breve pausa

Si tratta di strutturare consapevolmente la pausa durante un processo lavorativo e di arrivare ad un'organizzazione dei compiti in fasi e obiettivi parziali. Per questo sono utili spunti autosuggestivi del tipo "Posso concedermi una pausa, posso rilassarmi e non pensare per un po' al compito" oppure "Ora voglio rilassarmi". A questo scopo si utilizzano le carte del metodo IPT: "Dopo aver contato o categorizzato le 20 carte, mi godo una breve pausa, respiro profondamente prima di riprendere il compito". Il focus è il processo complessivo del conteggio. Fare le pause al momento giusto – p.es. tra due esercizi al computer - consente un'elevata e costante velocità di elaborazione e porta al raggiungimento dell'obiettivo in tempi più brevi. Un'elaborazione ulteriore della funzione delle pause nei diversi ambiti della vita, come al lavoro, nel tempo libero e durante la lettura è trattata nel paragrafo "strategie di *coping* per il mantenimento della attenzione/vigilanza".

Motivare se stessi

I partecipanti vengono aiutati a sviluppare la capacità di auto-rinforzarsi già prima dell'attività da svolgere: avere in mente che dopo il compito si farà qualcosa di piacevole o che ci si concederà qualcosa di riposante è di grande aiuto. In questa fase l'attenzione si focalizza sull'auto-determinazione "poter fare qualcosa" invece che sul "dover fare qualcosa". Inoltre pensare ad un'attività in competizione con se stessi ("Voglio essere più bravo dell'ultima volta") o in modo giocoso con gli altri come nel seguente esercizio può favorire la motivazione. L'esercizio con le carte sulla "velocità" favorisce l'interazione tra i partecipanti (allegato 2a-l): esso prevede l'utilizzo di 96 carte su cui sono riportate delle faccine, di colore, numero ed espressioni diverse. Le faccine esprimono schematicamente le emozioni e preparano all'area terapeutica della cognizione sociale del modulo ("Quali emozioni sono rappresentate?"). Inoltre è previsto un cartoncino con le regole del gioco che può essere presentato nel gruppo (vedi Fig. 2.4). In gruppi molto numerosi può essere utile creare due sottogruppi che lavoreranno contemporaneamente con la conduzione di un solo terapeuta. A tal fine è necessario avere due set di carte. Ogni partecipante riceve un mazzo di carte coperte e una carta scelta a caso (carta stimolo) viene mostrata al gruppo e posta al centro in modo tale da essere a tutti visibile e raggiungibile. L'obiettivo è quello di individuare e mettere il più velocemente possibile quella, tra le due carte che nel frattempo ciascuno ha scoperto, che ha almeno una caratteristica in comune con la carta stimolo (p.es. lo stesso colore, la stessa espressione, lo stesso numero di faccine; vedi le regole del gioco). La carta stimolo è quella deter-

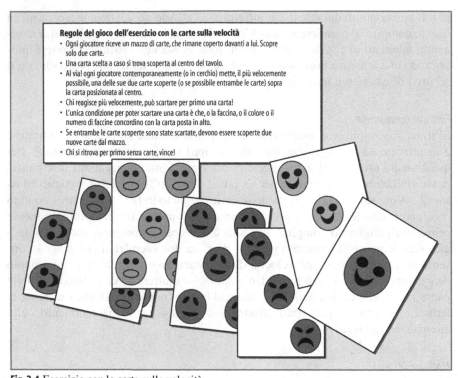

Regole del gioco dell'esercizio con le carte sulla velocità
- Ogni giocatore riceve un mazzo di carte, che rimane coperto davanti a lui. Scopre solo due carte.
- Una carta scelta a caso si trova scoperta al centro del tavolo.
- Al via! ogni giocatore contemporaneamente (o in cerchio) mette, il più velocemente possibile, una delle sue due carte scoperte (o se possibile entrambe le carte) sopra la carta posizionata al centro.
- Chi reagisce più velocemente, può scartare per primo una carta!
- L'unica condizione per poter scartare una carta è che, o la faccina, o il colore o il numero di faccine concordino con la carta posta in alto.
- Se entrambe le carte scoperte sono state scartate, devono essere scoperte due nuove carte dal mazzo.
- Chi si ritrova per primo senza carte, vince!

Fig. 2.4 Esercizio con le carte sulla velocità

minante e vista la dinamica del gioco il criterio di selezione varia continuamente. Ogni giocatore scopre inizialmente solo due carte per evitare una stimolazione eccessiva. Solo dopo averle giocate ne scopre altre due. L'interazione tra i giocatori rappresenta la difficoltà principale di questo esercizio che può essere molto attivante: tutti i partecipanti infatti sono chiamati a scoprire le proprie carte contemporaneamente e il giocatore più veloce determina la carta stimolo! Vince chi ha giocato per primo tutte le proprie carte. Il rischio di questo esercizio sta nel possibile sovraccarico soprattutto per i partecipanti socialmente più ritirati o meno capaci, per i quali è previsto il sostegno da parte dei terapeuti (p.es. suggerire, giocare in coppia, ecc.)

Riduzione dell'ansia

Questa strategia andrebbe discussa per ultima. Le strategie precedentemente descritte dovrebbero agire contenendo indirettamente l'eccessivo disagio di fronte a un'attività sentita come ansiogena. Inizialmente può essere utile dare l'indicazione di scomporre un'attività complessa e quindi sentita difficile in modo da poter iniziare con un compito più semplice. Questa procedura viene applicata spesso nel metodo INT e in particolare nei successivi esercizi al computer. La riduzione degli errori che ne consegue permette di sperimentare un vissuto di successo che favorisce la riduzione dell'ansia. Un intervento di ristrutturazione cognitiva standardizzata è comunque consigliabile: cosa provoca l'ansia? Quali pensieri automatici ne conseguono e quali valutazioni alternative, con differenti conseguenze sul pensiero, sulle emozioni e sul comportamento, sono possibili? Nel caso in cui tale elaborazione non fosse affrontabile in gruppo a causa di eccessiva sospettosità da parte di alcuni partecipanti, dovrebbero essere proposti dei colloqui individuali oppure tale attività dovrebbe essere delegata al curante.

Incremento della vigilanza attraverso la motivazione e l'interesse per l'attività da svolgere

Il rapporto tra vigilanza e velocità è già stato discusso in dettaglio. L'area "motivazione e interesse" sarà introdotta successivamente. I terapeuti dovrebbero segnalare il fatto che un atteggiamento orientato alla soluzione del problema comporta spesso un aumentato interesse per l'attività svolta. Alla base di questo interesse ritroviamo la consapevolezza dei partecipanti riguardo ai propri deficit e alle proprie risorse con le conseguenti problematiche nell'area cognitiva indicata. Evidenziare ripetutamente le risorse individuali rappresenta un fattore motivazionale.

Riposo sufficiente

Uno stile di vita equilibrato basato su una corretta strutturazione della settimana e un regolare ritmo sonno/veglia possono rappresentare un presupposto positivo per la velocità di ragionamento.

Il foglio informativo 3 viene quindi facoltativamente integrato con ulteriori strategie personalizzate. Ogni partecipante viene invitato a indicare le strategie che intende sperimentare, o quelle che pensa non siano per lui indicate rispetto agli obbiettivi auspicati. Lo scopo di questo intervento è la costruzione di un repertorio di strategie di *coping* individuale e personalizzato. Queste strategie vengono riprese più volte nel corso del programma terapeutico poiché la velocità si correla con molte delle funzioni del pensiero.

Strategie di coping per il mantenimento dell'attenzione/vigilanza

L'argomento proposto in questa fase del programma terapeutico è il mantenimento dell'attenzione in condizione di scarsa stimolazione. Nel modulo D invece verranno affrontate le modalità per superare il sovraccarico derivante da condizioni di eccessiva stimolazione. Vengono quindi riprese le strategie di *coping* identificate precedentemente e riportate sulla lavagna a fogli mobili al fine di identificarle o formularne di nuove capaci di facilitare il mantenimento dell'attenzione. Anche queste ultime verranno trascritte sulla lavagna a fogli mobili. Il procedimento è nuovamente orientato al ricoscimento e alla valorizzazione delle risorse.

Possibili domande guida:
- "Cosa ha provato a fare in quella situazione per mantenere la sua concentrazione? Per quale ragione e in quali situazioni è stato in grado di concentrarsi particolarmente bene?"
- "Può dirci con quale "trucco" ci è riuscito?"

Strategie di coping specifiche per ambito (casa, lavoro e tempo libero)

Queste strategie possono essere suddivise in base al materiale terapeutico utilizzato o facendo riferimento ad aree riabilitative specifiche in:
- lavoro ("Ho un lavoro protetto e i compiti che mi assegnano a volte sono noiosi, quindi mi distraggo e penso ad altro, allora ho bisogno di una pausa, dopo la quale generalmente riesco a concentrarmi meglio")
- tempo libero ("Durante attività di lunga durata, se sono interessato mi motivo molto , un esempio è quando metto a posto la mia raccolta di CD" oppure "Anche quando leggo un libro interessante riesco a concentrarmi al massimo per tre pagine; per questa ragione ho smesso di leggere")
- casa ("Quando metto a posto la mia camera/casa mi stanco velocemente; allora mi sdraio e riprendo le pulizie il giorno dopo").

I contributi dei partecipanti vengono, in un primo momento, raccolti dai terapeuti in modo neutrale e successivamente completati con l'ausilio del foglio informativo 3 ("Come posso diventare più veloce e concentrarmi meglio?") precedentemente discusso. Le strategie di *coping* raccolte vengono quindi affrontate in gruppo, personalizzate e viene infine favorito il riconoscimento di una relazione tra queste e le esperienze della quotidianità.

Possibile domanda guida:
- "Abbiamo riassunto tutte le strategie per il miglioramento della concentrazione e le abbiamo suddivise tra ambito lavorativo, del tempo libero e della casa. Quali strategie considera vincenti per la sua vita quotidiana? Ci può dire perché?"

Durante la successiva discussione i terapeuti cercano di favorire l'utilizzo di argomenti, invece di supposizioni.

Strategie di coping nel tempo libero

La scelta di un ambito come il tempo libero permette di lavorare sul riconoscimento specifico sia delle risorse individuali, sia dei fattori che possono influenzare la concentrazione, connessi a questo ambito. Esse, avendo una loro specificità, possono essere diverse da quelle dell'ambito lavorativo. I partecipanti, parlando di tempo libero, segnalano spesso le loro difficoltà di concentrazione nella lettura di un testo lungo o di un libro. A partire da un problema viene qui di seguito illustrata la conduzione di un esercizio di gruppo sulle strategie di *coping* (già raccolte in precedenza) da utilizzare in caso di deficit di concentrazione.

Problemi di concentrazione durante la lettura

Questo intervento terapeutico viene proposto solo nel caso in cui vi sia una difficoltà nella lettura. Inizialmente vengono analizzate le modalità e le esigenze di lettura dei partecipanti.

> *Possibili domande guida*:
> * "Mi piace leggere?"
> * "Che cosa mi piace leggere?"
> * "Quando e dove preferisco leggere?"
> * "Quanto leggo senza interruzioni?"
> * "A che cosa mi serve leggere? o Perché non leggo?"

Gli interessi e le funzioni legate alla lettura possono essere molto diversi e vengono discussi nel gruppo (p.es. "Mi piace leggere un giallo", "Per la mia formazione devo leggere libri tecnici" o "Leggo per potermi addormentare"). Vengono indagate anche le motivazioni associate alla decisione di non leggere ("Non ho mai letto un libro, non fa per me" o " Non leggo, perché non riesco a concentrarmi, mi distraggo e alla fine della pagina non so più che cosa ho letto"). I partecipanti che non hanno difficoltà con la lettura possono fungere da modello e da risorsa per il gruppo. Attraverso il lavoro di gruppo vengono raccolte strategie di supporto alla lettura che vengono poi discusse e perfezionate con l'aiuto del foglio informativo 3 ("Come posso diventare più veloce e concentrarmi meglio?"). Generalmente vengono identificate tre categorie di sistemi di aiuto:

1. *Evitare le distrazioni*: auto-suggerimenti finalizzati a focalizzare l'attenzione, leggere ad alta voce, prendere appunti, scegliere un testo interessante, ecc.
2. *Definire obiettivi parziali e ridurre le aspettative verso se stessi*: proporsi di leggere un capitolo o un paragrafo alla volta, fare delle pause, ecc.
3. *Memorizzare il contenuto*: elaborare attivamente il contenuto (sottolineare con l'evidenziatore i passaggi più rilevanti del testo, prendere appunti e fare dei riassunti con parole proprie, ripetere i passaggi più importanti, ecc.).

In seguito il gruppo è chiamato ad esercitare le strategie elaborate utilizzando i testi brevi presi da riviste o libri (apprendimento implicito). Lo scopo di questo intervento è di migliorare la capacità di lettura e di ridurre le ansie da prestazione.

Qualità del sonno e stile di vita

I partecipanti vengono invitati a lavorare sul concetto di "qualità del sonno e stile di vita", già anticipati nelle sedute introduttive. Con l'ausilio del foglio informativo 4 ("Qualità del sonno e stile di vita") vengono discussi in gruppo l'igiene del sonno e l'alimentazione sia come strategie di *coping*, sia come fattori in grado di alterare la capacità di concentrazione. I partecipanti vengono invitati a leggere in gruppo il testo riportato nel foglio informativo 4 paragrafo per paragrafo e a discutere ogni argomento trattato separatamente. Il foglio informativo serve come aiuto all'orientamento. Scopo di questo intervento terapeutico è la realizzazione di un'osservazione critica e obiettiva delle proprie abitudini di vita e del proprio ritmo sonno/veglia. Successivamente i terapeuti cercano di favorire il raggiungimento di una buona consapevolezza dell'eventuale ritmo irregolare di vita, del consumo eccessivo di fumo, cibo e bevande spesso assunte a scopo consolatorio. Infine si cerca di promuovere un cambiamento del comportamento per ridurre i fattori di rischio. I partecipanti vengono quindi guidati nella direzione di piccoli cambiamenti concreti da sperimentare nella vita di tutti i giorni attraverso gli esercizi da svolgere autonomamente (vedi esercizi da svolgere autonomamente). Compito dei terapeuti è di evitare aspettative di cambiamento troppo elevate e faticose per i partecipanti (p.es. "Da domani non fumo più!") e di sostituirli con obiettivi più realistici (p.es. "Da domani cerco di non fumare più prima di andare a letto"). La formulazione di obiettivi individuali relativi agli argomenti trattati (p.es. astensione o riduzione del consumo di sigarette o di alcool) viene annotata dai terapeuti. A questo punto del programma è centrale il lavoro sulla percezione di sé e sulla disponibilità al cambiamento. La realizzazione concreta degli obiettivi individuali verrà affrontata successivamente nel modulo C (*"problem solving"*).

Strategie di coping in ambito lavorativo

Il lavoro costituisce un argomento rilevante in molti interventi riabilitativi e perciò viene affrontato separatamente. Il punto di partenza per questo intervento terapeutico sono le strategie di *coping* già precedentemente evidenziate dai partecipanti. Esse vengono introdotte attraverso il foglio informativo 5 ("Come posso concentrarmi meglio durante il lavoro?"), nel quale sono elencate diverse strategie per implementare la vigilanza, quali pause o brevi momenti in cui poter spostare l'attenzione. Gli esercizi proposti sono gli stessi utilizzati precedentemente, ma leggermente modificati per quel che riguarda l'obiettivo: invece della velocità è la concentrazione, ovvero la quantità di errori, ad essere al centro dell'intervento. Il focus si colloca nuovamente sull'apprendimento implicito dei partecipanti e questo attraverso lo svolgimento di alcuni esercizi interattivi come quelli di seguito riportati.

Numerazioni e alfabeto:
Si chiede a un partecipante di elencare a voce alta i numeri da 1 a 10 oppure le lettere dell'alfabeto, possibilmente senza fare errori, mentre gli altri controllano la comprensibilità dell'articolazione delle parole e la presenza di eventuali errori. Non viene misurato il tempo, ma viene favorito l'uso consapevole delle strategie sopra evidenziate quali pause, obiettivi parziali, autosuggerimenti, ecc. Il livello di complessità può essere incrementato, ad esempio facendo recitare al rovescio l'alfabeto o i numeri. Dopo l'esercizio segue

un giro di valutazioni in cui si esprime per primo il partecipante che ha svolto l'esercizio, poi gli osservatori e infine i terapeuti.

Carte IPT:
Si utilizzano le carte del metodo IPT precedentemente descritte (Roder et al., 1988, 2008a, 2010), ma in modo differente. Si ricorda che le caratteristiche distintive delle carte sono il colore (blu, giallo o rosso), la forma (circolare, triangolare o rettangolare), il numero, il giorno della settimana che può essere presente o assente. Ogni partecipante riceve 20 carte che è chiamato a riordinare secondo una data caratteristica ("Selezioni per favore tutte le carte di colore rosso"). Anche in questo esercizio i partecipanti hanno l'opportunità di esercitare le proprie strategie per migliorare la concentrazione e ridurre gli errori (p.es. auto-suggerimenti come "Secondo quale criterio devo riordinare le carte?"). A turno ogni partecipante controlla poi se il vicino ha svolto l'esercizio correttamente. Il livello di difficoltà del compito può essere progressivamente incrementato aumentando il numero dei criteri di scelta e il numero delle carte. I partecipanti dovrebbero fare un'esperienza positiva, tale da favorire il livello di motivazione senza rischi di sovraccarico.

I due esercizi descritti permettono inoltre ai partecipanti di mettere in pratica le strategie contenute nel foglio informativo 5. Contrariamente a quanto avviene nell'attivazione dell'attenzione durante gli esercizi di velocità, la deviazione dell'attenzione mirata e consapevole costituisce una strategia per l'incremento dell'attenzione durante lo svolgimento di attività monotone in condizioni poco stimolanti. Anche in questo caso si raccolgono le esperienze dei partecipanti, si analizzano le difficoltà incontrate e si cerca di implementare le risorse. Inoltre è importante che ciascuno stabilisca una relazione con la propria situazione lavorativa o di terapia occupazionale.

Possibili domande guida:
- "Mi sono fino ad ora concesso delle pause in modo consapevole durante l'attività lavorativa o in atelier?"
- "Qual è la frequenza e la durata delle pause di cui ho bisogno per potermi riposare e concentrare meglio?"
- "Quali strategie di deviazione dell'attenzione vorrei provare durante il lavoro per migliorare la mia concentrazione?"
- "Quali difficoltà mi aspetto di incontrare?"

Esercizio dei cartoncini sullo stato d'animo e sulla concentrazione
Alla fine della sottofase di compensazione, si cerca di creare un ponte diretto con l'area terapeutica della cognizione sociale del modulo A. Questo si ottiene mettendo in relazione la capacità di concentrazione con il proprio stato d'animo. In questo modo si stabilisce un nesso diretto tra le aree funzionali di "vigilanza e velocità/attenzione", già introdotte precedentemente (foglio di lavoro 3), le

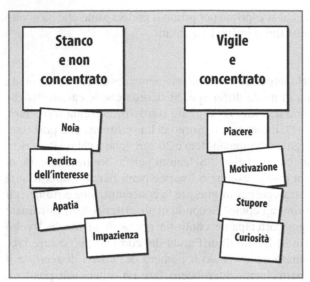

Fig. 2.5 Esercizio con i cartoncini sullo stato d'animo e sulla concentrazione

"prestazioni e stato d'animo" (foglio informativo 2) e si richiamano le rispettive esperienze soggettive dei partecipanti. L'esercizio dei cartoncini "stato d'animo e concentrazione" si svolge in gruppo. I cartoncini sono 29 e si trovano nel capitolo 6 (allegati 3a e 3b). Sui 27 cartoncini piccoli sono riportate definizioni di stati emotivi, mentre sulle due carte grandi sono annotati i due estremi "vigile e concentrato" e "stanco e non concentrato". Queste ultime vengono o fissate sulla lavagna a fogli mobili o assegnate a ciascuno dei terapeuti, cosicché uno rappresenti lo stato di vigilanza, mentre l'altro quello di stanchezza. I cartoncini con gli stati emotivi vengono distribuiti ai partecipanti e viene chiesto loro a turno di associare ciascun cartoncino con una delle due carte grandi rappresentanti i due poli opposti. Ancora una volta i partecipanti vengono invitati ad argomentare la propria scelta e a metterla in relazione a se stessi e alla propria vita quotidiana. I cartoncini che, nell'ambito della discussione di gruppo, non trovano un consenso rispetto alla loro assegnazione a uno dei due poli, vengono messi in mezzo tra le due carte grandi. Lo scopo è quello di raggiungere non una posizione comune del gruppo, bensì il miglioramento della capacità di argomentare in modo esaustivo e sintono con la propria esperienza individuale (vedi Fig. 2.5)

In alternativa si può svolgere l'esercizio creando 2 sottogruppi: ad uno viene data la carta "vigile e concentrato" e all'altro quella "stanco e non concentrato". Per favorire la differenziazione degli stati emotivi riportati sulle 2 carte grandi i terapeuti illustrano, con l'ausilio del foglio di lavoro 3 e del foglio informativo 2, la relazione esistente tra lo stato di vigilanza e il livello di attivazione interno (eccitazione, *arousal*). I due gruppi decidono poi a quale polo corrisponde il proprio livello di attivazione. I cartoncini piccoli vengono distribuiti a caso e il compito del gruppo consiste nella discussione e nella scelta dei cartoncini che non appartengono al "loro" livello di attivazione e nello scambio di questi ultimi con l'altro gruppo. A decisione presa vengono lette le emozioni a voce alta e ne viene discussa l'appropriatezza dell'assegnazione. Scopo dell'esercizio è allenare i partecipanti alla corretta assegnazione delle diverse emozioni in conformità con i rispettivi livelli di attivazione. In questa fase del metodo INT i partecipanti sono chiamati a identificare delle relazioni con se stessi, considerando solo gli stati emotivi connessi con un livello basso di attivazione, come ad esempio in caso di noia, di mancanza di motivazione, di abulia, di disinteresse, di apatia, di demoralizzazione e di mancanza di energia. Per favorire la percezione di tali stati d'animo e la disponibilità al cambiamento è importante che l'avvio avvenga inizialmente attraverso stati d'animo positivi. Bisogna far capire ai partecipanti che livelli elevati di eccitazione interna (*arousal*) e di concentrazione non sono necessariamente correlati solo ad emozioni negative, ma anche a stati emotivi positivi come la speranza, l'interesse, la gioia, la sfida, la motivazione, ecc.

In caso di gruppi costituiti da partecipanti motivati e con molte risorse, gli stati emotivi riportati sui cartoncini possono essere mimati da uno o due partecipanti senza che gli altri possano accedere al cartoncino. Il gruppo determina allora il grado di attivazione espresso e tenta di assegnare lo stato emotivo alla condizione "vigile e concentrato" o a quella "stanco e non concentrato", differenziando tra i livelli: a) descrittivo, b) percettivo e c) interpretativo.

Possibili domande guida:
- "Che tipo di mimica, di gestualità e di comportamenti vengono rappresentati?"
- "Quando vedo questi comportamenti, quali stati emozionali percepisco?"
- "La percezione di questo tipo di emozione da parte mia o di un'altra persona fa aumentare lo stato di agitazione (elevata attivazione) o no?"
- "Lo stato emotivo (e con questo il livello di attivazione) si correla più con la stanchezza o con lo stato di vigilanza?"

In conclusione, questo esercizio ha due obiettivi:
1) sensibilizzare i partecipanti alla differenziazione tra vissuto soggettivo e osservazione di comportamenti emotivi oggettivi e visibili collegandoli con la capacità di concentrazione;
2) preparare i partecipanti all'area terapeutica della cognizione sociale del Modulo A - percezione delle emozioni.

Ripristino

Esercitazione delle abilità apprese nell'area funzionale "velocità di elaborazione dell'informazione"

La sottofase di ripristino include l'elaborazione ripetuta di esercizi al computer, già brevemente svolti nelle sedute introduttive. Per richiamare l'attenzione si possono riproporre gli esercizi con le carte sopra descritti (allegati 1 e 2a-l). Il ripristino si propone di far acquisire le strategie di *coping* applicate nella sotto-fase di compensazione. Durante la preparazione di ogni esercizio ciascuno è chiamato a compilare il foglio di lavoro 4 ("Le mie strategie utili per l'area...").

Esercizi al computer

Il procedimento segue sempre i principi dell'apprendimento senza errori ("*errorless learning*"): ogni partecipante inizia ad allenarsi al livello più elementare per mantenere un basso numero di errori e per fare possibilmente esperienze di successo. Soltanto quando il livello di base è ben interiorizzato il partecipante passa al livello successivo. Di regola il criterio di superamento viene raggiunto quando si risolve correttamente almeno l'80% dei compiti di un esercizio. Nei successivi esercizi di velocità la prestazione non è del tutto misurabile e dipende perciò dalla valutazione dei terapeuti. L'elaborazione individuale dei quesiti o dei compiti comporta una variazione di tempo e numero dei compiti che ciascuno dovrà svolgere. Mentre alcuni risolvono tutti i compiti o quesiti a disposizione, altri non superano i primi due livelli di difficoltà. I terapeuti dovrebbero perciò costantemente dare dei rinforzi positivi ai partecipanti più lenti, ed eventualmente sostenerli individualmente per brevi periodi. Prima dell'inizio degli esercizi nella stanza dei computer il terapeuta principale fa una dimostrazione sul suo computer che viene proiettata. Egli adatta l'esercizio di prova contenuto nel CogPack. I terapeuti scelgono gli esercizi mirati ai singoli problemi. La tipologia di esercizi proposti dovrebbe dipendere dalla gravità dei deficit cognitivi e dalle risorse dei partecipanti. Sono a disposizione i seguenti esercizi del CogPack già proposti in precedenza:

VISUMOTOR È consigliabile iniziare con questo esercizio del CogPack perché consente di familiarizzare bene con il programma. I primi due esercizi sono facili e pertanto possono aiutare i partecipanti a superare l'ansia da prestazione e aumentano la probabilità di fare esperienze di successo. L'esercizio più facile è l'esercizio a) "camminare su un sentiero". Poi seguono gli esercizi b) "dirigere una zattera, facile" e c) "dirigere una zattera, difficile". Gli esercizi d) ed e) "seguire l'obiettivo" sono consigliati solo per partecipanti particolarmente capaci.

UFO Questo esercizio per la velocità di reazione è molto stimolante per il suo carattere ludico e per la presenza di stimoli in movimento. Si consigliano i seguenti compiti: a) "ufo grandi e lenti", b) "ufo piccoli e veloci" e c) "Hypers". Il livello di difficoltà sale da a) a c). Il compito d) "ultra" non è invece adatto perché la sua corretta elaborazione richiede uno schermo di qualità troppo elevata. Nell'esercizio e) "ufo adattativo" il programma cambia il livello di difficoltà secondo il rendimento precedente del partecipante.

STELLE Questo esercizio ha una struttura simile a quella precedente, UFO. L'aumento graduale del livello di difficoltà passa da a) "facile" a b) "medio" fino a c) "difficile". Quest'ultimo compito può essere affrontato con un po' di allenamento. Nell'esercizio d) "adattativo" il programma cambia il livello di difficoltà secondo il rendimento precedente del partecipante.

PALLINA Questi esercizi attivanti possono essere utilizzati in alternativa agli esercizi UFO e STELLE. Anche qui il livello di difficoltà è crescente dal compito a) a f) e si può utilizzare con o senza audio.

CRONOMETRO Sono disponibili tre livelli di difficoltà in un esercizio che richiede di prendere il tempo con un orologio con le lancette [da a) a c)] e con un orologio digitale [d) e f)].

REAZIONI Sono consigliati cinque esercizi per la reattività [da a) a e)] che misurano il tempo di reazione e il numero degli errori fino allo stop. Questo compito permette di correlare la velocità del partecipante con il numero degli errori fatti.

Di solito non vengono eseguiti tutti gli esercizi descritti. Dopo 30 minuti infatti i partecipanti tornano nella stanza dove si tiene il gruppo e discutono delle esperienze vissute durante lo svolgimento degli esercizi al PC. I terapeuti prestano particolare attenzione sia alle strategie di *coping* applicate, che alle difficoltà incontrate e ai successi ottenuti grazie all'allenamento ripetuto.

Possibili domande guida:
- "Quali strategie ho utilizzato? Quali erano efficaci e quali no? Ho potuto applicare le strategie subito oppure ho avuto bisogno di allenarle prima?"
- "Come ho vissuto questi esercizi? Sono migliorato o meno col tempo? A che cosa è dovuto questo miglioramento?"
- "È stato sufficiente ripetere l'esercizio o avevo bisogno di allenarmi di più?"

I terapeuti, che hanno accompagnato attivamente e individualmente i partecipanti durante gli esercizi con rinforzi (possibilmente positivi), gestiscono la discussione in modo da indurre i partecipanti a valutare il proprio rendimento il più correttamente possibile. A questo scopo si possono riprendere le prime auto-valutazioni della velocità di elaborazione delle informazioni insieme al foglio di lavoro 1.

Possibili domande guida:
- "La mia velocità è migliorata durante le ultime sedute?"
- "Valuto la mia velocità uguale a quella che avevo all'inizio?"

Ogni partecipante prende nota dei cambiamenti sul foglio di lavoro 1 e/o corregge le precedenti auto-valutazioni.

Esercitazione delle abilità apprese nell'area funzionale "attenzione/vigilanza"

La sottofase di ripristino sull'attenzione prevede esercitazioni con il CogPack nella stanza dei computer e con le carte del metodo IPT. Lo scopo è l'allenamento fino all'acquisizione delle strategie per migliorare la vigilanza (sia quelle individuate dai partecipanti, sia quelle riportate sui fogli informativi 2-5 e nel foglio di lavoro 3).

Esercizi con le carte
Gli esercizi con le carte sopra descritti (allegati 1, 3a-b) vengono riproposti o nella forma precedentemente presentata o secondo una nuova variante. Una variante con le carte del metodo IPT (allegato 1) (Roder et al., 2010) viene qui di seguito descritta. Ogni partecipante al gruppo, inclusi i terapeuti, riceve da 6 a 8 carte IPT (allegato 1) che mette sul tavolo davanti a sè in modo che siano ben visibili. Per un gruppo costituito da 8 partecipanti e due terapeuti sono necessarie circa 60-80 carte. Al coterapeuta o ad uno dei partecipanti viene chiesto di memorizzare bene una delle carte (carta stimolo) sul tavolo e di annotare le sue caratteristiche su un foglio di carta senza farle vedere agli altri. Il compito del resto del gruppo consiste nell'individuare, attraverso la formulazione di domande mirate (a cui può essere data solo una risposta affermativa o negativa), la carta stimolo. Il coterapeuta o il partecipante ingaggiato attivamente nell'esercizio risponderanno alle domande. La maggior parte dei gruppi realizza velocemente che, escludendo (p.es. coprendole) tutte le carte che non risultano compatibili con la carta stimolo sulla base delle indicazioni raccolte attraverso le domande, la scelta si riduce notevolmente. Il livello di difficoltà dell'esercizio può essere incrementato se è richiesto anche di evitare le risposte "no" e successivamente individuando anche la persona che ha di fronte la carta stimolo.

Esercizi al computer
Il CogPack contiene una serie di esercizi diversi per la vigilanza di cui alcuni si sono dimostrati utili nel programma INT:

A COTTIMO Gli esercizi di riordino simulano un lavoro a cottimo in una catena di montaggio posta in un ambiente scarsamente stimolante. La variazione della velocità della catena modifica il grado di stimolazione. Questa possibilità di manipolazione viene usata per incrementare l'auto-percezione nei seguenti modi: ogni partecipante sceglie 1) la velocità preferita, 2) quella che lo mette maggiormente a disagio. L'esercizio prosegue in entrambe le condizioni. Gli esercizi da a) a d) ("steccati alti/bassi" e "blocchi grandi/piccoli") variano soltanto rispetto al tipo di stimolo offerto, ma non rispetto al livello di difficoltà. L'esercizio e) ("piastrelle") comprende blocchi campione di difficile differenziazione e viene utilizzato solo alla fine dell'intervento.

SEQUENZA Questo esercizio è strutturato come il *Continuous Performance Test* (MATRICS *Assessment,* Inc. 2006). Un riscontro avviene solo dopo la conclusione di un esercizio. Si hanno a disposizione 19 esercizi della durata di circa 3 minuti ciascuno, che lavorano su numeri, lettere o parole e che si susseguono sullo schermo in una certa sequenza. Si consiglia di iniziare con l'esercizio a) "numeri" che è il più facile; a seguire gli esercizi b) e c) (numeri), d) (alfabeto) e gli esercizi da e) a h) con elenchi di giorni della settimana, mesi, stagioni e date. L'esercizio i) contiene immagini (semaforo).

SEGNARE Questi esercizi si differenziano da quelli precedenti in quanto il tempo di elaborazione da parte dei partecipanti determina la durata dell'esercizio stesso. Si misura il tempo di elaborazione ed eventuali errori determinano secondi di penalità. La capacità di vigilanza dei partecipanti viene sfidata dalla grande quantità di stimoli offerti. I compiti da a) ad h) si differenziano tra di loro rispetto agli stimoli definiti.

Allenandosi con questi esercizi i partecipanti consolidano le strategie di *coping* già identificate in modo individualizzato nella sottofase di compensazione. Inoltre l'auto-percezione viene migliorata grazie al riscontro immediato che il CogPack fornisce dopo ogni sequenza: "C'è stato un aumento o una riduzione del rendimento tra la prima e la seconda metà dell'esercizio?".

Infine, dopo circa 30 minuti di lavoro al computer i partecipanti al gruppo vengono invitati a riflettere sulla propria esperienza appena conclusa al computer al fine di incrementare ulteriormente l'auto-percezione.

Possibili domande guida:
- "L'esercizio mi è sembrato facile o piuttosto difficile?"
- "L'esercizio è stato monotono e noioso?"
- "Mi sono stancato durante l'esercizio, ho perso la concentrazione?"

È importante a questo punto richiamare i fattori che possono influenzare le capacità di concentrazione discussi precedentemente nella sottofase di compensazione.

Possibili domande guida:
- "Cosa ha reso noiosi gli esercizi?"
- "Quando gli esercizi sono stati interessanti?"
- "Perché non sono stato in grado di interessarmi, motivarmi o appassionarmi?"
- "Di che umore ero durante lo svolgimento degli esercizi?"

Infine si dovrebbero discutere le esperienze fatte con le strategie di *coping* esercitate.

Possibili domande guida:
- "Sono rimasto concentrato sul compito fino alla fine?"
- "Che cosa mi è stato utile tra le cose che ho sperimentato?"
- "Le strategie discusse sono state utili? Mi hanno ulteriormente affaticato o al contrario mi hanno motivato?"

Le discussioni di gruppo relative alle esperienze fatte durante lo svolgimento degli esercizi dovrebbero essere sempre focalizzate anche sulle risorse. I punti di forza dei singoli partecipanti dovrebbero essere sottolineati tanto quanto i deficit percepiti. In particolare gli esercizi A COTTIMO della durata di 15 minuti comportano frequentemente per alcuni partecipanti un'esperienza di sovraccarico. In questi casi è importante dare la possibilità di interrompere l'esercizio sostituendolo con esercizi di minor durata quali SEGNARE e SEQUENZA. Per quel che riguarda l'eventuale riscontro di difficoltà nell'attenzione selettiva si rimanda al modulo D. Infine ogni partecipante completa sul foglio di lavoro 2 l'auto-valutazione relativa alla capacità di concentrazione.

Esercizi *in vivo* ed esercizi da svolgere autonomamente

Uno dei principali obiettivi della prima unità di intervento del modulo A è quello di rinforzare una partecipazione attiva e di favorire una buona coesione di gruppo. A questo punto del processo terapeutico INT sia gli esercizi *in vivo*, sia quelli da svolgere autonomamente sono da considerarsi facoltativi. I partecipanti dovrebbero individuare le strategie e le esperienze discusse in gruppo che ritengono di poter applicare anche nella vita quotidiana e a tal fine ciascuno compila il foglio di lavoro 5 (esercizio da svolgere autonomamente). Viene descritto il contenuto dell'esercizio da svolgere autonomamente evidenziando la situazione concreta, ma anche le aspettative e le difficoltà che si teme di incontrare e le possibili strategie da utilizzare per superarle. Dopo aver sperimentato la situazione concretamente i partecipanti hanno quindi la possibilità di annotare le difficoltà emerse. Nel caso in cui vengano assegnati, gli esercizi da svolgere autonomamente devono essere oggetto di discussione nella seduta successiva, dove sarà importante analizzare sia le difficoltà incontrate che i successi ottenuti. Quando si è stabilita una buona coesione di gruppo, anche i partecipanti che in un primo tempo non si erano sentiti di affrontare gli esercizi da svolgere autonomamente, possono essere motivati ad affrontarli. La frequenza e il tipo di esercizi da svolgere autonomamente deve tenere conto della composizione del gruppo e del livello di motivazione e di rendimento dei partecipanti.

Trasferimento delle strategie di coping in situazioni concrete della vita di tutti i giorni

In alternativa o in aggiunta agli esercizi da svolgere autonomamente sono previsti gli esercizi *in vivo*, durante i quali i partecipanti cercano di applicare ad una situazione reale le strategie di *coping* apprese per migliorare il proprio rendimento rispetto a velocità, attenzione e vigilanza. L'attuazione di questo intervento dipende però dalla composizione del gruppo, dalle condizioni del luogo in cui dovrebbe essere svolto e non ultimo dalla disponibilità di tempo dei terapeuti e dei partecipanti, in quanto gli esercizi *in vivo* richiedono molto tempo sia per la preparazione, sia per l'attuazione e la discussione finale. Se ad esempio fossero facilmente accessibili strutture per il reinserimento lavorativo, il gruppo potrebbe recarsi a visitarle per osservare le strategie di *coping* utilizzate dagli ospiti della struttura. Esercizi *in vivo* relativi all'area tempo libero o casa sono possibili ad esempio durante una breve gita. Prima di queste attività ai partecipanti viene chiesto di compilare il foglio di lavoro 4 ("Le mie strategie utili per l'area..."), per focalizzare il compito. Ogni esercizio *in vivo* si conclude con una discussione finale.

2.3.1.2 *Area terapeutica della cognizione sociale: percezione delle emozioni*

MODULO A: AREA TERAPEUTICA DELLA COGNIZIONE SOCIALE: PERCEZIONE DELLE EMOZIONI

1. Sedute introduttive
- Definizione del termine: percezione delle emozioni
- Auto-percezione delle proprie risorse
- Il modello del filtro
- Profilo individuale orientato alle risorse
- Riferimento alla quotidianità e a se stessi: illustrazione clinica
- Definizione e funzioni delle emozioni di base

2. Sedute di lavoro

Compensazione
- Apprendimento delle strategie di *coping* per la decodificazione degli affetti in tre fasi:
  - espressioni del volto
  - mimica e gestualità
  - sequenze emozionali
- Espressione delle proprie emozioni in esercizi di gruppo
- Costruzione di concetti emotivi

Ripristino
- Esercitazione delle strategie di *coping* apprese attraverso esercizi di gruppo

Esercizi* in vivo *ed esercizi da svolgere autonomamente
- Trasferimento delle strategie di *coping* a situazioni concrete della vita di tutti i giorni

Indicazioni
- Infrastrutture: stanza per l'intervento di gruppo; lavagna a fogli mobili; proiettore
- Materiale terapeutico: fogli informativi 6-8; fogli di lavoro 5, 6; illustrazione clinica 4; immagini di *Ekman* (allegato 4a,b); materiale proiettabile 1-3; esercizio con cartoncini: costruzione di concetti emotivi (allegato 5a-h)
- Modalità di intervento: discussione di gruppo con un livello elevato di strutturazione

1.   Sedute introduttive

Definizione del termine: percezione delle emozioni

L'area funzionale relativa alla percezione delle emozioni è già stata introdotta nell'area terapeutica neurocognitiva del Modulo A durante l'analisi dello stato d'animo quale fattore in grado di influenzare il funzionamento neurocognitivo. L'attenzione viene focalizzata ora sul riconoscimento dei sentimenti e degli stati emozionali di altre persone. A tale scopo viene definito il termine percezione delle emozioni.

Possibile esempio introduttivo:
"I nostri pensieri, le nostre azioni e la nostra percezione corporea sono collegati con le nostre emozioni. Quando ad esempio ridiamo, piangiamo o imprechiamo esprimiamo i nostri sentimenti in modo ben riconoscibile per gli altri. E' difficile non esprimere alcuna emozione. Ogni emozione si manifesta attraverso la mimica facciale, la gestualità ed il comportamento e può essere identificata dagli altri."

Inoltre viene sottolineata l'importanza di sviluppare la capacità di riconoscere correttamente le emozioni altrui.

Possibile esempio introduttivo:
"Poter valutare correttamente le emozioni altrui durante una conversazione o quando ci si trova in mezzo alla gente dà sicurezza e aiuta a orientarsi. Spesso l'espressione emotiva di una persona può essere riconosciuta anche se non dice niente o se ciò che dice non si sente (comportamento non verbale). Un gesto o la mimica possono dire più di quello che possono esprimere 1000 parole. Le emozioni di una persona ci permettono di capire che intenzioni ha nei nostri confronti: ha un atteggiamento positivo o negativo, è gentile o arrabbiato. D'altro canto, l'interpretazione errata delle emozioni altrui produce spesso insicurezza, paura e può condurre ad atteggiamenti diffidenti."

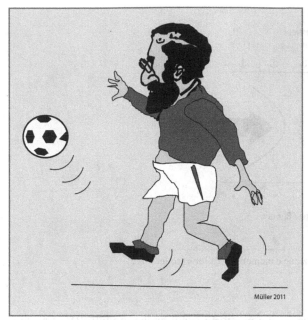

Müller 2011

Fig. 2.6 "Amore o calcio: questo è il problema"

Illusioni ottiche (facoltativo)

Come introduzione ai processi percettivi o come modalità per rompere il ghiaccio, si possono utilizzare delle immagini riportanti illusioni ottiche. I terapeuti possono ricorrere all'ampio materiale illustrativo rintracciabile in letteratura o in siti internet. La Figura 2.6 ne costituisce un esempio.

Il modello del filtro

Mettere in relazione tra di loro i diversi ambiti terapeutici che si susseguono rappresenta uno degli obiettivi principali e costitutivi del metodo INT. Ogni unità d'intervento è strettamente correlata a quelle precedenti e ciò favorisce la motivazione intrinseca. I partecipanti possono in questo modo facilmente comprendere perché è importante occuparsi (proprio in quel momento) delle tematiche a loro proposte.

A questo punto si richiamano i fattori trattati precedentemente che influenzano la velocità e l'attenzione, come lo stato d'animo proprio e delle persone con cui interagiamo. A questo scopo viene introdotto il modello del filtro della percezione, disponibile sia nel materiale proiettabile 1, sia nel foglio informativo 6 (Fig. 2.7).

Con l'ausilio del modello del filtro vengono illustrati i processi fondamentali della percezione. Si fa riferimento alla percezione con i cinque sensi, viene ela-

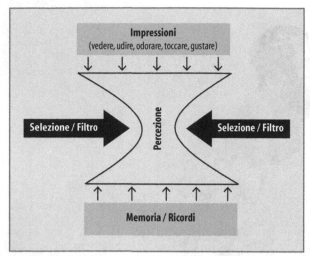

Fig. 2.7 Modello del filtro: percezione e memoria (Müller e Roder 2012)

borato il rapporto tra percezione e memoria (vedi anche modulo B), e infine si discutono i diversi filtri che influenzano la selezione delle informazioni (percezione selettiva come area d'intervento nel modulo D). I filtri definiti dalle prospettive e dalla personalità saranno trattati nell'area terapeutica della cognizione sociale del modulo C. Infine è utile affrontare la percezione in rapporto con l'attenzione, con gli interessi e con la vigilanza. Attraverso esempi tratti dalla vita quotidiana dei partecipanti viene illustrato il significato delle emozioni in relazione alla percezione e alla memoria e le diverse modalità di filtro mostrate (e individualizzati). L'argomento principale trattato in questa fase è l'influenza delle emozioni vissute sulla percezione. A tal fine è consigliabile illustrare i contenuti attraverso semplici esempi.

Filtri della percezione

Si chiede ad un partecipante se quel giorno ha già visto e parlato con il partecipante seduto accanto a lui. Se questo risponde di sì, gli si chiede allora di mantenere lo sguardo fisso sul terapeuta, cioè di non guardare il vicino e di provare a descrivere dettagliatamente le scarpe che il vicino indossa.

Come le emozioni possono influenzare la percezione

Si chiede ad un partecipante se gli piace mangiare la pizza. In caso di risposta affermativa gli si domanda qual è la sua pizza preferita e di provare a immaginare di passare affamato, accanto a una pizzeria e di arrendersi al profumo di una pizza cotta nel forno a legna. Lo si interroga quindi in merito alle emozioni vissute in quella situazione. Si procede poi con la descrizione della situazione: purtroppo un ingrediente della pizza era andato a male e lui ha passato gran parte della notte in bagno. La settimana successiva (dopo il gruppo) sarebbe passato nuovamente accanto alla pizzeria e avrebbe sentito lo stesso profumo delle pizze cotte al forno a legna. La domanda finale sarebbe allora: "Il profumo della pizza cotta nel forno a legna ha suscitato ancora le stesse emozioni della settimana precedente?".

Promozione dell'auto-percezione

Il primo aspetto ad essere trattato è il riconoscimento delle espressioni delle emozioni altrui nell'interazione sociale. Esso costituisce la premessa, proprio per come è strutturato nel metodo INT, all'acquisizione delle abilità che verranno affrontate successivamente e in particolare nell'area terapeutica della cognizione sociale del modulo B (aree funzionali "teoria della mente" (ToM) e "percezione sociale"). L'obiettivo è dunque il raggiungimento di un'adeguata competenza nella decodifica delle emozioni e degli affetti. Qui di seguito viene illustrato un *possibile esempio introduttivo* di conduzione di questa unità di intervento:

"Ci siamo fino ad ora occupati dell'importanza delle emozioni sotto il profilo della percezione e della capacità di concentrarsi. Nelle situazioni interpersonali vengono espresse delle emozioni che percepiamo e che possiamo decodificare. Il riconoscimento delle emozioni altrui ci permette di comprendere velocemente lo stato d'animo delle persone con cui entriamo in contatto e di intuire anche come gli altri si rapportano a noi. La nostra partecipazione emotiva e quella dei nostri interlocutori ci aiuterà a ricordarci di situazioni e di avvenimenti."

Correlando l'attivazione affettiva con la capacità mnemonica si introduce la "memoria verbale e visiva" che verrà illustrata nel modulo B. In questa sede invece l'attenzione si focalizza sulla percezione della propria capacità di percepire le emozioni.

Si chiede ai partecipanti uno alla volta di valutare la propria capacità di riconoscere le emozioni espresse da altre persone.

Possibili domande guida:
- "Considera facile oppure difficile riconoscere le emozioni espresse da altre persone e interpretarle correttamente?"
- "In quali situazioni concrete o in quali condizioni è più facile per lei riuscirci?"
- "Quali sono i vantaggi e gli svantaggi derivanti dal saper interpretare subito le emozioni?"
- "Un'emozione mostrata da un altro ci rende insicuri?"

In aggiunta ogni partecipante compila il foglio di lavoro 6 ("Qual è la mia capacità di riconoscere le emozioni degli altri?"), che verrà discusso in seguito secondo le modalità precedentemente descritte.

2

Illustrazione clinica

A turno, uno dei partecipanti al gruppo legge paragrafo per paragrafo e a voce alta la vignetta 4. Nella breve storia il protagonista Peter ha un appuntamento con Manuela, una donna che gli piace. Questa storia permette di illustrare come il metodo INT focalizzi l'attenzione sull'obiettivo e affronti le modalità per individuare le domande più rilevanti ai fini del tema trattato.

Riferimento al contenuto
In una prima fase viene favorita la comprensione del contenuto della storia attraverso il riassunto e la discussione dei singoli paragrafi. Inoltre i partecipanti vengono coinvolti attivamente chiedendo loro quante possibilità vedono per un nuovo incontro con Manuela (finale aperto della storia).

Favorire l'elaborazione di argomentazioni
I terapeuti cercano di favorire argomentazioni basate sui fatti (p.es. Peter ha buone possibilità dato che Manuela è arrivata in anticipo all'appuntamento e lo ha salutato con una calorosa stretta di mano). Le affermazioni e le supposizioni di ciascuno vengono confrontate con i dati di fatto (tecniche cognitive di dialogo, dialogo socratico).

Introduzione del tema principale
L'espressione emotiva di Manuela nella storia viene utilizzata a supporto delle argomentazioni elaborate ("Come posso riconoscere, dall'espressione del viso di Manuela, se lei prova gioia, rabbia o disgusto?").

Riferimento a se stessi
Si chiede ai partecipanti di parlare di esperienze da loro vissute e di descrivere come abbiano gestito la percezione delle emozioni. Vengono raccolte esperienze positive e negative e analizzati i possibili fattori in grado di influenzarne l'andamento ("Vi sono situazioni e condizioni nelle quali mi riesce meglio che in altre valutare le emozioni? Da cosa dipende ciò?").

Riferimento alla vita quotidiana
In questa fase si cerca di sottolineare l'importanza delle tematiche in questione per meglio far fronte alla quotidianità. Vengono descritte in dettaglio situazioni concrete vissute nella vita di tutti i giorni da ciascun partecipante.

La lavagna a fogli mobili consente nuovamente di raccogliere i contributi del gruppo ai fini della discussione. E' importante non limitarsi alla mimica e alla gestualità che vengono menzionati spesso per primi, ma considerare l'intero arco di manifestazioni umane utili all'espressione delle emozioni. Nel caso in cui un'emozione venga nominata direttamente, può essere utile che i terapeuti o i partecipanti provino a rappresentarla ed esprimerla. L'espressione di stati emotivi all'interno del gruppo attraverso la mimica, la gestualità, il volume e il tono della voce può costituire un fattore di disagio per alcuni partecipanti e necessita pertanto di essere affrontata da parte dei terapeuti in modo attento. Il coterapeuta o un partecipante con buone risorse può fungere da modello. I partecipanti con una marcata sintomatologia negativa e con un elevato appiattimento affettivo devono essere sostenuti e rinforzati positivamente durante lo svolgimento dell'esercizio.

Definizione delle emozioni primarie

Quest'unità d'intervento serve a definire, differenziare e categorizzare il termine "emozione" che finora è stato usato in modo piuttosto aspecifico. Il gruppo definisce le emozioni primarie che sono, di per sé, indipendenti dalla cultura.

Possibili domande guida:
- "Quali sono le emozioni primarie e quali sono espresse in modo più o meno simile in tutte le culture?"
- "Che cosa provocano in me queste emozioni? Le percepisco come piacevoli oppure no?"
- "In che modo le affronto di solito?"

Le emozioni vengono raccolte e riportate sulla lavagna a fogli mobili. Abitualmente si raccolgono talmente tanti termini che esprimono emozioni da superare ampiamente il numero delle emozioni primarie citate in letteratura. È compito dei terapeuti guidare la discussione in modo tale da permettere la categorizzazione dei termini emersi (p.es. il termine "divertimento" può essere ricompreso nella categoria fondamentale "gioia"; "essere di malumore" in "collera"; "meravigliarsi" in "sorpresa" o "essere depresso" in "tristezza"). Queste categorie corrispondono alle emozioni primarie. Nella sottofase di compensazione questa concettualizzazione delle emozioni sarà oggetto di un esercizio con i cartoncini.

Le seguenti emozioni primarie sono oggetto del lavoro sul riconoscimento delle emozione nell'INT:
- gioia
- rabbia/collera
- paura/timore
- disgusto
- tristezza/lutto
- sorpresa

Altre emozioni, come ad esempio la vergogna o l'amore, vengono accolte ma non sono oggetto degli esercizi di compensazione in quanto vissute da molti come esperienze molto gravose o spiacevoli (livello 1). Nella fase iniziale di quest'unità d'intervento bisognerebbe infatti cercare di non impegnare troppo emotivamente i partecipanti. Vengono quindi discussi in gruppo gli stati emotivi, mentre i disagi connessi saranno affrontati successivamente nel modulo D (regolazione emotiva). Questo vale anche per il vissuto soggettivo dei partecipanti rispetto alle emozioni negative come la tristezza o alle emozioni molto attivanti come la paura, la collera e la rabbia. Inoltre bisogna considerare che anche le emozioni positive come la gioia, possono essere percepite come opprimenti ("Non provo più piacere", "Mi sento in colpa se sono contento"). E' importante sottolineare che l'emozione primaria "sorpresa" può avere un aspetto sia positivo che negativo ("Invitarmi a prendere un caffè è una sorpresa riuscita", al contrario "Non mi piace essere invitato a sorpresa a bere qualcosa, perché non so che cosa l'altra persona possa pretendere da me in cambio").

Funzione delle emozioni

Alcuni partecipanti possono sostenere che le emozioni non servono a niente e che spesso sono accompagnate da stress o disagio. Per questa ragione è necessario affrontare anche la funzione delle emozioni. Inizialmente ci si occupa del riconoscimento delle emozioni mentre, più avanti nel modulo D, si affronterà la loro regolazione.

Possibili linee guida:
* Ogni emozione adempie fondamentalmente ad una determinata funzione: quando percepiamo un'emozione propria o quella di altre persone, riceviamo delle informazioni importanti. Le emozioni sono messaggeri di informazioni utili.
* *Gioia*: La gioia ci dà una sensazione di felicità, viene comunicata volentieri e può anche "essere contagiosa".
* *Rabbia*: Quando non siamo contenti di noi stessi, o quando ci sentiamo provocati dall'ambiente circostante, allora lo segnaliamo mostrando rabbia. Chiunque riconosce subito che c'è qualcosa che non va e che in quel momento "è meglio prenderci con le molle". Sia la rabbia che la collera sono anche una valvola di sfogo per la tensione interiore.
* *Paura*: Questa emozione ci mette in guardia da un pericolo e ci induce alla prudenza. Quello che potrebbe accadere può essere prevedibile o meno (p.es.. "per un capriolo la prudenza, la capacità di sfuggire ai predatori o ai cacciatori dipendono dalla sua paura").
* *Disgusto*: Come la paura anche il disgusto ci mette in guardia dai pericoli. Il disgusto ci avvisa di non avvicinarci troppo a determinate cose o di non mangiare certi cibi, che potrebbero farci male. Il disgusto si riferisce a qualcosa di concreto che, tramite l'odore, il sapore, il tatto o la vista, agisce su di noi.
* *Tristezza/lutto*: Con questo sentimento esprimiamo la perdita di una persona a noi vicina, non solo se qualcuno muore ma anche se qualcuno ci lascia. Il lutto solitamente dura molto a lungo e ci aiuta ad elaborare il

dolore e la nostalgia verso colui che abbiamo perduto. Anche quando non siamo riusciti a raggiungere una meta che ci eravamo prefissati, possiamo provare dolore, essere in una condizione di tristezza. Questo sentimento tuttavia è di durata più breve.

- *Sorpresa*: Questa emozione rappresenta una reazione immediata a qualcosa di inatteso, qualcosa che non corrisponde a nostre precedenti esperienze. Ciò può essere vissuto sia negativamente che positivamente. Quando qualcosa ci coglie alla sprovvista, restiamo pietrificati prima di riuscire a chiarire la situazione e finalmente reagire. Con la sorpresa segnaliamo il fatto che non eravamo preparati a ciò che sarebbe accaduto e che le nostre reazioni possono essere spontanee.

Segue un collegamento con l'esperienza soggettiva e la quotidianità dei partecipanti. Nel gruppo si raccolgono quindi esperienze quotidiane relative alle emozioni primarie; inoltre si discute del livello di attivazione (eccitazione interiore), del livello di vigilanza e delle conseguenze sulla capacità di concentrazione in tali situazioni. Invece dell'attribuzione di "giusto" o "sbagliato" viene messa in primo piano l'auto-percezione delle emozioni vissute nella vita quotidiana.

2. Sedute di lavoro

Compensazione

In questa sezione si elaborano tecniche utili al riconoscimento delle emozioni attraverso l'espressione facciale delle altre persone. Accanto alla mimica si discute anche la gestualità come possibile fonte di espressioni emotive. Infine si deve rivolgere l'attenzione alle sequenze emozionali che si sperimentano o si osservano spesso nella vita di tutti i giorni.

La decodificazione delle emozioni è suddivisa in tre livelli:
1) decodificazione delle emozioni attraverso l'espressione del volto,
2) decodificazione delle emozioni attraverso la mimica e la gestualità,
3) le sequenze emotive.

A tale scopo è disponibile una grande quantità di immagini, allegate in forma elettronica da proiettare (materiale proiettabile), oppure da acquistare via internet. L'obiettivo della sottofase di compensazione è l'acquisizione, da parte di ogni partecipante, delle strategie di compensazione e una prima applicazione delle tecniche di decodificazione delle emozioni all'interno del gruppo. Questa parte si conclude con un esercizio con i cartoncini che favorisce la formulazione del concetto di emozione e aiuta a chiarire sia ulteriori emozioni sia le modalità di espressione delle emozioni primarie.

2

Decodificazione delle emozioni - livello 1: espressioni del volto

L'attenzione viene inizialmente rivolta all'osservazione e alla percezione del volto al fine del riconoscimento delle emozioni. A scopo illustrativo si possono utilizzare alcune immagini di espressioni del volto scaricabili dalla piattaforma online Springer Extra Materials all'indirizzo http://extras.springer.com (password: 978-88-470-5734-0) (materiale proiettabile 4a,b, immagini con espressioni delle emozioni - livello 1).

> *Possibili domande guida:*
> * "Quali sono le caratteristiche facciali che ci consentono di riconoscere un un'emozione?"
> * "Rispetto a queste caratteristiche come si differenziano le emozioni primarie? Ad esempio, come si differenzia la paura dalla gioia o dalla tristezza?"

I contributi dei partecipanti vengono raccolti e completati con le indicazioni del foglio informativo 7 ("Come posso riconoscere le emozioni altrui?"). Si avvia una discussione in cui il gruppo è chiamato a identificare le diverse caratteristiche della mimica di ciascuna delle sei emozioni primarie: forma e posizione degli occhi, delle sopracciglia, delle palpebre, del naso e della bocca, oltre alle rughe in prossimità degli angoli della bocca, del naso, tra le sopracciglia e sulla fronte. Viene introdotto anche il concetto di espressione neutra del viso, cioè un viso privo di espressione (foglio informativo 7). Lo scopo è quello di rendere ogni partecipante capace di riconoscere e di differenziare le emozioni primarie sulla base dei diversi aspetti della mimica.

Le tecniche di decodificazione delle emozioni apprese vengono quindi ripetutamente applicate e sperimentate nel gruppo. A tal fine si possono utilizzare le immagini contenute nel capitolo 6 (allegato 4a,b- Decodificazione delle emozioni - livello 1: espressioni del viso) relative alle espressioni delle emozioni primarie. Queste fotografie sono state selezionate da Ekman e Friesen (1976) e rappresentano le sei emozioni primarie. Esse hanno raggiunto rispetto all'emozione che rappresentano un accordo del 70% dei soggetti che le hanno valutate. Ekman e Friesen hanno individuato in tutto 82 immagini (vedi Fig. 2.8) che sono state suddivise in base alle emozioni primarie che esprimono: paura, rabbia, disgusto, gioia, tristezza e sorpresa. Vi sono anche alcuni volti privi di espressione emotiva che servono da stimolo di controllo.

Nella sottofase di compensazione i partecipanti vengono inizialmente guidati all'acquisizione delle tecniche di decodificazione delle emozioni per incrementare l'auto-percezione delle proprie abilità in quest'area. L'esercitazione delle tecniche apprese attraverso la ripetizione degli esercizi sarà oggetto della sottofase di ripristino. Vengono pertanto proiettate non più di 1 o 2 immagini per ciascuna emozione primaria. Il gruppo è chiamato ad identificare l'emozione presentata sulla base delle caratteristiche della mimica oggettivamente riscontrabili. L'obiettivo consiste nel favorire l'utilizzo di elementi oggettivi ai fini della per-

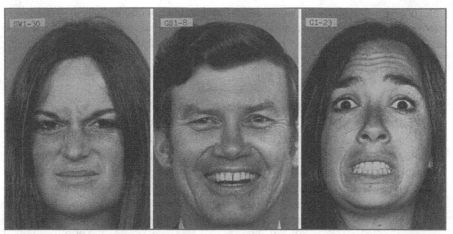

Fig. 2.8 Decodificazione delle emozioni - livello 1: espressioni del viso (Pictures Of Facial Affect PFA; Ekman, 1993©; per gentile concessione del gruppo di Paul Ekman; www.paulekman.com)

cezione delle emozioni rispetto a supposizioni e ipotesi. Infine vengono confrontate in gruppo le immagini che rappresentano le diverse emozioni primarie e si cerca di definire le caratteristiche identificative di ciascuna emozione. Alcuni partecipanti, ad esempio, possono mostrare difficoltà nella differenziazione tra paura e sorpresa o tra rabbia e disgusto.

In alcune situazioni si possono invitare i partecipanti a mimare le emozioni primarie trattate. Generalmente è però preferibile farlo dopo aver stabilito un riferimento tra le emozioni e se stessi e la propria vita quotidiana.

Possibili domande guida:
- "Mi riesce facile esprimere le emozioni davanti ad altre persone?"
- "Mi sento generalmente compreso?"
- "Gli altri reagiscono adeguatamente alle emozioni da me espresse, ad esempio si accorgono quando qualcosa mi rende molto contento?"

L'esercizio individuale di rappresentazione delle emozioni viene avviato partendo da uno stimolo esterno, che può essere una breve situazione inventata dal terapeuta principale o una situazione vissuta da un partecipante. Questa modalità, se da un lato favorisce il miglioramento della percezione delle proprie emozioni e di quelle altrui, dall'altro può risultare molto attivante e fonte di stress e pertanto richiede elevati livelli di strutturazione. In particolare, i soggetti con un'importante sintomatologia negativa (appiattimento affettivo) devono essere rinforzati positivamente e protetti da eventuali valutazioni e interpretazioni trop po negative da parte di altri partecipanti ("L'intensità dell'espressione delle emozioni varia tra individui e dipende dalle situazioni"). Alcuni partecipanti mostrano invece problemi nella decodificazione delle emozioni con conseguenti interpretazioni errate. I terapeuti devono richiamare anche in queste situazioni le stesse tecniche di riconoscimento delle emozioni viste precedentemente e cioè basate sulle caratteristiche dell'espressione del volto (foglio informativo 7: "Come posso riconoscere le emozioni altrui?").

Decodificazione delle emozioni - livello 2: mimica e gestualità

Al riconoscimento delle emozioni attraverso l'espressione del volto (livello 1) fa seguito il livello successivo che consiste nell'identificazione della mimica e della gestualità. Quest'unità d'intervento si propone innanzitutto di sottolineare l'importanza del comportamento non-verbale (osservabile) nel processo di riconoscimento delle emozioni. Nell'ambito della discussione di gruppo, i terapeuti inoltre introducono la gestualità quale ulteriore elemento di espressione delle emozioni (foglio informativo 8: "Spesso un gesto dice più di 1000 parole"). I gesti esemplificativi e il loro significato contenuti nel foglio di lavoro 8 vengono discussi in gruppo e arricchiti e ampliati dalle esperienze dei partecipanti al fine di favorire l'auto-percezione. Inoltre emozioni come ad esempio la vergogna e l'interesse, menzionate sul foglio di lavoro arricchiscono l'elenco delle emozioni primarie. Il riconoscimento e l'interpretazione delle emozioni tramite i gesti e la mimica costituiscono l'obiettivo del seguente esercizio.

Si utilizzano le nove fotografie in bianco e nero scaricabili dalla piattaforma online Springer Extra Materials all'indirizzo http://extras.springer.com (password: 978-88-470-5734-0) (materiale proiettabili 2a-i) che mostrano la gestualità e la mimica rispetto a diversi stati emotivi di una ragazza (Fig. 2.9). Alle emozioni primarie finora presentate si aggiungono la vergogna, l'interesse e il dolore fisico. La serie è completata da un'immagine neutra dal punto di vista emotivo.

La serie di immagini è stata valutata da una popolazione di 100 individui sani (Hodel, 1998): 28 uomini e 72 donne tra i 15 e i 52 anni. La valutazione è avvenuta con una procedura *multiple choice* che consentiva la scelta delle categorie emozionali menzionate ad eccezione di quella "neutra". È emerso come le donne riescano a riconoscere le emozioni un po' meglio degli uomini, ma non in maniera significativa. I risultati delle valutazioni sono riassunti nella Tabella 2.2. La fotografia rappresentante l'espressione neutra (materiale proiettabile 2i) è stata testata, ma non usata per l'analisi.

L'esercizio con le immagini sopra descritte avviene con la stessa procedura usata per le immagini con le espressioni del volto. I partecipanti vengono invitati a identificare le emozioni rappresentate tramite le caratteristiche della mimica e della gestualità. Ancora una volta si cerca di favorire l'argomentazione basata sui fatti (cioè sulle caratteristiche osservabili nelle immagini) e si disincentivano supposizioni e ipotesi spontanee. Inoltre i terapeuti cercano di evidenziare la concordanza tra la mimica e la gestualità nell'identificazione delle emozioni e cercano di illustrare gli aspetti non-verbali nel loro insieme. Spesso i partecipanti riescono a riconoscere agevolmente le emozioni rappresentate quando imparano ad integrare la mimica e la gestualità.

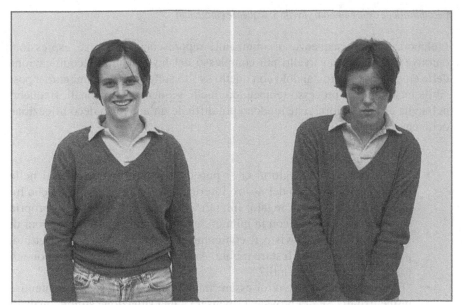

Fig. 2.9 Decodificazione delle emozioni - livello 2: mimica e gestualità (Hodel, 1998 per gentile concessione di B. Hodel)

Tabella 2.2 Valutazione della serie di immagini sulla decodificazione delle emozioni - livello 2: mimica e gestualità (n=100) (Hodel 1998)

N. immagine	Emozione	Valutazione corretta
2a	Gioia	98%
2b	Paura	76%
2c	Rabbia/Collera	77%
2d	Disgusto	75%
2e	Tristezza	90%
2f	Interesse	96%
2g	Vergogna	73%
2h	Dolore fisico	68%

Al fine di favorire un nesso tra mimica, gestualità e se stessi e la propria quotidianità può essere proposto un *role-play* in cui i partecipanti sono invitati a rappresentare dal punto di vista della mimica e della gestualità un'emozione e, successivamente, a discutere l'esperienza in gruppo. Il procedimento è stato descritto precedentemente (Decodificazione delle emozioni - livello 1: espressioni del volto).

2

Decodificazione delle emozioni - livello 3: sequenze emozionali

L'elaborazione di sequenze di immagini, rappresentanti diverse espressioni emotive costituisce un livello più complesso del lavoro sulla decodificazione delle emozioni. Confrontandolo con quello svolto sulle singole immagini, è possibile includere nel processo terapeutico quelle sequenze emozionali, frequenti nella vita di tutti i giorni, che rendono più difficile un'adeguata decodificazione delle emozioni.

> *Possibili domande guida*:
> * "Nella vita di tutti i giorni ci si può confrontare con situazioni nelle quali lo stato emotivo del nostro interlocutore cambia. Poniamo che lui ad esempio riceva un regalo: inizialmente, magari, esprime la propria sorpresa con i gesti e con la mimica, per poi manifestare espressioni di gioia ma, dopo aver visto il contenuto del regalo ed averci riflettuto, potrebbe invece manifestare rabbia. Avete avuto anche voi occasione di osservare situazioni simili?"
> * "E' successo anche a voi di essere inizialmente sorpresi, poi contenti e infine irritati? Se ora provate a ripensare a una situazione simile, quale di queste emozioni si è maggiormente impressa in voi e nel vostro interlocutore? Cosa vi è rimasto maggiormente in mente?"

L'obiettivo consiste nuovamente nella costruzione di un riferimento a sé e alla propria quotidianità. La già nota vignetta 4 ("appuntamento al caffè") può servire per esemplificare una possibile sequenza emozionale. È importante qui far capire ai partecipanti che non si tratta di stati emotivi stabili, come ad esempio un lutto duraturo, ma di emozioni che possono pertanto cambiare anche velocemente in una data situazione, a seconda dei pensieri, dei comportamenti e delle percezioni corporee. Le esperienze individuali presentate vengono di nuovo riassunte e riportate sulla lavagna a fogli mobili.

Il materiale terapeutico di questa unità d'intervento è scaricabile dalla piattaforma online Springer Extra Materials all'indirizzo http://extras.springer.com (password: 978-88-470-5734-0) (materiali proiettabili 3a,b, percezione delle emozioni - livello 3: sequenze emozionali). Ogni foglio contiene tra le 4 e le 5 immagini della stessa persona con differenti espressioni emotive, ciascuna contrassegnata da una lettera. Il compito consiste nell'ordinare le immagini secondo una sequenza corretta e nel motivare le ragioni della scelta proposta.

> *Possibili domande guida*:
> * "Provate a pensare che le immagini che state osservando siano spezzoni di un film. Ciò vuol dire che non sappiamo esattamente cosa sia avvenuto nel film tra uno spezzone e l'altro. In ogni caso, le immagini ci offrono delle informazioni sulla base delle quali possiamo immaginarci come prosegua la trama del film. Ogni immagine esprime, in effetti, delle emozioni precise. Quali?"

- "Avete una proposta su come si possa organizzare la sequenza delle emozioni?"
- "Esistono altre possibili sequenze per queste emozioni?"

In un primo momento, ogni immagine viene analizzata rispetto all'emozione che rappresenta. A questa prima fase fa seguito la composizione di sequenze possibili con lo scopo di mettere le immagini in un ordine tale da esprimere il passaggio da un'emozione ad un'altra (materiale proiettabile 3a: p.es. da pensieroso, triste a gioioso, raggiante). Ogni partecipante propone la sua sequenza, in un primo momento senza commenti, poi viene invece invitato a motivare la scelta operata. Le sequenze plausibili sono diverse: solitamente, una sequenza può anche essere invertita (materiale proiettabile 3a: p.es. da gioioso, raggiante a pensieroso, triste).

Generalmente, già durante la spiegazione della loro scelta, i partecipanti utilizzano le abilità basate sulla teoria della mente, ToM (p.es. "La donna rappresentata ha trascorso una buona giornata ed era molto felice. Quando però ha pensato a qualcosa o le è successo qualcosa, allora è diventata pensierosa. La gioia è svanita dal suo viso, l'espressione è diventata neutra, poi pensierosa e, alla fine, melanconica"). Questo esercizio permette anche l'introduzione del concetto della teoria della mente e della percezione sociale che verranno trattate nell'area terapeutica della cognizione sociale del modulo B.

Costruzione di concetti emotivi

Nella parte conclusiva della sottofase di compensazione vengono affrontate le emozioni con i rispettivi spettri emotivi. L'attenzione viene rivolta alla discriminazione e alla differenziazione delle emozioni in tutte le loro sfumature e variazioni. A tale scopo si svolge l'esercizio con i cartoncini "concetti emotivi" (allegati 5a-h). I cartoncini sono 100 e contengono altrettante emozioni. Otto cartoncini sono di colore verde e riportano il nome delle sei emozioni primarie (paura, gioia, disgusto, tristezza, sorpresa e rabbia) e in più "amore e fiducia in sé". I 93 cartoncini rimanenti sono di colore bianco e contengono i nomi di emozioni che rappresentano lo spettro emozionale riferibile a ciascuna emozione riportata sugli 8 cartoncini verdi (vedi Fig. 2.10)

I 100 cartoncini vengono distribuiti ai partecipanti che li dispongono davanti a sé in modo da essere ben visibili.

Possibili domande guida:
- "Ognuno di voi ha ricevuto diversi cartoncini. Notate qualcosa? Tutti i cartoncini hanno lo stesso colore?"
- "Abbiamo messo tutti gli 8 cartoncini verdi al centro. Su questi cartoncini verdi sono rappresentate tutte le emozioni primarie che abbiamo definito. Possiamo associare i cartoncini bianchi a queste emozioni primarie? Se sì, riuscite a spiegare la correlazione?"

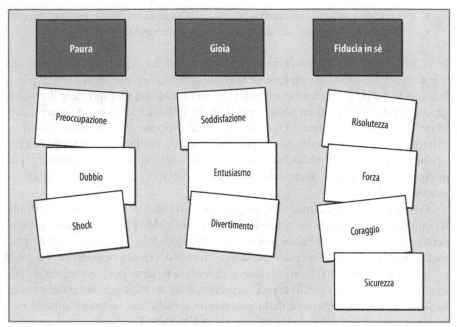

Fig. 2.10 Esercizio con i cartoncini sui concetti emotivi

Ogni partecipante a turno abbina uno dei suoi cartoncini bianchi con uno verde e fornisce la motivazione dell'associazione fatta (p.es. "Quando sono felice sento anche gioia" oppure "Se sono coraggioso sono anche sicuro di me"). Se i partecipanti mettono in relazione un emozione con due emozioni primarie in modo plausibile, il rispettivo cartoncino bianco viene collocato tra i due cartoncini verdi di riferimento. Viene, quindi, anche in questa occasione indirizzata l'attenzione sul ragionamento e sulle argomentazioni che portano alla scelta e non sulla dicotomia "giusto/sbagliato". Questo esercizio con cartoncini sarà riproposto nell'ambito del modulo C (ragionamento e *problem solving*).

Ripristino

In questa sottofase, le strategie apprese per la decodificazione delle emozioni vengono ripetutamente esercitate fino al raggiungimento della loro piena acquisizione. Il livello 1 della decodificazione delle emozioni attraverso l'espressione del volto occupa la maggior parte dello spazio, ma è importante inserire anche esercizi del secondo (mimica e gestualità) e del terzo livello (sequenze emozionali). Infine ciascun partecipante è chiamato a valutare nuovamente, con l'ausilio del foglio di lavoro 6 ("Qual è la mia capacità di riconoscere le emozioni degli altri"), la propria capacità di percezione emotiva raggiunta. Vengono poi discussi sia gli eventuali miglioramenti, rilevati dal confronto con i risultati del foglio di lavoro 6 nella sua prima applicazione nell'ambito delle sedute introduttive, sia i peggioramenti o l'assenza di cambiamento. Queste ultime condizioni sono spesso ascrivibili ad un sovraccarico emotivo oppure ad una motivazione ancora labile: in entrambi i casi è opportuno affrontare con gli interessati le ragioni nell'ambito di colloqui individuali.

Esercizi *in vivo* ed esercizi da svolgere autonomamente

Gli esercizi *in vivo* dell'area terapeutica della cognizione sociale, ed in particolare quelli dell'area funzionale "percezione delle emozioni", possono essere eccessivamente attivanti o gravosi per i partecipanti, in quanto lavorano sull'interazione sociale. Per questo motivo, a volte, può essere preferibile proporre esercizi meno attivanti basati principalmente sull'osservazione. Si possono ad esempio vedere dei film in gruppo chiedendo ai partecipanti di concentrarsi sulle emozioni espresse attraverso la mimica e la gestualità ed eventualmente cercando di identificare le dissintonie tra gli aspetti verbali e quelli non-verbali della comunicazione ("Il non-verbale non mente mai"). A questo tipo di attività deve fare seguito una discussione dettagliata di gruppo.

Gli esercizi da svolgere autonomamente possono incentrarsi su ulteriori esperienze di osservazione nella vita quotidiana. La compilazione del foglio di lavoro 5, che precede lo svolgimento dell'esercizio, serve alla preparazione e all'elaborazione del compito che sarà discusso, secondo le modalità descritte, nella seduta successiva.

2.3.2 INT: modulo B

La memoria costituisce l'oggetto principale d'intervento dell'area terapeutica neurocognitiva del modulo B. Più precisamente, l'apprendimento e la memoria sono considerati i principali obbiettivi del modulo e, in particolare, nella sottofase di compensazione vengono affrontate alcune tecniche di memorizzazione e di potenziamento della memoria, oltre a specifiche strategie di *coping*. Per quanto riguarda il contenuto, viene affrontato il tema della memoria visiva e verbale. Inoltre, nella sottofase di compensazione viene introdotta e dedicata attenzione alla memoria prospettica, poiché essa costituisce un fattore molto rilevante per il raggiungimento di una condotta di vita indipendente.

Il modulo B riprende i contenuti, che sono già stati trattati nel modulo A: il concetto di modello del filtro, che descrive la relazione tra la percezione e la memoria, così come la rielaborazione dei fattori che agiscono da filtro e che influenzano le prestazioni cognitive.

L'area terapeutica della cognizione sociale del modulo B contiene interventi relativi alle aree funzionali della percezione sociale e della teoria della mente

(*Theory of Mind* -ToM). Ancora una volta, si lavora su tecniche di decodificazione delle emozioni, che sono state trattate nel modulo A, nell'ambito della percezione delle emozioni e che qui vengono collocate nel contesto di livello superiore della percezione sociale e dell'assunzione della prospettiva intersoggettiva. Questi interventi trovano la loro matrice nel sottoprogramma "percezione sociale" della terapia psicologica integrata IPT (Roder et al., 2008a, 2010).

2.3.2.1 Area terapeutica neurocognitiva: memoria verbale e visiva

---

MODULO B: AREA TERAPEUTICA NEUROCOGNITIVA: MEMORIA VERBALE E VISIVA

1. Sedute introduttive
- Definizione del termine: memoria verbale e visiva
- Forme e contenuti della memoria: memoria prospettica
- Auto-percezione (profilo cognitivo)
- Riferimento alla quotidianità e a se stessi: illustrazione clinica

2. Sedute di lavoro

Compensazione
- Apprendimento e individualizzazione delle strategie di *coping*
  - supporti scritti per la memoria
  - utilizzo dei sensi come supporto alla memoria
  - stratagemmi per memorizzare le sequenze numeriche
  - conservazione delle informazioni testuali
  - stratagemmi per memorizzare sequenze numeriche e liste della spesa
  - seguire una conversazione
  - stratagemmi per memorizzare gli appuntamenti
  - stratagemmi per utilizzare la memoria visiva

Ripristino
- Esercitazione delle strategie apprese
  - ripetizione di esercizi di gruppo
  - esercizi al computer

Esercizi **in vivo** ***ed esercizi da svolgere autonomamente***
- Trasferimento delle strategie di *coping* in situazioni concrete della vita di tutti i giorni

---

Indicazioni
- Infrastrutture: stanza per l'intervento di gruppo e stanza dei computer; lavagna a fogli mobili; proiettore
- Materiale terapeutico: foglio informativo 6, 9-15; fogli di lavoro 4, 5, 7-10; illustrazioni cliniche 5-8; allegati 1, 2a-1, 6-8; materiale proiettabile 4 e 5
- Programma CogPack: esercizi MEMORIZZARE, NUOVO-o-MENO, ARCHIVIO IMMAGINI, TESTIMONE PER STRADA, SILLABARIO, TARGHE, ABITANTI, LEGGERE, PERCORSO
- Modalità di intervento: discussioni di gruppo strutturate; esercizi di gruppo; esercizi al computer individuali e di gruppo.

1. Sedute introduttive

Definizione dell'area funzionale: memoria verbale e visiva

Viene descritto il concetto della funzione neurocognitiva "memoria" e richiamata l'attenzione sull'importanza che essa svolge non solo per la pianificazione della quotidianità, ma anche per la formazione della propria identità attraverso le esperienze accumulate.

Possibile esempio introduttivo:
"Tutti i giorni abbiamo bisogno della memoria per ricordare nomi, numeri di telefono, compleanni, volti e oggetti, che potremo poi ricordare in futuro. La memoria comprende però anche altro: essa determina tutto ciò che noi sappiamo. Nella memoria sono immagazzinate ad esempio tutte le esperienze vissute, che hanno contribuito alla formazione del nostro carattere. La memoria raffigura l'identità di un uomo. Ricordate il foglio del modello del filtro che vi è stato consegnato qualche tempo fa? Ciò che è immagazzinato nella nostra memoria influenza il nostro modo di percepire le cose e le nostre reazioni ad esse".

Viene quindi brevemente ricapitolato il foglio informativo 6 (modulo A: modello del filtro della percezione) per spiegare ai partecipanti il rapporto esistente tra la funzione della memoria e gli altri ambiti funzionali cognitivi. I fattori in grado di influenzare la memoria discussi nel modulo A (stati d'animo, emozioni, grado di vigilanza, farmaci, ecc.) possono essere illustrati attraverso semplici esempi.

Esercizi esemplificativi:
Ai partecipanti viene richiesto di rappresentare un evento che viene loro in mente spontaneamente, accaduto negli ultimi 7 o 14 giorni. Generalmente

vengono proposti eventi o particolarmente belli e positivi (p.es. l'invito a una piacevole cena, la vittoria della propria squadra di calcio) o particolarmente negativi (p.es. litigi, sintomi della malattia). Partendo da questo tipo di eventi si discute e si evidenzia come restino particolarmente vividi quegli avvenimenti che hanno suscitato emozioni e come, pertanto, le prestazioni mnesiche risultino essere incrementate dall'impatto emozionale.

Inoltre vengono trattati anche gli altri fattori in grado di influenzare le capacità mnesiche quali il grado di vigilanza, il ritmo di vita o lo stato d'animo. In alcuni gruppi può essere utile sottolineare come l'utilizzo di sostanze quali l'alcool o la cannabis, possano comportare effetti negativi sulla capacità di ricordare.

Qui di seguito vengono riportate alcune domande per facilitare il riconoscimento dei fattori in grado di influenzare la prestazione mnesica.

Possibili domande guida:
- "Le sembra di tenere a mente più facilmente le cose alla mattina, durante il giorno o alla sera?"
- "Quando è di pessimo umore ricorda le cose allo stesso modo rispetto a quando è di buon umore?"
- "Ritiene possibile che, se si sono consumati molti alcolici, si possa ricordare con estrema difficoltà ciò che si è appena vissuto?"

L'obiettivo consiste nell'aiutare i partecipanti a sviluppare una buona consapevolezza dei fattori in grado di influenzare l'attenzione e pertanto anche la comprensione e la memoria.

Viene quindi introdotto il modello della memoria (materiale proiettabile 4) come continuazione del modello del filtro (vedi Fig. 2.11). Per meglio illustrare l'interdipendenza tra percezione e memoria è inoltre opportuno focalizzare l'attenzione sulle principali fasi dell'elaborazione della memoria, quali la fissazione/apprendimento, l'immagazzinamento e il richiamo. Questa sottoarticolazione costituisce una base per il potenziamento delle risorse e delle prestazioni mnesiche, così come verranno affrontate nella sottofase di compensazione. Nel modulo B il *focus* è posto sull'apprendimento e sulla conservazione dei contenuti

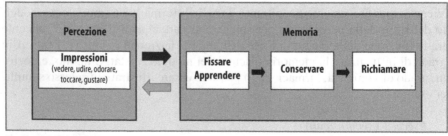

Fig. 2.11 Modello della memoria

della memoria, mentre la capacità di richiamare i contenuti verrà trattata e spiegata in modo dettagliato per la prima volta nel modulo D, laddove il *focus* dell'intervento sarà la memoria di lavoro.

Forme della memoria

A causa delle numerose forme di memoria, così come per il differente utilizzo del concetto di memoria nel pensare comune, è difficile trovare una denominazione semplice e comprensibile a tutti del concetto di memoria, peraltro fondamentale per gli interventi terapeutici che verranno di seguito illustrati. Generalmente ogni partecipante presume di sapere cosa s'intende con il termine memoria. Tuttavia, si può affermare che le forme e le caratteristiche della memoria nel suo differente utilizzo siano identiche? Non si tratta di trasmettere una conoscenza tecnico-psicologica della memoria, quanto di definire in un linguaggio comune il concetto di memoria affinché i partecipanti abbiano un'omogenea conoscenza di tale costrutto, in preparazione agli interventi terapeutici successivi. Sulla base del foglio informativo 9 ("Memoria"), si richiama il modello della memoria già introdotto ai partecipanti e si procede alla differenziazione tra la memoria a breve termine e la memoria a lungo termine. Il terapeuta principale introduce brevemente il foglio informativo 9, che viene poi letto in gruppo paragrafo per paragrafo e infine riassunto dal gruppo stesso. Si riporta qui di seguito una possibile modalità di introduzione da parte dei terapeuti.

Possibile esempio introduttivo:
"Quando ci ricordiamo qualcosa che abbiamo vissuto, visto, sentito, provato o imparato, è differente se lo abbiamo sperimentato per 5 secondi (memoria a breve termine) o per 5 minuti (memoria a lungo termine). (La delimitazione della memoria di lavoro come centrale di comando e magazzino a brevissimo termine verrà trattata nel modulo D). La memoria a breve termine ha una scarsa capacità e la durata di conservazione delle informazioni è di poco superiore ai 20 secondi. Nel caso, invece, in cui noi conserviamo qualcosa nella memoria più a lungo, stiamo utilizzando una prestazione della memoria a lungo termine. Entrambe hanno in comune che la prestazione della memoria consiste nel fissare, o meglio apprendere, informazioni per poi immagazzinarle ed in seguito richiamarle nuovamente per poterle utilizzare nella quotidianità".

A questo punto i coterapeuti possono leggere ad alta voce una semplice lista composta da 20 parole così da poter coinvolgere attivamente i partecipanti e rendere loro consapevoli della limitata capacità di memorizzazione della memoria a breve termine. Esempi di liste sono rappresentate dagli allegati 6a-e. Solo nella sottofase di compensazione verranno trattate per la prima volta le tecniche di memorizzazione. Per prevenire situazioni stressanti o la comparsa di ansia è

Tabella 2.3 Categorie di contenuti della memoria

1.	Apprendimento e memoria verbale	Parole, numeri (sequenze), liste di parole
2.	Apprendimento e memoria visiva	Visi, luoghi, oggetti (memoria visiva, dei luoghi e dello spazio)
3.	Memoria prospettica	Ricordo di eventi futuri fissi (p.es. compleanni) o che sono stati concordati (appuntamenti)

consigliabile condurre questo esercizio in gruppo in modo tale che lavorino assieme almeno due partecipanti, i quali dopo una breve distrazione – p.es. la risoluzione di un semplice compito di aritmetica – dovranno provare a ripetere le parole precedentemente lette.

Contenuti della memoria

Per preparare il lavoro sulle tecniche di memorizzazione ("Stratagemmi della memoria") che verranno affrontate nella sottofase di compensazione e per completare la piena comprensione del modello della memoria è necessario riunire diversi contenuti riguardanti il concetto di memoria.

A tale scopo è disponibile il foglio informativo 10 ("Contenuti della memoria"). È importante proporre da subito la distinzione tra le tre categorie di contenuti della memoria riportate nella Tabella 2.3.

Viene poi spiegato che nella memoria i differenti contenuti vengono prima immagazzinati, in seguito messi in rete e quindi in collegamento tra loro: parole, numeri, un viso o un luogo vengono confrontati con i contenuti già memorizzati e in tal modo viene loro attribuito un significato.

> *Esempio*
> "Quando ad esempio lei sente la parola tigre o una parola che le è familiare, può immediatamente immaginarsi qualcosa che riguarda tale parola. Lei sa che la tigre è un gatto abbastanza grosso e pericoloso, che vive in Asia, e può quindi anche costruirsi un'immagine interna di questo grosso gatto, poiché ha certamente già visto una tigre in un libro, in tv o allo zoo o dal vivo".

Identificazione di un riferimento alla quotidianità e a se stessi

Le modalità di conduzione di questo intervento terapeutico sono le stesse descritte nel modulo A. In un primo tempo si chiede ai partecipanti seduti in cerchio di esporre al gruppo come valutano la propria memoria per quanto riguarda l'apprendimento dei contenuti elencati sul foglio informativo 10 ("Contenuti della memoria"). Contemporaneamente viene chiesto loro di argomentare le proprie osservazioni riferendosi a delle situazioni concrete o tratte dalle esperienze vissute nella quotidianità. I contributi di ciascun partecipante vengono riportati sulla lavagna a fogli mobili. Generalmente i partecipanti tendono a sottostimare le proprie competenze. Ogni partecipante compila inoltre il foglio di lavoro 7 ("Com'è la mia memoria?").

Illustrazioni cliniche

Si prosegue quindi con la lettura ed il lavoro sulle vignette (vignette 5-8). La vignetta 5 ("Un giorno da dimenticare") riunisce diversi contenuti della memoria (nomi, numeri di telefono e liste della spesa che il protagonista dimentica). La vignetta 6 ("Una telefonata per Daniel") e la vignetta 7 ("Ieri in un ristorante italiano...") descrivono situazioni quotidiane tipiche, in cui è richiesta la memoria a breve termine e la capacità di ricordare. La vignetta 8 ("L'appuntamento dal medico dimenticato...") riguarda la memoria prospettica. Si raccomanda di non leggere tutte e quattro le vignette insieme in quanto i singoli contenuti potrebbero non essere percepiti correttamente dalla maggior parte dei partecipanti. Generalmente è possibile introdurre le prime due vignette una dopo l'altra, mentre le vignette 7 e 8 vengono proposte successivamente nella sottofase di compensazione, per iniziare ad affrontare le strategie di *coping*. Dopo la lettura delle vignette 7 e 8 si lascia spazio a una discussione di gruppo avente i seguenti obiettivi:

a) *Riferimento a se stessi*: i partecipanti cercano di stabilire una relazione tra gli aspetti relativi alla memoria trattati nella vignetta e le proprie risorse e deficit relativi alle prestazioni mnesiche. Attraverso le vignette i partecipanti identificano i punti di contatto e le eventuali differenze ("A me succede il contrario").

b) *Riferimento alla vita quotidiana*: i partecipanti cercano di collocare il contenuto della storia nel contesto della propria esperienza di vita e provano a descrivere situazioni esemplificative provenienti dalla loro quotidianità.

I terapeuti devono cercare di strutturare l'intervento affinché i partecipanti riescano a fare uno sforzo di tipo autoriflessivo riuscendo a individuare punti di contatto con se stessi e con le proprie esperienze di vita.

Possibili domande guida:
- "Che cosa tendo a ricordare meglio nella quotidianità? I nomi, i contenuti delle conversazioni, i numeri di telefono, le persone, i volti o i luoghi?"
- "Quando e in quali circostanze della vita quotidiana ho maggiori difficoltà a ricordare?"

- "In genere in quali circostanze della quotidianità ho bisogno di questo tipo di competenze mnesiche ?"
- "Ci sono momenti del giorno, in cui riesco a ricordare meglio?"
- "Gli stati d'animo e le emozioni, come abbiamo visto nelle precedenti sedute, giocano un ruolo importante nella mia capacità di ricordare?"
- "Di chi o di che cosa mi ricordo particolarmente bene o particolarmente male?"
- "In quali situazioni della mia vita quotidiana è importante essere capace di ricordarmi gli appuntamenti (p.es. con il medico) o un compleanno?"
- "Mi riesce facile tenere a mente gli appuntamenti?"
- "Come mi aiuto in questo?"

Successivamente viene avviata una discussione di gruppo finalizzata a esplorare il vissuto soggettivo individuale dei partecipanti rispetto ai propri punti di forza e di debolezza in riferimento alla memoria nella quotidianità. È importante stabilire a questo punto un collegamento con l'area della cognizione sociale di questo modulo, nella quale la percezione e i conseguenti processi della memoria (fissare, immagazzinare, richiamare) vengono collocati nel contesto sociale di situazioni concrete. Come sempre, nel metodo INT la riflessione dei partecipanti non deve ridursi al riconoscimento dei propri limiti e deficit, ma privilegiare l'identificazione delle risorse e il loro utilizzo, anche a favore degli altri partecipanti.

Possibili domande guida:
- "Lei non ha problema di memoria in questo ambito. Può dirci come fa? C'è qualche stratagemma che utilizza e che ci potrebbe rivelare?"
- "Lei ha detto di essere molto soddisfatto delle sue prestazioni di memoria per quanto riguarda questi contenuti. È sempre così? Da cosa dipende?"

2. Sedute di lavoro

Compensazione

Scopo della parte introduttiva è favorire l'acquisizione di un linguaggio comune riguardo ai termini della memoria utilizzati e favorire lo sviluppo di una relazione tra le forme e i contenuti di memoria affrontati in gruppo e singolarmente. Questi aspetti costituiscono una base per l'elaborazione delle strategie di *coping* che verranno qui di seguito trattate.

Strategie di coping per il miglioramento delle prestazioni della memoria

Si chiede inizialmente ai partecipanti di raccontare quale strategia di *coping*, tecnica di memorizzazione o semplicemente quale stratagemma per memorizzare già conoscano e utilizzino nella loro quotidianità. Generalmente si ripropongono a questo punto gli stratagemmi per memorizzare, già citati e spiegati nelle sedute introduttive. Si riassumono quindi le definizioni e i termini visti precedentemente. Vengono annotate sulla lavagna a fogli mobili le strategie proposte dai partecipanti, corredate dalle situazioni vissute nelle quali è stata utilizzata tale strategia. In conclusione viene avviata una discussione di gruppo finalizzata a evidenziare tutte le strategie raccolte. Per impedire che i partecipanti possano offendersi o rimanere male, sarebbe opportuno evitare affermazioni come "Questa strategia non serve a nulla". Infine attraverso modalità strutturate di conduzione viene chiesto ai partecipanti di individuare la strategia, tra quelle evidenziate, che potrebbero immaginare di sperimentare almeno una volta, sottolineando i possibili vantaggi. A tal fine e per eventuali approfondimenti sono disponibili i fogli informativi 11-14, 15a e 15b.

Supporti scritti per la memoria

Sulla base del modello della memoria sopra descritto (vedi Fig. 2.11) il processo di immagazzinamento delle informazioni inizia con la fase di fissazione, o meglio di apprendimento, delle informazioni percepite. È fondamentale portare l'attenzione del gruppo sulla funzione della comprensione delle informazioni da memorizzare quale primo passaggio per l'ottimizzazione della prestazione della memoria ("Io devo comprendere esattamente ciò che desidero ricordare"). A tale scopo è consigliabile utilizzare il foglio informativo 11 ("Stratagemmi per memorizzare: chiedere, ripetere e annotarsi tutto").

Per comprendere appieno l'informazione o per verificarne la correttezza è fondamentale tenere in considerazione l'importanza di chiedere, di ripetere le informazioni e di annotarle, come supporto esterno alla memoria. I partecipanti dovranno inoltre ricordarsi che è necessario ridurre il numero di informazioni e annotarsi solo quelle rilevanti per il raggiungimento dell'obiettivo e cioè della loro memorizzazione.

Per meglio evidenziare i vantaggi derivanti dall'utilizzo di questi stratagemmi per memorizzare è possibile proporre il seguente *role-play* (vedi Fig. 2.12). Non viene fornito materiale terapeutico per questo esercizio, in quanto è necessario che i terapeuti lo adattino alla realtà in cui vive il gruppo (meta del viaggio; collegamenti con treni o autobus).

Esercizio: ripetere, chiedere, prendere nota

Contenuto: Peter, il protagonista della vignetta, ha deciso di fare una gita in treno. Ha già definito la meta del viaggio (da Milano fino a Pre Saint Didier, dove peraltro c'è anche una buonissima trattoria. Per informarsi sull'esatto itinerario di viaggio e sugli orari di partenza (l'itinerario è piuttosto lungo e complicato, ed è necessario consultare l'orario ferroviario), telefona all'ufficio informazioni della stazione. L'addetto alle informazioni è però di fretta e gli legge abbastanza velocemente le informazioni.
Obiettivo: sperimentare attraverso il *role-play* la riformulazione della richiesta e l'annotazione delle informazioni.

> **Peter**
>
> "Buon Giorno! Potrebbe per favore indicarmi i treni da Milano Centrale a Pre Saint Didier? Per domani mattina presto."
>
> > **Servizio Informazioni**
> >
> > "Certo, solo un momento. Non ci sono treni diretti. C'è un Regionale Veloce che parte alle 7.18 da Milano Centrale, dal binario 5, diretto a Torino; deve cambiare a Chivasso dove arriva alle 8,42. Alle 9.02 parte il treno Regionale per Ivrea dove arriverà alle 9,29 e dovrà cambiare per la seconda volta per prendere il treno Regionale delle 9.35 per Aosta. Infine ad Aosta ha il terzo cambio: il Regionale delle 10,34 per Pre Saint Didier con arrivo alle 11,24. Grazie di aver utilizzato il nostro servizio. Arrivederci"

Fig. 2.12 Esercizio sulla memoria: ripetere, chiedere, prendere nota

Modalità di conduzione:

1) Per prima cosa si individua un partecipante che svolga il ruolo di Peter. Inizialmente il coterapeuta assume il ruolo dell'addetto alle informazioni. Entrambi ricevono il testo in forma scritta.

2) In una prima fase Peter telefona all'ufficio informazioni senza essere stato precedentemente istruito o aver ricevuto alcun testo. Il coterapeuta nel ruolo dell'addetto alle informazioni legge il suo testo ad alta voce molto rapidamente e si congeda. Peter dovrebbe perciò aver memorizzato solo poche informazioni.

3) Si avvia una discussione di gruppo volta a identificare le informazioni importanti affinché Peter possa arrivare con sicurezza alla meta prestabilita.

4) Dopo la prima fase (punto 2) si procede con l'addestramento alle abilità sociali necessarie per interrompere al telefono l'addetto alle informazioni, riformulare la richiesta, potersi annotare le informazioni più importanti relative agli orari di partenza e di cambio e dei binari. Il ruolo dell'addetto alle informazioni può essere successivamente svolto da uno dei partecipanti.

5) Infine si procede con la valutazione in gruppo di ogni *role-play* e con la discussione sui *feedback* secondo la seguente successione: il primo a parlare è chi ha svolto il ruolo attivo (Peter), poi chi ha svolto il ruolo passivo (l'addetto alle informazioni), poi gli altri partecipanti del gruppo (ai quali era stato assegnato in precedenza il ruolo di osservatori di abilità concretamente descrivibili) e infine i terapeuti forniscono un commento generale sulla prestazione.

Visita dal dottore

Giulia è andata dal dottore perché ha mal di gola, tosse e febbre. Lui l'ha auscultata e ha guardato la sua faringe.

Dottore: "Lei ha preso un bel raffreddore. Ma è fortunata, non ci sono placche sulle tonsille. Rimanga a riposo nei prossimi giorni, tornerà in forma molto presto. Le prescrivo uno spray per la gola. Deve usarlo tre volte al giorno. Mi raccomando si ricordi di non mangiare né bere nulla per mezz'ora dopo il suo utilizzo."

Giulia: "Va bene. E per la tosse che mi tormenta notte e giorno, cosa posso fare?"

Dottore: "Le do un buon rimedio per la tosse, da prendere alla mattina e a mezzogiorno. Per la sera le prescrivo invece queste gocce. Le prenda in caso di necessità anche durante la notte, se la tosse dovesse essere ancora così forte."

Giulia: "Perfetto, grazie mille."

Dottore: "E se entro venerdì non fosse migliorata, torni a farsi visitare. Buona guarigione!"

Domande:
1. Di che cosa soffre Giulia?
2. Quali medicine vengono prescritte a Giulia?
3. Quando Giulia deve prendere le medicine?
4. A che cosa deve prestare attenzione?
5. Quando dovrà tornare dal dottore Giulia?

Fig. 2.13 Esempio di conversazione

Come ulteriore esercizio per l'individuazione e la memorizzazione delle informazioni più importanti è disponibile il materiale (allegati 7a-h), dove sono riportati brevi passaggi tratti da esempi di conversazioni:
Modalità di conduzione: in questo esercizio un partecipante a turno legge ad alta voce agli altri uno degli esempi di conversazioni riportati negli allegati 7a-h, p.es. "Visita dal dottore" (Fig. 2.13 che coincide con l'allegato 7c). Nel frattempo, gli altri partecipanti prendono appunti e provano poi a ripetere le informazioni più importanti. Alla fine di ogni esempio di conversazione (allegati 7a-h) sono elencate delle domande esemplificative, che hanno l'obiettivo di aiutare ad individuare i contenuti fondamentali della conversazione.

Utilizzo dei sensi come supporto alla memoria

E' possibile ricomprendere nell'espressione "utilizzo dei sensi" anche altre strategie per migliorare la memoria. L'utilizzo di questo concetto permette ai partecipanti di fissare più facilmente sotto un'unica espressione le differenti strategie di potenziamento della memoria. L'attenzione viene rivolta in primo luogo sulla vista, sull'udito e anche, sebbene in modo ridotto, sul tatto. Dovrebbero essere inclusi, tuttavia, anche l'olfatto ed il gusto. A tal fine si può proporre l'esercizio di seguito illustrato che deve essere introdotto e spiegato dal terapeuta principale.

Immaginatevi di conoscere nella sala d'attesa del vostro medico di famiglia un uomo di mezza età, che è vestito in modo distinto, utilizza un dopobarba intensamente profumato e che vi stringe energicamente la mano per salutarvi. Durante la conversazione vi offre un delizioso cioccolatino da una scatola di dolci molto pregiata. Si è presentato come il signor Scotto-Di Montale. Voi vorreste ricordarvi la sua persona e naturalmente anche il suo nome. Per fissare questo nome non particolarmente facile potete utilizzare i 5 sensi.

  1) Udito: potete ripetere il nome ad alta voce o mentalmente o magari anche associarlo a una melodia, come si sente spesso nelle pubblicità radiofoniche o televisive.

  2) Vista: potete annotarvi il nome, leggerlo e ripeterlo. Potete anche associare il nome a un'immagine interna, un uomo con un vestito elegante o le caratteristiche fisiche della persona incontrata o immaginarvi come appare scritto il nome in bella grafia su una lavagnetta.

  3) Percezioni fisiche: potete associare il nome anche con l'energica stretta di mano, che magari vi ha sorpreso e fatto addirittura un po' male.

  4) Olfatto: potete collegare il nome anche all'intenso profumo del dopobarba della persona, che magari non avete nemmeno gradito perché era troppo invadente.

  5) Infine può servire come supporto alla memoria anche il *gusto dolce* del cioccolatino che vi ha offerto e che vi ha sorpreso egli mangiasse in sala d'attesa.

L'argomento dell'utilizzo dei sensi come tecnica per migliorare la memoria è riassunta sul foglio informativo 12 ("Stratagemmi per memorizzare: utilizzare i sensi"). Si legge quindi in gruppo, paragrafo per paragrafo, il foglio informativo 12, e si propone un breve esercizio a scopo esemplificativo per ciascuna delle tecniche elencate. Di seguito descriviamo in breve alcuni esempi di questo genere di esercizi.

Ripetizione delle informazioni
Per evidenziare la limitata capacità della memoria a breve termine e il potenziale di miglioramento della memoria attraverso la ripetizione dei concetti da ricordare, è utile proporre l'esperimento comportamentale che poggia sulle teorie di Baddeley (1986) (*loop* fonologico), realizzabile in due passaggi:
  1) il gruppo si esercita, inizialmente, a ripetere sottovoce insieme la parola "coca-cola" ("ze-bra" o un'altra parola bi- o trisillabica), in modo ripetitivo e ritmico. Dopodiché il terapeuta legge ad alta voce una lista di parole (allegati 6a-e). Attraverso la ripetizione ritmica della parola "coca-cola" viene impedito che i partecipanti possano ripetere mentalmente le parole della lista (inibizione del *loop* fonologico). Infine si verifica il numero di parole della lista che i partecipanti ricordano.
  2) In una seconda fase, viene nuovamente letta ai partecipanti la lista di parole, questa volta però senza la pronuncia ritmica del termine "coca-cola", motivo

per il quale viene resa possibile la ripetizione interna (*loop* fonologico). La capacità di ricordare in questo caso dovrebbe essere maggiore rispetto a quella della fase precedente dell'esperimento.

Questo esperimento concepito in origine per la memoria di lavoro illustra chiaramente l'effetto positivo della ripetizione nella fissazione di concetti. Con questo esperimento ci si può ricollegare in modo plausibile alle esperienze quotidiane dei partecipanti.

Crearsi un'immagine interna
Per mettere in evidenza questo aspetto si può proporre al gruppo l'esercizio "fare una valigia" (per un trasloco). I partecipanti vengono invitati in cerchio a riempire di oggetti la loro "valigia mentale". Devono quindi provare a rappresentare mentalmente gli oggetti finora messi nella valigia per come sono disposti nella loro stanza o a casa. Ogni partecipante ripete ogni volta gli oggetti nominati fino a quel momento da tutti i componenti del gruppo e ne aggiunge uno nuovo per sé. È importante fare attenzione a non essere troppo esigenti con i partecipanti che presentano particolari difficoltà. Non è necessario impedire di bisbigliare o di fare gesti con le mani, anzi tali azioni sono auspicabili poiché servono a incrementare la coesione del gruppo. Ad ogni partecipante viene data l'autorizzazione di intervenire quando tocca nuovamente a lui. A seconda della dimensione del gruppo anche i terapeuti possono prendere parte attivamente all'esercizio. Prima di cominciare bisogna chiedere ai partecipanti di quantificare il numero di oggetti che ritengono di poter ricordare; generalmente i partecipanti tendono a sottostimare le proprie capacità mnesiche. Non è raro osservare prestazioni di singoli partecipanti in grado di ricordare 20-25 oggetti.

Associazione dei concetti da ricordare con parti del corpo o oggetti
Per lo svolgimento di questo esercizio invece di far riferimento a un trasloco, si propone di immaginarsi di dover preparare una valigia (p.es. un trolley) per un viaggio. La domanda guida è: "Di che cosa ho bisogno per un viaggio o un fine settimana lungo?" Ciascuno fa riferimento al proprio corpo, alle tasche del cappotto o alla borsetta e riflette su cosa deve essere messo in valigia: ad esempio dall'alto verso il basso, il pettine per i capelli, il sapone per il viso, lo spazzolino e il dentifricio per la bocca, un maglione e un cappotto per il corpo, il portafoglio ed eventualmente il passaporto per la tasca del cappotto o per la borsetta, fino ad arrivare alle calze di ricambio. A ciascun partecipante inoltre si chiede come possa essere percepito al tatto un portafoglio pieno nella tasca del cappotto (pesa ed è scomodo), che tipo di sensazioni siano prodotte dall'indossare un maglione (è piacevolmente caldo o dà prurito) o dal pettinarsi (fa male, se si hanno dei nodi). Più l'associazione è insensata o emotivamente forte, meglio viene fissato il concetto.

Stratagemmi per memorizzare sequenze numeriche e le liste della spesa
Nella vita di tutti i giorni essere in grado di ricordare più concetti contemporaneamente può essere molto importante, per esempio per fare la spesa o durante una conversazione.

Sul foglio informativo 13 ("Stratagemmi per memorizzare più concetti") sono raccolte le strategie di *coping* per ricordare meglio liste di concetti. Tali strategie possono essere ulteriormente sperimentate all'interno del gruppo attraverso semplici esercizi.

Raggruppamento dei concetti in categorie per ridurre il numero delle unità da memorizzare ("chunking")
I partecipanti a questo punto hanno già sperimentato dal precedente utilizzo delle liste di parole scritte (allegato 6a-e) come i concetti possano essere suddivisi ogni volta in due categorie e come talvolta un concetto non riesca ad essere inserito in nessuna categoria. Ancora una volta vale il principio secondo cui tanto più sorprendente è il concetto o l'associazione, tanto maggiore è la probabilità che ci si ricordi di esso.

Associare oggetti con luoghi
Le modalità di conduzione sono sovrapponibili a quelle descritte precedentemente per l'esercizio "fare una valigia".

Mettere insieme in una storia parole e concetti
I partecipanti si lamentano spesso della difficoltà di inventare una storia partendo da concetti differenti tra loro e possono pertanto vivere tale compito in modo stressante. Perciò si consiglia di provare inizialmente a sperimentare questa tecnica all'interno del gruppo, utilizzando le risorse e i contributi di tutti i partecipanti. Ciascun partecipante nomina un concetto appartenente a una o più categorie (p.es. l'animale domestico preferito, il cibo preferito, il colore preferito). Quindi, vengono ad esempio menzionati i seguenti nomi di animali: il cane per tre volte, il gatto per due volte, un pesce d'acquario, un pappagallo e un criceto. Gli animali citati vengono riportati sulla lavagna a fogli mobili diventando i protagonisti della storia che si intende costruire (p.es. "Il pappagallo estremamente aggressivo dei nostri vicini dà la caccia ai nostri tre grossi cani pastore, che cercano di allontanarsi abbaiando rumorosamente e incespicano nei due gatti del custode, di cui uno è appena riuscito a prendere il criceto della nonna e l'altro ha cercato di acchiappare il pesce nell'acquario. "Ho avuto fortuna" pensa il pesce e il criceto annuisce e ringrazia il pappagallo.").

Costruire una parola con la lettera iniziale dei termini da ricordare
Per lo svolgimento di questo esercizio bisogna superare le stesse difficoltà accennate nell'esercizio precedente. Perciò anche in questo caso è opportuno proporre l'esercizio in gruppo. Un esempio è descritto sul foglio informativo 13.

Stratagemmi per memorizzare informazioni tratte da testi
Un altro aspetto della memoria, rilevante per la quotidianità è rappresentato dalla capacità di ricordare i testi, ad esempio un articolo di un quotidiano, un libro, le istruzioni d'uso o le comunicazioni scritte. Quest'unità di intervento rappresenta la continuazione di quella relativa a "problemi di concentrazione

durante la lettura" precedentemente vista nella sottofase di compensazione del modulo A. Anche in questo esercizio è infatti richiesto di ricordarsi sia il riassunto del testo, sia i dettagli più importanti e rilevanti al fine della comprensione del messaggio centrale. Nel caso in cui alcuni partecipanti dovessero lamentare delle difficoltà nel ricordare il contenuto di un testo, è importante tenere in considerazione che l'andamento dei deficit dell'attenzione segue quello dei deficit della memoria verbale, poiché queste funzioni si influenzano a vicenda. Per questa ragione in questa fase viene richiamata l'attenzione, come nell'unità di intervento sopra menzionata del modulo A, sull'utilità della cancellazione (p.es. con una matita) o della sottolineatura dei contenuti importanti ("Dobbiamo decidere innanzitutto cosa è importante prima di poterlo memorizzare"). Generalmente l'informazione principale può essere ridotta ad alcuni concetti o, a seconda del testo, anche ad alcuni numeri. A tal fine possono essere proposti i seguenti esercizi di gruppo.

Riconoscere i contenuti più importanti del testo
I terapeuti portano in seduta giornali o riviste e invitano uno o due partecipanti a scegliere un breve articolo di loro interesse. Essi leggono quindi l'articolo e lo riassumono brevemente agli altri membri del gruppo. L'esercizio viene svolto a coppie, all'interno delle quali i due partecipanti devono trovare un accordo rispetto all'individuazione del messaggio centrale dell'articolo. È permesso esplicitamente l'utilizzo di evidenziatori. Gli altri membri del gruppo riassumono poi con parole proprie la comunicazione ricevuta. I due partecipanti che hanno comunicato la notizia, controllano se il loro messaggio è stato recepito correttamente ed eventualmente lo completano. Infine l'articolo viene riletto ad alta voce e si verifica se è stato correttamente trasmesso dal punto di vista contenutistico.

Ricordarsi i dettagli più importanti
In questo esercizio i partecipanti vengono invitati ad inventarsi una frase, in cui siano presenti due numeri (p.es. "Tre gatti danno la caccia a cinque topi", oppure "Nel 2020 avrò 50 anni."). Ciascun partecipante dice a turno la propria frase. Nei gruppi di grandi dimensioni, il terapeuta può di tanto in tanto chiedere in modo diretto a uno dei partecipanti, quali numeri ha nominato un altro membro del gruppo. Nei gruppi di dimensioni ridotte, i numeri invece possono essere richiesti anche solo alla fine.

Stratagemmi per memorizzare i numeri
A questo punto del programma ci si occupa della memorizzazione dei numeri, o meglio delle sequenze di numeri. A tal fine si possono proporre i seguenti esercizi che introducono il tema:

Numeri di telefono
Il coterapeuta, prima dell'inizio della seduta, scrive un numero di telefono sulla lavagna a fogli mobili, in modo tale che una cifra segua l'altra senza

2

interruzioni o formazione di blocchi. Il numero può iniziare per semplifica-
zione con il prefisso locale o, per aumentare il grado di difficoltà, con il prefisso internazionale, seguito da quello locale. Un partecipante legge ad alta
voce la sequenza di numeri che viene subito coperta. Successivamente agli
altri partecipanti viene richiesto di risolvere un semplice compito di aritmetica e poi di ripetere la sequenza di numeri. Come spesso avviene in questo tipo
di esercizi di memoria, verranno ricordate in modo corretto le prime cifre e
talvolta anche le ultime. La strategia della suddivisione in blocchi *("chunking")* e più precisamente in 2, 3 o 4 unità verrà affrontata in un secondo
momento. Per favorire la partecipazione e la motivazione dei membri del
gruppo, viene successivamente svolto l'esercizio utilizzando il numero di
telefono di un famoso attore del cinema o di un personaggio pubblico.
Naturalmente non si tratta di trasmettere ai partecipanti un numero di telefono
privato, ma piuttosto quello di un club di *fun* o simili. In base alla nostra esperienza i partecipanti riescono a ricordarsi correttamente il numero memorizzato anche dopo tre settimane.

Lista di numeri
I coterapeuti leggono ad alta voce i numeri di una delle liste contenute nell'allegato 6e e i partecipanti cercano di individuare le strategie che consentono di
ricordarli (p.es. la suddivisione in due categorie, la creazione di blocchi, il raggruppamento di numeri simili o ancora le sequenze di numeri). Per meglio
approfondire il tema e stabilire un nesso con se stessi rispetto alle strategie per
il miglioramento della memoria possono essere utili le seguenti domande.

> *Possibili domande guida*:
> * "Chi tra di voi si ricorda più facilmente le parole e chi i numeri?"
> * "Quando e in quali situazioni non ricorda gli ultimi numeri o sequenze di
>   numeri?"
> * "Quali possibilità conosce per migliorare la memorizzazione o la fissa-
>   zione di numeri?
> * "Quali ha già sperimentato almeno una volta?"

Generalmente è più difficile per i partecipanti ricordare i numeri rispetto alle
parole. I terapeuti riportano sulla lavagna a fogli mobili le strategie per memorizzare i numeri con eventuali esempi proposti dai partecipanti. In seguito tali
strategie vengono approfondite con l'ausilio del foglio informativo 14
("Stratagemmi per memorizzare i numeri"). Ancora una volta le tecniche
descritte vengono sperimentate all'interno del gruppo affinché i partecipanti
possano apprenderle attraverso un'esperienza diretta.

- Chunking/riduzione della sequenza dei numeri in unità
Già negli esercizi introduttivi è stata affrontata la possibilità di suddividere una
colonna di numeri in unità composte da più cifre.

- *Associazioni numero-melodia*
Questa tecnica, (utilizzata anche in pubblicità) per migliorare l'apprendimento di un numero di telefono, deve essere presentata prima dai coterapeuti, dal momento che di solito i partecipanti sono piuttosto reticenti ad utilizzarla a causa dell'elevato grado di attivazione richiesto.

- *Associazioni numero-parola*
Si sceglie un numero di telefono fittizio o un codice bancario e si stimola il gruppo a cercare delle associazioni legate alla propria quotidianità (p.es. "Qualcuno ha in mente un'associazione o una qualche relazione per ricordare il numero 75?"). In questo modo, con un po' di fantasia, si può costruire una parola a partire da una sequenza di numeri.

- *Associazioni numero-immagine*
Questa tecnica si utilizza come esercizio di stimolazione per il gruppo. I partecipanti assegnano un concetto a ciascun numero da 0 a 9. L'esempio riportato sul foglio informativo 14 serve come base di riferimento. I compleanni o i numeri civici delle abitazioni dei partecipanti vengono poi sostituiti con un concetto corrispondente ed esposti al gruppo. Gli altri partecipanti vengono infine stimolati a tradurre nuovamente i concetti in numeri.

Seguire una conversazione
Molti membri del gruppo lamentano delle difficoltà a seguire e comprendere il contenuto di una conversazione. Questo comporta spesso che il partecipante provi sensazioni spiacevoli, scarsa autostima e metta in atto condotte di evitamento, fino ad arrivare all'isolamento sociale. Le competenze mnesiche necessarie per sostenere una conversazione sono differenti da quelle affrontate fino a questo punto del programma. Richiedono infatti la capacità di fissare qualcosa di nuovo in un tempo breve e limitato e allo stesso tempo di richiamare adeguatamente qualcosa di esistente nel contesto sociale. A tal proposito, la flessibilità cognitiva verrà trattata dettagliatamente nel Modulo D.

Si propone quindi ora nuovamente la sperimentazione e l'esercitazione delle strategie apprese, (lavorando con i fogli informativi 11-14), attraverso una conversazione di gruppo altamente strutturata. Ad essa fa seguito l'esercizio di conversazione "nuova identità", che si propone di prendere in considerazione aspetti della vita di tutti i giorni e che, pertanto, viene vissuto dai membri del gruppo come reale e possibile, differenziandosi dagli esercizi svolti in precedenza sulla memoria applicati in "condizioni di laboratorio" (vedi Fig. 2.14).

"Nuova identità"
Ciascun partecipante riceve una scheda (allegati 8a, b), su cui sono annotati il nome di una persona ed anche alcune sue caratteristiche quali ad esempio l'hobby, il colore e il numero preferiti. Il terapeuta principale introduce brevemente una situazione sociale ("Immaginatevi di essere insieme a delle persone

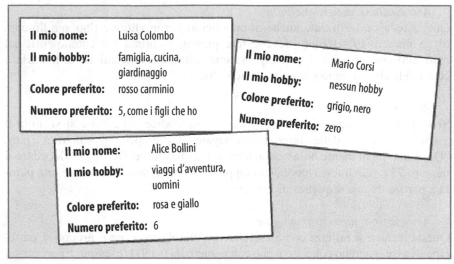

Fig. 2.14 Esercizio di conversazione "nuova identità"

del tutto sconosciute e di dovervi presentare a vicenda"). In seguito lo stesso terapeuta conduce una conversazione di gruppo altamente strutturata chiedendo in primo luogo il nome a ciascun partecipante (cioè quello scritto sulla scheda, vedi Fig. 2.14). Ogni tanto interrompe il giro di presentazione e chiede aiuto ad uno dei partecipanti, poiché ha dimenticato i nomi dei membri del gruppo che si sono già presentati o anche solo il nome di un determinato membro del gruppo. In un secondo giro, ciascun partecipante espone il proprio hobby, in un terzo e quarto giro il proprio colore e numero preferito. La memoria viene valutata dal terapeuta principale come già è stato sopra descritto. In conclusione, partecipanti provano a ricordarsi tutte le caratteristiche di ciascuna persona, così come riassunte sulla scheda. Obiettivo di questo esercizio è mettere ciascun partecipante nella condizione di individuare, verbalizzare ed utilizzare le diverse strategie di *coping* precedentemente affrontate. È importante tenere in considerazione che non tutte le strategie sono adatte per ciascun partecipante, perciò ognuno sarà chiamato a costruire un repertorio individualizzato di strategie di *coping* per il miglioramento delle capacità di memorizzare. Si discute infine del diverso grado di difficoltà dei concetti da ricordare, ad esempio affermazioni contraddittorie o illogiche ("Il colore preferito del calciatore Rossi del Milan è il blu notte") o anche nomi celebri in associazione ad hobby presunti ("George Clooney e le donne") sono più facili da fissare rispetto a nomi comuni ("Mario Corsi") o definizioni comuni ("famiglia, cucina, giardinaggio").

Stratagemmi per memorizzare gli appuntamenti
Nel caso in cui la vignetta 8 ("L' appuntamento dal medico dimenticato") non sia ancora stata utilizzata, qui si presenta l'occasione per farlo. Per introdurre la memoria prospettica si propone il seguente esercizio.

> *Possibile esempio introduttivo*:
> Il terapeuta principale può ad esempio chiedere a un partecipante del gruppo che indossa un orologio, di fargli un segno esattamente dopo 4 minuti. Solitamente, mentre il terapeuta principale sta introducendo il tema al gruppo, il partecipante designato fa un cenno esattamente quando è passato il tempo concordato. In seguito gli viene chiesto come ha fatto ad attenersi con tale precisione al tempo stabilito, nonostante ci sia stata nel frattempo una conversazione di gruppo. In genere il motivo principale è che il partecipante designato e, spesso anche i suoi vicini, hanno ripetutamente guardato l'ora per non oltrepassare il termine fissato. Hanno quindi utilizzato l'orologio come un'agenda.

Strategie di *coping* specifiche per questa tematica sono raccolte sui fogli informativi 15a,b (stratagemmi per memorizzare appuntamenti o eventi futuri). Infine si prosegue con una discussione di gruppo finalizzata al riconoscimento degli eventuali supporti esterni per la memoria come l'agenda, il calendario o le bacheche per avvisi.

In genere molti partecipanti possiedono un'agenda o un telefono cellulare con funzione di agenda per annotare gli appuntamenti, ciononostante spesso non li ricordano. Il lavoro terapeutico in alcuni casi consiste, quindi, nell'aiutare l'utente ad un utilizzo più adeguato ed efficiente dei supporti esterni. A questo punto bisogna chiarire, quali sono i motivi per cui si dimenticano gli appuntamenti e quali strategie di *coping* possono essere utili a tal proposito.

Deficit della memoria
Alcuni partecipanti utilizzano un'agenda, ciononostante dimenticano in breve tempo gli appuntamenti fissati. Come strategia per superare tale difficoltà si possono concordare con il partecipante in questione dei momenti fissi della giornata in cui dovrà consultare l'agenda (p.es. dopo colazione, dopo pranzo, alle 16:00 e dopo cena). Come strategia aggiuntiva i partecipanti possono imparare ad esempio a scrivere gli appuntamenti la sera prima o la mattina, cioè quando consultano l'agenda, sulla mano come promemoria o su un *post-it*, che poi possono portare con sé o appendere in modo ben visibile in casa o sul posto di lavoro.

L'importanza di tenere un'agenda
Molti partecipanti riferiscono di avere un'agenda per annotare gli appuntamenti, che dicono essere spesso molto numerosi. Alcuni dei problemi possono essere il dimenticare di annotare gli appuntamenti, smarrire l'agenda o dimenticarla a casa. Per approfondire e migliorare la capacità di utilizzare un'agenda in modo

efficace, i partecipanti possono essere aiutati a ridurre il numero degli appuntamenti ("Quali appuntamenti sono importanti?") o a limitare l'arco temporale alla
settimana successiva. Il foglio di lavoro 8 ("La mia lista di cose da fare") e il
foglio di lavoro 9 ("Il mio piano settimanale") sono strumenti utili in questa
fase. Sulla lista delle cose da fare si inseriscono quindi solo gli appuntamenti
ritenuti più importanti, i quali peraltro possono essere successivamente rivaluta-
ti. Il piano settimanale, invece, permette di collocare gli appuntamenti su un
calendario in cui i giorni sono suddivisi in mattine, pomeriggi e sere così che sia
possibile annotare anche appuntamenti del tempo libero.

Evitamento
È importante tenere presente che anche un singolo appuntamento può richiedere
un carico emotivo tale da comportarne l'evitamento. Per prima cosa è fondamentale analizzare le possibili cause di stress: che cosa suscita rabbia o sentimenti spiacevoli nel partecipante in questione? è l'effetto collaterale di un farmaco prescritto all'ultimo appuntamento con il medico? è l'ansia sul posto di
lavoro dovuta ad un appuntamento con il capo, del quale non si è ben compreso
l'orario o sono le preoccupazioni per un appuntamento "dimenticato"? Lo stress
derivante da un singolo appuntamento può portare spesso ad un generale evitamento degli appuntamenti e a situazioni di ritiro sociale. È perciò importante
chiarire con il partecipante, eventualmente anche in un colloquio individuale, se
i pensieri associati alla situazione vissuta come stressante siano realistici oppure
siano il prodotto di un'errata interpretazione o di una sintomatologia delirante.
Nel gruppo ci sono in genere più partecipanti, che vivono condizioni di stress a
fronte di appuntamenti simili, in questo caso può essere utile lavorare facendo
diventare le risorse dei singoli risorse del gruppo. Per ogni singolo partecipante
potrebbe inoltre essere opportuno analizzare la situazione evitata in relazione
all'eccessivo carico emotivo che ha prodotto e affrontarla sia mediante interventi di ristrutturazione cognitiva, sia attraverso l'elaborazione di alternative.
L'obiettivo è quello di accompagnare il partecipante interessato ad un pensiero
e ad un conseguente comportamento orientato alla soluzione. Si rimanda infine
alle aree funzionali di *problem solving* (modulo C) e di regolazione delle emozioni (modulo D), per gli interventi più specificatamente orientati alla risoluzione dei problemi e alle tecniche di gestione dello stress.

È osservazione comune che soggetti con una lunga storia di cronicità in trattamento ambulatoriale a volte presentino meno difficoltà sul piano della memoria
prospettica. I pochi appuntamenti che hanno fissati per lo più con regolarità –
come p.es. l'appuntamento con il medico o il pranzo in famiglia – danno loro
una chiara struttura della giornata e risultano pertanto rassicuranti. Per questo
motivo, questi partecipanti si dimenticano degli appuntamenti molto raramente.
Nel caso in cui il gruppo sia costituito da persone che non presentano difficoltà
è opportuno dare più spazio ad altre tematiche.

Stratagemmi per utilizzare la memoria visiva
Viene affrontata infine nuovamente la memoria visiva, che avrà un peso significativo nella sottofase di ripristino. Il terapeuta principale introduce il tema della memoria visiva con esempi tratti dalla quotidianità.

Esempio:
Nella quotidianità a volte siamo costretti a ricordarci immagini e quindi non le parole. Un esempio può essere quando un conoscente ci da un passaggio ad un centro commerciale e insieme parcheggiamo l'auto in modo da poterci poi dare lì appuntamento al termine della giornata. Il parcheggio è enorme, ci sono molte automobili e siamo pertanto costretti a ricordarci esattamente l'automobile del conoscente, per poter aspettare poi nel posto giusto. Ciò significa che dobbiamo avere bene impresse nella mente le caratteristiche dell'automobile del conoscente (dimensioni, colore, tipo ecc.) e anche dove è stata parcheggiata. In questo caso parliamo di memoria visiva e spaziale.

Questa parte del programma è direttamente collegata alle tecniche della memoria verbale così come alle tecniche relative alla percezione delle emozioni e all'attivazione dell'attenzione/vigilanza del modulo A:

Focalizzazione dell'attenzione: l'attenzione deve essere efficacemente rivolta all'oggetto da ricordare o alle sue caratteristiche distintive ("Ora voglio ricordami questo oggetto con le sue caratteristiche").

Costruzione di un'immagine interna: i partecipanti, con gli occhi chiusi, immaginano l'oggetto da ricordare, lo associano con gli occhi "interni" ad un altro oggetto o ad oggetti o luoghi che già conoscono, in quanto appartenenti alla propria esperienza.

Descrizione dell'oggetto: in modo analogo a quanto descritto relativamente al riconoscimento delle emozioni attraverso la descrizione dell'espressione del volto, viene posta l'attenzione sulla descrizione dettagliata delle caratteristiche dell'oggetto da ricordare. I partecipanti sono chiamati a osservare e descrivere l'oggetto menzionando le sue caratteristiche principali quali ad esempio la forma, il colore, la dimensione, il modello, le associazioni con oggetti conosciuti, ecc.

Categorizzazione degli oggetti (chunking): se si devono fissare nella mente più oggetti, è utile raggrupparli in base alle loro caratteristiche, ad esempio oggetti sferici, spigolosi, cose dello stesso colore e delle stesse dimensioni, ecc.

Descrizione dell'ambiente: non solo le caratteristiche di un oggetto sono importanti al fine di poterlo ricordare, ma è spesso necessario anche saper ricordare la sua collocazione nell'ambiente e quindi le sue caratteristiche spaziali. Questa tecnica è utilizzata, tra le altre, anche quando è necessario tenere a mente una mappa della città o un percorso stradale. Si tratta di riuscire a memorizzare una sequenza di luoghi differenti.

Per meglio illustrare la tecnica citata è possibile utilizzare diversi esercizi. Presentiamo di seguito due esercizi per il cui svolgimento è richiesto il materiale terapeutico già descritto.

Memory
Possono essere utilizzate sia le carte IPT descritte nel modulo A (allegato 1), sia quelle dell'esercizio con le carte sulla velocità (allegato 2a-l). Il terapeuta principale dispone le carte di una delle due serie sul tavolo in modo ben visibile a tutti i partecipanti. Dopo qualche secondo le copre con un foglio grande e chiede ai partecipanti quali carte riescono a ricordarsi. Prima di proseguire vengono nuovamente riprese le diverse strategie per la memorizzazione e i partecipanti sono invitati ad utilizzarle attivamente. Ad esempio, si possono riunire tutte le carte che contengono il colore giallo, o tutte le carte con la forma cerchio, ecc. Il numero delle carte e l'intervallo di tempo per la loro memorizzazione permettono di variare il grado di difficoltà dell'esercizio.

Memorizzazione di un percorso e suo disegno sulla mappa
Il materiale terapeutico necessario per lo svolgimento di questo esercizio è costituito da alcune mappe di città e della rete metropolitana (materiale proiettabile 5a-y): i partecipanti hanno il compito per prima cosa di cercare di memorizzare una strada o un percorso che viene loro mostrato (1. Illustrazione) e poi di disegnarla (2. Illustrazione). Per dare la possibilità a ciascun partecipante di disegnare individualmente la strada memorizzata, prima che si trovi la soluzione insieme nel gruppo, ognuno riceve oltre a un foglio di lavoro (fogli di lavoro 10a-l), una mappa della città senza il percorso indicato.

Ripristino

La sottofase di ripristino prevede sia il riutilizzo degli esercizi di gruppo già descritti nella sottofase di compensazione, sia la ripetizione di alcuni esercizi al computer. Qui di seguito verranno descritti prima gli esercizi di gruppo e poi gli esercizi al computer. Per favorire un utilizzo consapevole ed efficace delle strategie per il migliorare la memoria, precedentemente affrontate, ciascun partecipante viene invitato a compilare il foglio di lavoro 4 ("Le mie strategie utili per l'area..."), prima di svolgere nuovamente un esercizio relativo alla memoria. Per questo motivo le strategie di potenziamento della memoria, scelte da ciascun partecipante, vengono annotate e valutate dopo la conclusione dell'esercizio. Il foglio di lavoro 4 è stato già descritto in dettaglio nel modulo A.

Esercitazione delle strategie apprese

Esercizi di gruppo

I seguenti esercizi di gruppo, già descritti precedentemente, sono adatti per essere ripetuti più volte:

Memoria verbale
- Brani tratti da esempi di conversazione (allegati 7a-h)
- Esercizio "fare una valigia"

Memoria verbale: sequenze di numeri e liste della spesa
- Memorizzare liste di concetti e nomi (allegati 6a-e)
- Costruire una storia mettendo insieme diverse parole in un *continuum* logico e coerente
- Costruire una parola con la lettera iniziale dei termini da ricordare

Memoria verbale: memorizzazione di informazioni tratte da testi
- Trattenere brevi testi di un quotidiano
- Ricordarsi i dettagli importanti di un testo

Memoria verbale: memorizzare i numeri
- Memorizzare liste di numeri (allegato 6e)

Memoria verbale: seguire una conversazione
- Esercizio "nuova identità" (allegati 8a, b): Si chiede ad esempio ai partecipanti di riportare su una scheda vuota il loro attore del cinema preferito, il suo miglior film, l'età stimata e il presunto domicilio. In alternativa si può fare riferimento a campioni sportivi, politici o anche vicini di casa. La modalità di conduzione corrisponde a quella descritta precedentemente nella sottofase di compensazione.

Memoria visiva
- Esercizio con le carte IPT (allegato 1)
- Esercizio con le carte sulla velocità (allegati 2a-l)
- Mappe di città e di reti metropolitane (materiale proiettabile 5a-y; fogli di lavoro 10a-l)

Esercizi al computer

Il procedimento segue il principio dell'apprendimento senza errori che è stato descritto nel modulo A. Di seguito vengono presentati i corrispondenti esercizi del programma CogPack. L'ideale sarebbe avere disponibile un computer per ogni partecipante, dal momento che la ripetizione degli esercizi va fatta individualmente. Alcuni esercizi al computer vengono tuttavia svolti anche in gruppo, in questo caso si può proiettare l'esercizio sulla parete e lo si svolge in gruppo. Per attivare ed incrementare la motivazione si possono proporre anche esercizi competitivi, in cui una metà del gruppo gareggia contro l'altra; vince la squadra che risponde più velocemente, che fa meno errori, o che ricorda più cose e lavora più velocemente.

Sono disponibili i seguenti esercizi CogPack già proposti precedentemente.

2

MEMORIZZARE
Questo esercizio per la memoria è composto da 17 sotto-esercizi che lavorano su differenti aree della memoria. Vengono consigliati i seguenti:

Memoria verbale
Singole parole (esercizio g) e *singole liste della spesa* (esercizio h): memorizzare 10 parole che vengono visualizzate una dopo l'altra e poi digitarle al computer. Questo esercizio richiede che i partecipanti utilizzino la tastiera del computer per scrivere. Nel caso in cui un partecipante avesse problemi di disgrafia verranno valutate come corrette anche le risposte esatte che contengono errori ortografici. Anche questo esercizio può essere svolto in gruppo o diventare una competizione tra due sottogruppi di pari dimensioni. In una prima fase il primo sottogruppo deve provare a ricordare il termine presentato e successivamente lo stesso compito verrà svolto dal secondo sottogruppo. I vocaboli vengono digitati al computer dai terapeuti e proiettati affinché siano visibili a tutti. Vince il gruppo che ha ricordato più termini correttamente.
Lista della spesa - 1 pagina (esercizio i) e *lista dei nomi - 1 pagina* (esercizio j): una lista della spesa con 20 vocaboli o una lista di nomi con 10 cose viene visualizzata per due minuti. Dopodiché i partecipanti devono digitare i termini o i nomi che ricordano. Si procede come sopra descritto.
Nomi 4 per gruppo: si devono identificare e memorizzare 4 nomi, poi, dopo 10 secondi di pausa, si devono ritrovare tra gruppi di 12 nomi di una lista cliccando con il mouse.
Parole parlate (esercizio p) e *lista della spesa parlata* (esercizio q): 10 parole vengono pronunciate da una voce generata dal computer e devono essere ripetute. Entrambi questi esercizi, in relazione alla resa acustica, sono più adatti come esercizi di gruppo o competizioni di squadra. Il procedimento corrisponde anche in questo caso a quello descritto sopra.

Memoria visiva
Segnali stradali 6 per gruppo (esercizio l) e *bandiere 6 per gruppo* (esercizio m): si devono prima memorizzare 6 segnali stradali o bandiere da individuare, poi, tra i 12 item proposti, cliccando con il mouse dopo 10 secondi di pausa.
Forme 3 per gruppo (esercizio n) e *modelli 4 per gruppo* (esercizio o): 3 forme o 4 modelli precedentemente memorizzati devono essere riconosciuti tra 12 item simili, dopo 10 secondi di pausa.

I primi sei sottoesercizi (esercizi a-f) sono solo parzialmente adatti, poiché si propongono di richiamare la memoria dopo una pausa o uno stimolo distraente (p.es. attraverso l'assegnazione di un compito di calcolo di 1-3 minuti). Questi esercizi sono poco compatibili con un approccio "apprendimento senza errori" e possono essere fonte di stress per alcuni partecipanti. Per questo motivo si consiglia di proporre questi esercizi solo nell'ambito di un lavoro individuale con partecipanti che dimostrano esplicitamente di avere capacità mnesiche molto buone.

NUOVO-o-MENO
Questo esercizio comprende 20 sottoesercizi (esercizi a-t), in cui vengono presentati uno dopo l'altro 20-40 stimoli. Il compito è quello di premere un tasto quando uno stimolo è già stato mostrato una volta in precedenza. Ad eccezione del sottoesercizio dei nomi propri (esercizio q), tutti gli altri sottoesercizi allenano la memoria visiva. Entrambi i sottoesercizi Motivi (esercizio p) e Chaos-paintings (esercizio o) possono essere vissuti come molto stressanti sia per la presenza di stimoli molto simili tra di loro, sia per le linee in movimento e tremolanti, che possono portare alcuni partecipanti ad un sovraccarico visivo o ad una eccessiva stimolazione.

ARCHIVIO IMMAGINI
Questi esercizi lavorano sia sulla memoria visiva che su quella verbale. Vengono mostrate una serie di fotografie una dopo l'altra e i partecipanti devono assegnare ad ogni immagine determinati nomi o numeri. In seguito vengono mostrate nuovamente le stesse immagini secondo un altro ordine e si chiede ai partecipanti a quale immagine hanno precedentemente assegnato un certo nome o numero.

PER STRADA
Questo esercizio, generalmente molto amato dai partecipanti, si interseca dal punto di vista del contenuto con interventi più specificatamente orientati al miglioramento della memoria di lavoro (modulo C). Viene tuttavia inserito nella sottofase di restituzione che si propone di lavorare sulla memoria verbale e visiva, come anche l'esercizio successivo TESTIMONE OCULARE, che ne costituisce una variante. In modo simile a un gioco al computer, si assume la prospettiva di un conducente d'automobile che durante il suo viaggio incontra diversi segnali stradali e diversi veicoli. Si pongono poi alcune domande, come ad esempio "Quale velocità è ammessa?" o "Quante vetture ha incontrato?". Sono predefinite diverse possibilità di risposta (multiple-choice).

TESTIMONE
Come descritto nell'esercizio precedente PER STRADA, questo esercizio si costruisce su immagini in movimento. Si mostra una scena di una strada in città, dove girano autovetture che suonano il clacson, lampeggiano insegne pubblicitarie luminose sulle case, ecc. Gli stimoli da memorizzare sono presentati visivamente, mediante scritte e/o stimoli acustici. Successivamente vengono nuovamente chiesti i dettagli e i contenuti delle scene mostrate (multiple-choice).

PERCORSO
Il contenuto dei primi 5 sottoesercizi (esercizi a-e) è paragonabile all'esercizio della mappa della città (materiale proiettabile 5a-y; fogli di lavoro 10a-n). Qui, tuttavia, il livello di astrazione è più alto. Tutte le strade sono ordinate simmetricamente. Una strada precedentemente mostrata deve essere in seguito ripercorsa dal partecipante, sulla base del proprio ricordo. Gli ultimi due sottoesercizi (esercizi f-g: la via/il giro più breve) sono solo in parte esercizi per la memoria

visiva. L'obiettivo di tali esercizi è prevalentemente l'allenamento della funzione di *problem-solving* che verrà affrontata nel modulo C.

SILLABARIO
Nei tre sottoesercizi sull'apprendimento e la memoria verbale si assegna a ogni lettera dell'alfabeto un termine che abbia la stessa lettera iniziale. Queste combinazioni lettera-vocabolo predefinite vengono imparate usando una tavola sillabario e successivamente verificate con domande.

TARGHE
Analogamente all'esercizio SILLABARIO in questo caso prima si imparano, seguendo una lista, le targhe delle automobili della Germania, della Svizzera, dell'Austria o del paese di provenienza e poi si pongono domande specifiche ai singoli partecipanti.

ABITANTI
Tutti gli 8 sottoesercizi (esercizi a-h) sono finalizzati alla memorizzazione del numero di abitanti presenti in città, capitali o stati.

LEGGERE
I 10 sottoesercizi (esercizi a-j) si focalizzano sulla memorizzazione e il ricordo di testi. Prima si legge un testo, poi si chiedono i dettagli in esso contenuti *(multiple-choice)*. In relazione alle parole in lingua straniera usate e ai concetti matematici, si ritiene che i tre sottoesercizi sulle ricette di cucina siano i più adatti per i pazienti con schizofrenia (esercizi b-d).

Altri esercizi CogPack sulla memoria (SAGGEZZA, CALORIE, VOCABOLI) potrebbero essere troppo sofisticati o complicati a causa dei tanti termini in lingua straniera per i soggetti con schizofrenia. L'utilizzo di questi esercizi può pertanto essere suggerito solo per quei partecipanti che hanno adeguate conoscenze.

La durata ottimale di questi esercizi relativi all'area funzionale della memoria verbale e visiva è di norma più breve rispetto a quella delle altre aree funzionali. Per non sovraccaricare eccessivamente i partecipanti, si raccomanda di proporre sessioni di esercizi per la memoria della durata massima di 30 minuti. Come illustrato dettagliatamente nel modulo A, ad ogni sequenza di esercizi segue un momento di confronto di gruppo in cui si valuta il vissuto soggettivo e i terapeuti commentano le prestazioni. In particolare viene posta attenzione alla valutazione che i partecipanti hanno dato delle proprie capacità nell'ambito della memoria e dell'utilizzo delle strategie di miglioramento delle funzioni mnesiche indicate in precedenza sul foglio di lavoro 4. I terapeuti rinforzano le esperienze di successo e cercano di riconoscere le risorse emerse, mentre nel caso di esperienze negative si supportano i partecipanti ad individuare nuove strategie da utilizzare nella successiva sessione al computer. A conclusione della sottofase di ripristino i partecipanti riesaminano ed eventualmente correggono le valutazioni sulla propria memoria elaborate all'inizio del modulo B sul foglio di lavoro 7 ("Com'è la mia memoria?") e annotano su di esso anche gli eventuali cambiamenti.

Esercizi *in vivo* ed esercizi da svolgere autonomamente

Un obiettivo prioritario del metodo INT consiste nel trasferimento delle strategie apprese nella sottofase di compensazione alla quotidianità. Per completare l'esercitazione sulle strategie per il potenziamento della memoria, che ciascun partecipante aveva identificato, vengono proposti esercizi *in vivo* ed esercizi da svolgere autonomamente.

Gli esercizi da svolgere autonomamente si basano su esempi portati dai partecipanti relativi a difficoltà vissute nella vita quotidiana. In preparazione agli esercizi da svolgere autonomamente ogni partecipante compila il foglio di lavoro 5 (esercizio da svolgere autonomamente). L'esercizio deve essere pianificato individualmente definendo ciascun passaggio in modo chiaro e concreto e dandogli un titolo. È importante che venga descritto il compito con i suoi obiettivi, che venga esplicitata la strategia da applicare e che vengano anticipate le difficoltà che si teme di poter incontrare. Nella seduta successiva si discuteranno in dettaglio gli esercizi svolti autonomamente facendo riferimento anche a quanto riportato sul foglio di lavoro 5.

Possibili esempi per gli esercizi da svolgere autonomamente nell'ambito dell'area funzionale della memoria sono:

- Al prossimo appuntamento con il medico raccogliere in modo consapevole le informazioni di cui si ha bisogno, ripetere mentalmente le più importanti e annotarle su un taccuino.
- Preparare la lista della spesa raggruppando le cose da comprare, oppure provare a fare una piccola spesa senza l'aiuto della lista o ancora cercare di costruire una storia che includa tutti gli oggetti da comperare.
- Provare a leggere un libro interessante o un articolo di una rivista abbastanza lungo prendendo appunti o sottolineando il testo.
- Memorizzare nomi, attraverso gli stratagemmi per memorizzare precedentemente visti, utilizzando ad esempio i nomi e cognomi dei vicini di casa o dei collaboratori o ancora i cognomi dei partecipanti del gruppo.
- Associare una parola ad un numero, per memorizzare numeri di telefono nuovi o che ci si è annotati.
- Tenere un'agenda e consultarla tre volte al giorno; utilizzare una bacheca su cui appendere foglietti per gli appunti su cui sono stati annotati appuntamenti importanti, faccende domestiche da svolgere o la lista della spesa.

Infine si possono anche proporre esercizi di gruppo *in vivo* facendo riferimento agli esempi sopra descritti. Almeno inizialmente è importante mantenere un basso livello di stress, scegliendo situazioni semplici che potranno poi, eventualmente, essere sostituite con situazioni più complesse. Il livello di stress tende ad essere più elevato durante le interazioni sociali e le situazioni che comportano un sovraccarico di stimoli. Qui di seguito viene presentato un esempio di un esercizio *in vivo* relativo alla memoria.

2

Esempio di esercizio in vivo:
Una gita in autobus
Il gruppo decide di fare una breve gita in autobus in un parco poco lontano e
di bere un caffè nel ristorante del parco. Per prima cosa si consulta il tabellone
degli orari dell'autobus: a che ora sono le partenze e i ritorni (esempio di
memorizzazione di numeri). Durante il viaggio in autobus i partecipanti con-
verseranno tra di loro (seguire una conversazione). Nei pressi della strada che
costeggia il parco si verificherà se passa un'automobile di una marca concor-
data precedentemente e quante altre autovetture passano (memoria visiva,
memoria di numeri). Il ristorante del parco ha il *self service*, si scelgono, quindi, due partecipanti che prendano le ordinazioni per tutti i membri del gruppo,
terapeuti inclusi e che vadano a prendere i cibi e le bevande al banco (categorizzazione di liste di concetti). Infine, verrà chiesto ai partecipanti, se qualcuno riesce ancora a ricordarsi a che ora passa l'autobus di ritorno.

Ogni esercizio *in vivo* si conclude con una discussione da tenere subito dopo o
da programmare per la seduta successiva.

2.3.2.2 Area terapeutica della cognizione sociale: percezione sociale (teoria della mente)

**MODULO B: AREA TERAPEUTICA DELLA COGNIZIONE SOCIALE:
PERCEZIONE SOCIALE (TEORIA DELLA MENTE)**

1. Sedute introduttive
- Definizione del termine: percezione sociale e teoria della mente
- Auto-percezione delle proprie risorse
- Profilo individuale orientato alle risorse
- Riferimento alla quotidianità e a se stessi: illustrazione clinica

2. Sedute di lavoro

Compensazione
- Apprendimento delle strategie di *coping* per la percezione sociale in 3 fasi:
  - raccolta delle informazioni
  - interpretazione e discussione delle informazioni
  - assegnazione di un titolo
- Assunzione di prospettiva

Ripristino
- Esercitazione delle strategie di *coping* apprese:
  - ripetizione degli esercizi di gruppo

Esercizi **in vivo** *ed esercizi da svolgere autonomamente*
- Trasferimento delle strategie di *coping* a situazioni concrete della vita di
  tutti i giorni

Indicazioni
- Infrastrutture: stanza per l'intervento di gruppo; lavagna a fogli mobili; proiettore
- Materiale terapeutico: fogli informativi 6-9, 16-19; fogli di lavoro 4, 5, 11; illustrazioni cliniche 9, 10; serie di immagini IPT (allegati 9 a-g), carte, frasi per l'assunzione di prospettiva (allegati 10 a-c); materiale proiettabile 6; video-film commerciali (in vendita)
- Modalità di intervento: discussioni di gruppo strutturate

---

1.   Sedute introduttive

Definizione del termine percezione sociale e teoria della mente

Gli interventi sulle aree funzionali della cognizione sociale relativi alla percezione sociale e alla teoria della mente, che in seguito verranno indicate con l'espressione "assunzione di prospettiva" per una miglior comprensione da parte dei partecipanti, si basano sulle abilità di percezione delle emozioni acquisite nel modulo A. Dal punto di vista concettuale la percezione sociale si differenzia dalla percezione delle emozioni in quanto, nella percezione sociale il significato centrale di una situazione sociale esaminata nel complesso deve essere immediatamente riconosciuto e correttamente valutato. L'interpretazione dell'espressione emotiva delle persone coinvolte contribuisce in questo modo all'interpretazione della situazione. In aggiunta, il metodo INT introduce il concetto di assunzione di prospettiva che si integra con le tematiche affrontate (percezione e interpretazione degli stimoli sociali). Il "mettersi nei panni degli altri", il "saper accettare ciò che pensano gli altri" e "che cosa questo provoca in se stessi" permette di mettere a fuoco in modo diretto le distorsioni cognitive che si trovano alla base dei sintomi psicotici, le quali esistono spesso anche nei pazienti schizofrenici stabilizzati. Riassumendo, gli interventi finalizzati alla percezione sociale (in questa fase del programma meno strutturati) includono anche gli interventi finalizzati alla percezione delle emozioni e all'assunzione di prospettiva.

Come già esposto nel modello del filtro della percezione (foglio informativo 6) del modulo A, la percezione è influenzata dalle esperienze della memoria individuali. Per quanto riguarda le modalità di conduzione, per assicurarsi una buona comprensione da parte dei partecipanti, l'area terapeutica della cognizione sociale del modulo B si appoggia direttamente sulle abilità precedentemente affrontate nell'area terapeutica neurocognitiva della memoria verbale e visiva.

Nel gruppo viene per prima cosa stabilito un rapporto con i contenuti terapeutici elaborati in precedenza e i contenuti vengono illustrati in un esempio concreto.

Possibile esempio introduttivo:
Durante alcuni incontri ci siamo occupati della memoria, delle strategie per migliorarla e di come possiamo utilizzarla al meglio. Precedentemente avevamo affrontato la percezione delle emozioni. Per quanto riguarda quest'ultima, attraverso il modello del filtro della percezione (foglio informativo 6) abbiamo appreso, che la nostra percezione e la nostra memoria si influenzano reciprocamente. Ora vogliamo occuparci della percezione e della memoria nelle situazioni sociali. Vogliamo lavorare su come e cosa percepiamo esattamente nella situazione sociale di una conversazione, quindi sulle emozioni, sui sentimenti e sui pensieri esternati dagli altri o da noi stessi e infine sugli oggetti e sul luogo in cui si svolge la conversazione. L'insieme di questi elementi determina ciò che ricordiamo qualche tempo dopo. Prendiamo in considerazione la situazione esemplificativa del nostro gruppo, come viviamo nel "qui ed ora"; guardatevi attorno, osservate i mobili di questo spazio, gli altri partecipanti, i terapeuti e riflettete bene su che cosa è importante e centrale per voi e per gli altri "È il computer o il tavolo che vi piace in modo particolare?", "E' l'espressione delle emozioni degli altri partecipanti o sono le vostre esperienze personali relative alle sedute precedenti ad essere più rilevanti?", "È possibile valutare che cosa stanno pensando in questo momento le altre persone nella stanza o cosa hanno pensato?".
La domanda centrale è quindi: "Che cosa percepisce ciascuno di noi in questa situazione sociale?".

I contributi dei partecipanti vengono riassunti dal punto di vista contenutistico e annotati sulla lavagna a fogli mobili. In seguito, viene definito il concetto di percezione sociale per quanto riguarda il contenuto. A questo proposito, è a disposizione il foglio informativo 16 ("Percepire una situazione"), su cui sono spiegati i processi percettivi sociali di base, come ad esempio integrare le diverse informazioni di una situazione sociale in un'unica immagine (vedi Fig. 2.15).

Esempio di una definizione concettuale:
Quando guardiamo una situazione o una fotografia di una situazione con più persone e vogliamo sapere di che cosa si tratta esattamente, abbiamo bisogno della capacità di percepire le situazioni sociali. Ciò significa che noi dobbiamo calarci all'interno della situazione per poter riconoscere quello che succede in quel momento tra gli interessati. Questa capacità è particolarmente importante nella quotidianità, quando abbiamo l'intenzione di partecipare a una conversazione o a un evento. Le abilità richieste sono le stesse di quando accendiamo la televisione o arriviamo al cinema troppo tardi e abbiamo perso l'inizio del film. Dobbiamo per prima cosa orientarci e cercare di farci un'idea il più presto possibile di cosa sta succedendo nel film e di cosa c'è stato prima, per poi poter continuare a seguire l'azione. Ci concentriamo sul contenuto del dialogo degli attori ("Chi dice cosa?"), sul luogo e su ciò che si vede sullo sfondo ("Dove si svolge la scena?") e sui sentimenti e le emozioni mostrate ("In che rapporto sono i personaggi tra di loro o che cosa hanno appena vis-

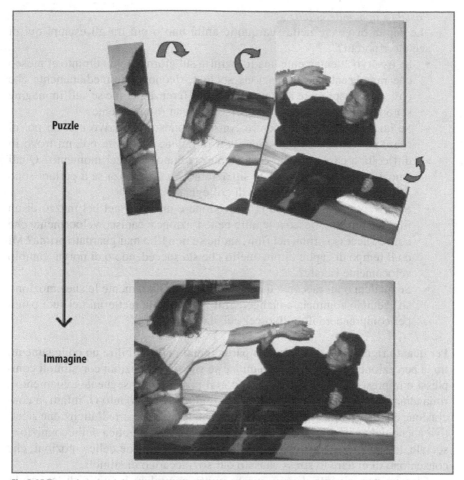

Puzzle

Immagine

Fig. 2.15 Percezione sociale: comporre le diverse parti in un'immagine

suto?"). Cerchiamo di metterci nei panni dei personaggi per capire quello che succede confrontandolo con l'esperienza e cerchiamo di comprendere perché un attore ha detto o fatto determinate cose nella situazione appena mostrata ("Che cosa penso io, che cosa pensano o provano in questo momento gli altri (personaggi)?"). In un bel film con bravi attori l'intenzione del regista è proprio quella di stimolare il pubblico in questa direzione.

Promozione dell'auto-percezione

Ai partecipanti viene chiesto a turno, come valutano la propria capacità di orientarsi in una situazione sociale per riuscire a riconoscerne gli aspetti fondamentali.

Possibili domande guida:

"Le capita di vivere nella sua quotidianità uno o più tra gli esempi qui di seguito riportati?":

- Se osservo attentamente una fotografia sul giornale o un dipinto al museo che rappresenta una situazione sociale, riconosco immediatamente che cosa vuole esprimere l'immagine? Fa differenza per me se sull'immagine sono riportate solo una o due persone o una folla di gente?

- Se ho concordato un incontro con dei conoscenti, arrivo con un po' di ritardo e i conoscenti si stanno già intrattenendo da un po', mi trovo in difficoltà a capire di che cosa stanno parlando in quel momento? Quali emozioni mi suscita una tale situazione? Fa differenza se a parlare sono solo due persone o un gruppo di colleghi?

- Se arrivo a casa, accendo la televisione e mi trovo nel bel mezzo di un film già iniziato, riesco a seguire bene l'azione e capisco velocemente che cosa è successo prima nel film, anche se non l'ho mai guardato prima? Mi do il tempo di capire di più quello che sta succedendo o di norma cambio velocemente canale?

- Se qualcuno mi racconta qualcosa e mostra chiaramente le sue emozioni, ad esempio comincia a piangere, mi riesce facile mettermi nei suoi panni per comprendere il motivo per cui sta piangendo?

Per quanto riguarda le difficoltà dei partecipanti nello stabilire un collegamento tra la percezione sociale, la quotidianità e se stessi in situazioni con stimoli complessi o in presenza di molte persone (con il possibile conseguente evitamento), rimandiamo i terapeuti ai contenuti del modulo D. Nel modulo D, infatti, a conclusione del programma INT, vengono affrontate, da una parte l'attenzione selettiva anche nel contesto sociale, dall'altra, nell'area terapeutica della cognizione sociale, le tecniche di gestione dello stress e di regolazione delle emozioni, che consentono di evitare lo stress causato dal sovraccarico di stimoli.

Ciascun partecipante deve a questo punto compilare il foglio di lavoro 11 ("Quanto sono capace di capire cosa sta succedendo in una situazione o in una conversazione?").

Illustrazioni cliniche

Le parti riguardanti la percezione sociale e l'assunzione di prospettiva prevedono l'utilizzo di due illustrazioni cliniche: la vignetta 9 ("Vernissage") e la vignetta 10 ("Di nuovo al Caffè Adonis"). Le vignette vengono lette paragrafo per paragrafo secondo le modalità sopra descritte, dopodiché viene chiesto ai partecipanti di individuare, se possibile, delle situazioni della loro vita simili a quelle descritte nella vignetta. Ancora una volta i contributi dei partecipanti vengono annotati sulla lavagna a fogli mobili.

La vignetta 9 si propone principalmente di aiutare i partecipanti a stabilire un nesso tra la percezione sociale e la loro esperienza. In particolare viene posta attenzione sulla differenza esistente tra fatti oggettivi (stimoli) e supposizioni soggettive. Essa costituisce anche la base per gli esercizi sulla percezione e l'interpretazione delle immagini stimolo che verranno in seguito descritte. La vignetta 10 è invece relativa all'assunzione di prospettiva. Evidenzia diversi elementi che possono permettere a Peter di orientarsi su se stesso e su come rivolgere la parola a Manuela. La vignetta 10 può perciò essere utilizzata sia in quanto permette di stabilire un rapporto con la propria quotidianità e con se stessi rispetto agli stimoli offerti, sia per introdurre la sottofase di compensazione.

Compensazione

Sulla base delle tematiche affrontate nelle sedute introduttive vengono trattate ora le strategie di *coping* per il miglioramento delle abilità relative alla percezione sociale e all'assunzione di prospettiva (cognizione sociale). A questo proposito, i partecipanti hanno l'occasione di sperimentare tali strategie attraverso esercizi di gruppo. L'obiettivo è che ciascun partecipante possa costruirsi un repertorio individuale di strategie utili ad implementare le abilità di percezione sociale.

Strategie di coping per la percezione sociale

Il riferimento concettuale è quello del sottoprogramma di "percezione sociale" della terapia psicologica integrata (IPT) (Roder et al., 2002; 2008a). Esso prevede l'utilizzo di due serie di diapositive/immagini standardizzate e validate (Fig. 2.16). La prima serie è composta da 40 diapositive (Roder et al., 2002), che sono state valutate riguardo al grado di complessità visiva, al carico emotivo e al possibile titolo. Il titolo riassume in modo conciso il contenuto dell'immagine. Le valutazioni sono riportate nell'allegato 9 (allegati 9a-g) e servono ai terapeuti come base decisionale per la selezione delle immagini. Si consiglia di cominciare con le immagini meno complesse e a basso contenuto emotivo. Anche la seconda serie (Roder et al., 2008a) è composta da 40 immagini che si differenziano dalla prima serie per il *focus* più marcato sulla rappresentazione delle interazioni sociali. L'espressione emotiva delle persone raffigurate è il punto centrale degli esercizi che utilizzano queste immagini e, peraltro, rappresenta la continuazione del lavoro svolto nel modulo A sulla decodificazione delle emozioni.

Anche per la valutazione di questa seconda serie di immagini si rimanda all'allegato 9 (allegati 9d-g): la seconda serie di diapositive prevede la valutazione della complessità cognitiva e del carico emotivo, oltre al riconoscimento dell'emozione di base e all'assegnazione di un titolo. Anche in questo caso i terapeuti scelgono l'immagine avvalendosi delle valutazioni sopra descritte (allegati 9d-g) e iniziano presentando immagini con un basso livello di complessità cognitiva e di carico emotivo.

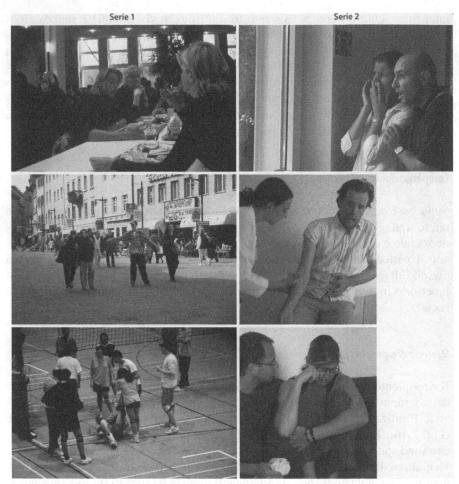

Fig. 2.16 Percezione sociale: esempi di immagini della prima e seconda serie (Roder et al. 2002, 2008a; per gentile concessione della Beltz-Verlags, Fotografie: V. Roder)

Differenza tra fatti reali e supposizioni

Per prima cosa i partecipanti vengono sensibilizzati a distinguere tra i fatti reali e le supposizioni. Entrambi sono particolarmente significativi per l'interpretazione di una situazione sociale. Viene approfondita così la ricaduta che le esperienze individuali hanno sulla percezione, in riferimento ai modelli del filtro e della memoria già trattati (fogli informativi 6 e 9). Per affrontare queste tematiche, si propone un semplice esercizio introduttivo, ben conosciuto e per lo più stimolante, che illustra in modo chiaro come possiamo venire influenzati in poco tempo direttamente dalle nostre stesse esperienze.

Esercizio introduttivo

Il terapeuta principale si rivolge ad un partecipante: "Le nominerò solo alcune parole. Si immagini queste parole in modo figurato e mi dica il colore che vede. Quindi, che colore ha la mia camicia (bianca)?" "Bianco" "Di che colore è il foglio informativo stampato che si trova davanti a lei?" "Bianco" "Di che colore è la neve?" "Bianco" "Di che colore è il latte?" "Bianco" "Di che colore è la mucca da cui proviene il latte?" "Bianco ..." La maggior parte di coloro che provano questo esercizio nominano quest'ultimo colore. Nel caso in cui la persona interrogata non risponda ciò che ci si aspetta, si chiede al gruppo, chi avrebbe risposto "bianco".

La differenza tra fatti reali e supposizioni viene approfondita ulteriormente tramite il foglio informativo 17 ("Le supposizioni non sono uguali ai fatti!"). Durante l'interpretazione dell'immagine riportata sul foglio informativo (serie di immagini 1; Roder et al., 2002) accade spesso che i partecipanti si cristallizzino su una delle seguenti ipotesi riguardanti l'uomo raffigurato che: a) indichi dalla finestra (un'auto o un uccello di passaggio), o b) indichi la televisione (su cui è trasmessa una partita di calcio in cui è appena stato fatto goal o commesso un fallo). I partecipanti vengono invitati a dimostrare la loro ipotesi argomentandola sulla base dei fatti (fonte di luce, mimica della donna, ecc.).

Percezione sociale in tre fasi

L'elaborazione delle immagini di entrambe le serie avviene in tre fasi:
1) Raccolta delle informazioni
2) Interpretazione e discussione delle informazioni
3) Assegnazione di un titolo

È necessario rispettare la sequenza delle tre fasi. Se, ad esempio, si inizia ad interpretare già nella fase di raccolta delle informazioni, c'è il rischio che informazioni importanti vengano ignorate o raccolte in modo impreciso e che durante la fase dell'interpretazione manchino come argomenti fondamentali per la discussione. Per questo motivo, alcuni partecipanti tendono a rimanere attaccati ai dettagli di un'immagine e in questo modo a consolidare una modalità inefficiente di percezione delle situazioni.

Fase 1: raccolta delle informazioni

Un'immagine con un basso livello di complessità e di contenuto emotivo (materiale proiettabile allegato 9) viene proiettata sul muro. Il terapeuta principale invita i singoli partecipanti a descrivere i contenuti dell'immagine. Qualora i partecipanti descrivessero soprattutto dei dettagli, si procederà a riassumerli. Il coterapeuta annota tutte le informazioni citate sulla lavagna a fogli mobili. Il terapeuta principale riassume i contributi dei partecipanti e/o assegna il compito a uno di loro. Le immagini complesse possono essere divise in parti; ad esempio,

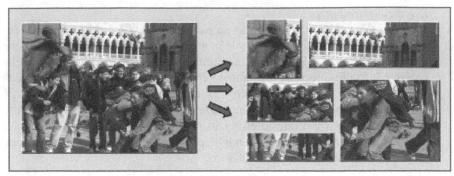

Fig. 2.17 Percezione sociale: nella fase di raccolta delle informazioni focalizzare l'attenzione su alcune parti dell'immagine (Fotografie: V. Roder)

il terapeuta principale può invitare un partecipante ad occuparsi dapprima solo del quadrante superiore sinistro per poi focalizzarsi anche su quello superiore destro e così via, oppure a prendere in considerazione prima lo sfondo poi il primo piano e così via (Fig. 2.17). Con questa tecnica il terapeuta principale guida l'attenzione sugli stimoli rilevanti. L'obiettivo è che i partecipanti imparino a distinguere gli stimoli rilevanti da quelli meno importanti.

Per concludere questa prima fase, si devono annotare sulla lavagna a fogli mobili le informazioni complete relative all'immagine. Queste vengono nuovamente riassunte in modo da fornire una visione d'insieme. Se già nella fase di raccolta delle informazioni i partecipanti fanno interpretazioni o supposizioni, queste vengono certamente rilevate dai terapeuti, tuttavia vengono messe in secondo piano e rinviate alla successiva fase di interpretazione e discussione.

> *Esempio*:
> "Questa è un'osservazione importante. Se capisco bene, si tratta in questo caso di un'interpretazione. Lei è d'accordo, se perciò mettiamo in secondo piano la sua osservazione per ora e ci ritorniamo più tardi?" Vogliamo raccogliere in un primo momento i dettagli dell'immagine. Il coterapeuta ha già annotato la sua osservazione nella colonna "interpretazione" sulla lavagna a fogli mobili.

Fase 2: interpretazione e discussione delle informazioni

Una volta che sono state raccolte in modo completo le informazioni, comincia la seconda fase: l'interpretazione dei contenuti dell'immagine. I terapeuti non dovrebbero proporre interpretazioni, nemmeno parziali. Il compito del terapeuta principale prevede i seguenti tre punti:

a. Facilitare l'interpretazione (se utile, attraverso la rappresentazione della situazione raffigurata nell'immagine in un *role-play*)

b. Dare fondamento all'interpretazione in base ai fatti raccolti nella prima fase

c. Incoraggiare la discussione

Per facilitare l'interpretazione, il terapeuta principale deve condurre la conversazione in modo strutturato e mettere a fuoco determinati contenuti dell'immagine, come nella fase di raccolta delle informazioni (p.es. "Lei ha appena detto che la persona sulla sinistra ha la bocca spalancata. Cosa potrebbe significare?"). Inoltre, come strumento terapeutico supplementare, i terapeuti possono proporre un *role-play* che permetta di rappresentare il contenuto dell'immagine. Questo utilizzo del *role-play* proviene dalla concezione IPT e persegue due obiettivi:

1. *Ridurre i problemi di comprensione*: quando i partecipanti manifestano difficoltà a capire il contenuto dell'immagine, cosa che avviene per lo più con fotografie complesse o ad elevato contenuto emotivo, la rappresentazione della scena attraverso il *role-play* permette ai partecipanti di apprendere i contenuti fondamentali dell'immagine e quindi di capirli meglio. La propria esperienza durante il *role-play* promuove la comprensione degli aspetti fondamentali di un'interazione sociale.

2. *Promuovere l'assunzione di prospettiva*: la rappresentazione della scena dell'immagine in gruppo aiuta i partecipanti a mettersi nei panni delle persone raffigurate nell'immagine e ad assumere la loro prospettiva. L'interpretazione, verso cui l'attenzione del partecipante coinvolto nel *role-play* deve rivolgersi, è qui a livello dei sentimenti, delle emozioni e dei rapporti tra le persone che vengono rappresentate ("Come si rapportano tra loro le figure principali? Come si sentono?"). Il focus è sulla differenziazione tra la percezione oggettiva dei fatti reali e le supposizioni soggettive dei partecipanti.

Il terapeuta principale chiede sempre le motivazioni che hanno portato alle interpretazioni fatte ("Su che cosa si basa la sua affermazione che le due persone nell'immagine parlano in modo concitato tra loro? Ci sono dimostrazioni in tal senso?"). Infine, il terapeuta principale stimola una discussione su ogni interpretazione proposta e motivata ("Che cosa pensano gli altri a riguardo? Siete arrivati alla stessa interpretazione? Ci sono delle possibilità di osservazioni alternative?"). Talvolta i partecipanti individuano informazioni rilevanti solo durante la fase dell'interpretazione. Queste vengono incluse in seguito nella lista delle informazioni.

Di norma vengono date due o tre interpretazioni alternative ai frammenti dell'immagine (è consigliabile non superare le tre interpretazioni). L'obiettivo non è tuttavia che i partecipanti si convincano di un'interpretazione, né che si individui quella "corretta", ma che i partecipanti imparino ad argomentare attraverso elementi concreti la propria interpretazione di fronte agli altri membri del gruppo. Se, ad esempio, due partecipanti danno fondamento alle loro differenti interpretazioni in modo convincente, entrambe le alternative di interpretazione vengono accettate come "corrette". L'obiettivo terapeutico non è rappresentato dal "giusto" o "sbagliato", quanto dall'acquisizione di un metodo che permetta di leggere l'immagine e gli aspetti relazionali raffigurati in modo corretto ed efficace. In questa fase, i terapeuti devono prestare attenzione al fatto che i singoli membri del gruppo non accettino semplicemente le opinioni altrui (interpretazioni) apparentemente "corrette", ma che piuttosto provino a ripercorrerle mentalmente, assumendo la prospettiva degli altri. Un partecipante può ad esempio essere invitato a spiegare con parole sue l'opinione di un altro membro del gruppo tramite le informazioni raccolte nella fase 1.

Fase 3: assegnazione di un titolo

Una volta che le Fasi 1 e 2 sono state sufficientemente trattate, il terapeuta principale invita ogni membro del gruppo a formulare un titolo per l'immagine. Il titolo deve essere conciso e far riferimento agli aspetti fondamentali dell'immagine. Generalmente le immagini trattano di interazioni tra persone, qualche volta anche di espressioni di emozioni. Titoli originali, come ad esempio giochi di parole, come si trovano nella pubblicità, possono essere accettati, purché si riferiscano al contenuto dell'immagine. I titoli proposti da ogni partecipante vengono annotati sulla lavagna a fogli mobili e infine discussi. Analogamente a quanto descritto nella Fase 2, i partecipanti vengono stimolati a spiegare i loro titoli con argomentazioni e sostenerli con fatti reali.

IMMAGINI:
Identificazione di un riferimento con la quotidianità e con se stessi
Dopo che si è lavorato, come sopra descritto, su un'immagine di entrambe le serie, viene promossa nei partecipanti – in contrapposizione al sottoprogramma di "percezione sociale" del metodo IPT –la consapevolezza del rapporto esistente tra i contenuti delle immagini, loro stessi e la loro quotidianità. Ogni immagine viene, quindi, messa in rapporto con le esperienze quotidiane corrispondenti e con la percezione di se stessi collegata a tali esperienze.

> *Possibili domande guida*:
> * "Conosco queste situazioni?"
> * "Quali emozioni, sentimenti e atteggiamenti ho percepito negli altri?"
> * "Che cosa ho vissuto?"
> * "Che cosa ho pensato e provato?"
> * "Come potevo evitarle e come ho reagito?"
>   Oppure nel caso in cui non siano state citate esperienze che abbiano a che fare con la situazione raffigurata:
> * "Come avrei reagito in una tale situazione?"

L'obiettivo è di associare i contenuti terapeutici e le immagini, con le esperienze quotidiane dei partecipanti, affinché essi possano mettere in discussione anche nella quotidianità i modelli di pensiero e percezione consolidati. È necessario stimolare i partecipanti a distinguere tra fatti "oggettivi" e supposizioni o ipotesi per poter contrastare il modello di percezione attivato automaticamente. I fatti oggettivi e le ipotesi individuali nell'elaborazione della percezione vengono annotati dal coterapeuta sulla lavagna a fogli mobili. In seguito, le ipotesi vengono sottoposte a un esame di realtà. Per prima cosa il terapeuta chiede agli altri partecipanti, se sono della stessa idea rispetto all'interpretazione della situazione o dell'interazione. Segue una discussione di gruppo in cui i terapeuti sostengono i partecipanti nel mettersi di volta in volta nei panni del partner dell'interazione ("Come reagirei, che cosa penserei o proverei, se fossi nel ruolo dell'altro? Avrei visto le cose esattamente allo stesso modo, come faccio ora?"). Nelle supposizioni (ipotesi) distorte o inadeguate, il gruppo cerca e infine discute ipotesi alternative. Questo esercizio si focalizza, tuttavia, sulla percezione delle interazioni sociali e non ancora sull'attribuzione causale di avvenimenti, che verranno affrontati per la prima volta nel modulo D.

Assumere il punto di vista di un altro

L'assunzione di prospettiva (teoria della mente) è già stata introdotta con le due serie di immagini (allegati 9a-g) e verrà ora ulteriormente approfondita. Il terapeuta, per prima cosa, riprenderà i contenuti relativi alle tecniche di percezione delle emozioni apprese del modulo A (fogli informativi 7 e 8) per chiarire ancora una volta che una decodificazione delle emozioni adeguata costituisce uno dei presupposti per l'assunzione di prospettiva.

> *Possibile esercizio introduttivo*:
> Come concordato con il terapeuta principale nella preparazione dell'incontro, il coterapeuta all'improvviso grida, si picchia con la mano sulla nuca (come se fosse stato punto da una zanzara) e poi impreca agitato. Il terapeuta principale chiede subito al gruppo: "Qualcuno sa che cosa è successo?". Generalmente i partecipanti capiscono subito che cosa potrebbe essere capitato al coterapeuta. L'obiettivo della discussione di gruppo è di cercare di capire per quale motivo i partecipanti sono giunti a questa corretta conclusione. Su che cosa si sono orientati? Quali fatti hanno utilizzato? È stata la propria esperienza con le punture di zanzare e la conseguente espressione emotiva (grida, irritazione), le sensazioni del corpo (dolore), le conseguenze dell'azione (ammazzare o cacciare la zanzara) e i commenti verbali ("Porca miseria, la zanzara!")?

Inoltre, viene distribuito e letto il foglio informativo 18 ("Mettersi nei panni di qualcun altro"). Viene nuovamente richiamata l'attenzione sulle differenze tra i fatti (realtà oggettive) e le supposizioni (ipotesi). L'obiettivo è di fare un elenco di fatti possibili, su cui ci si può basare nell'assunzione della prospettiva facendosi aiutare dalla propria esperienza. Esempi:
a. Regole sociali (p.es. "Tutti fanno così", regole del gioco)
b. Non-verbale:
   * espressione delle emozioni degli altri (p.es. mimica, gesti)
   * modalità di comportamento tipici (p.es. modelli di movimento, contatto visivo)
c. Verbale:

- contenuto dell'eloquio
- tono e velocità dell'eloquio

d. Condizioni della situazione (p.es. località, ambiente, altre cose presenti)

Le regole sociali servono solamente come supporti per l'orientamento nell'assunzione di prospettiva. La violazione delle regole sarà affrontata in seguito nel modulo C (schemi sociali). Si elencano sulla lavagna a fogli mobili i fatti raccolti come supporti all'orientamento nell'assunzione di prospettiva. Il terapeuta parla poi delle tecniche che facilitano le persone ad assumere la prospettiva degli altri.

La domanda guida può essere:
- "Che cosa mi aiuta nella quotidianità ad assumere la prospettiva (il punto di vista) degli altri, a mettermi nei loro panni?"

Le affermazioni dei partecipanti vengono nuovamente annotate sulla lavagna a fogli mobili. Per completare questo esercizio, servono il foglio informativo 18 ("Mettersi nei panni di qualcun altro"), già utilizzato in precedenza, e il foglio informativo 19 ("Possibili aiuti per potersi meglio mettere nei panni degli altri"). I partecipanti annotano sul foglio anche eventuali ulteriori elementi emersi precedentemente dalla discussione di gruppo.

Conformemente alla struttura del metodo INT, già presentata nel modulo A, i partecipanti a questo punto hanno la possibilità di svolgere esercizi di gruppo per provare a mettere in pratica le tecniche finalizzate all'assunzione di prospettiva, di cui si è parlato. Si illustrano qui di seguito tre esercizi:
1. Acqua, riflessi, montagne, centro storico, uccelli (materiale proiettabile 6a-c)
2. Frasi per l'assunzione di prospettiva (allegati 10a-b)
3. Sequenze di film

Esercizio 1: Acqua, riflessi, montagne, centro storico, uccelli
Il gruppo viene diviso in due sottogruppi *(team)*. Un *team* lascia la stanza per qualche minuto con il coterapeuta e svolge, durante questo periodo di tempo, alcuni facili esercizi (p.es. gli esercizi per la memoria visti precedentemente) o fa una pausa. Al gruppo rimasto nella stanza, il terapeuta principale mostra, tramite un proiettore un'unica immagine (immagine obiettivo) tratta dal materiale proiettabile 6a-c. Il compito di questo *team* è di descrivere l'immagine obiettivo nel modo più dettagliato e pregnante possibile e identificare le caratteristiche dell'immagine che potrebbero essere d'aiuto all'altro gruppo per riconoscere l'immagine obiettivo. I contributi di ogni partecipante vengono annotati sulla lavagna a fogli mobili. Uno o due membri di questo *team* riceve solo il compito di memorizzare le descrizioni fornite dell'immagine (sono permessi appunti) per presentarle in seguito all'altro *team*. Ci si esercita brevemente a fare la presentazione, che viene eventualmente completata e corretta dagli altri componenti del gruppo. In tal modo, questo *team* diventa il "gruppo emittente" delle informazioni sull'immagine obiettivo. Quando gli "emittenti" o "espositori" hanno

terminato di esercitarsi, il terapeuta principale toglie l'immagine proiettata e il secondo *team* viene invitato a rientrare nella stanza con il coterapeuta. Il *team* rientrato nella stanza diventa ora il "gruppo ricevente", al quale viene fatta una descrizione verbale dell'immagine obiettivo senza però poterla vedere. Al "gruppo ricevente" viene data l'indicazione di fissarsi e immaginare con gli occhi interni l'immagine descritta nel modo migliore possibile (immagine interna) e di riassumere quanto descritto con parole proprie. Dopodiché viene mostrata l'intera serie di immagini, simili tra loro (materiale proiettabile 6a o 6b). Il compito del "gruppo ricevente" consiste ora nell'avviare una discussione su ogni immagine mostrata, valutando se l'immagine appena presentata corrisponde all'immagine obiettivo. Il motivo per cui un'immagine non è ritenuta corrispondente all'immagine obiettivo deve essere argomentato. Gli errori di omissione o di scambio, così come anche le distorsioni del proprio ricordo vengono discusse. Una volta identificata l'immagine obiettivo, i due *team* si scambiano i ruoli assegnati in precedenza. Il grado di difficoltà dell'esercizio può essere variato sia attraverso la scelta dell'immagine obiettivo (più l'immagine obiettivo è simile a una o più immagini obiettivo, più è difficile l'identificazione!), sia attraverso la posizione nella successione della serie di immagini (più tardi è mostrata l'immagine obiettivo nella serie, più aumenta la possibilità di conclusioni errate). Il procedimento schematico dell'esercizio è rappresentato nella Figura 2.18.

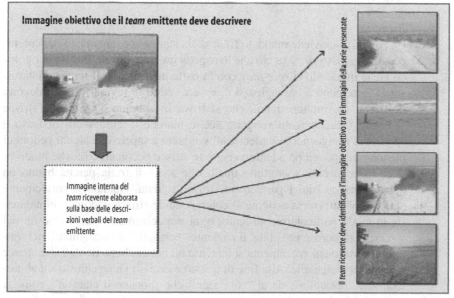

Fig. 2.18 Assunzione di prospettiva: esercizio "acqua, riflessi, montagne, centro storico, uccelli" (Fotografie: F. Perret e S. Schmidt, per gentile concessione)

2

Esercizio 2: Frasi per l'assunzione di prospettiva

Il materiale terapeutico è costituito da alcune carte su cui sono riportate una o due frasi, che descrivono una situazione appena vissuta da una persona (vedi allegati 10a-c). Sulla Figura 2.19 sono riportati alcuni esempi di frasi presenti su queste carte. Il metodo prevede due possibilità di utilizzo delle carte:

1) Un partecipante riceve una carta e legge ad alta voce al gruppo il testo che vi è sopra riportato. In gruppo viene poi discussa l'emozione che quella situazione può produrre ("Che cosa pensa e prova questa persona?"). Inoltre si cerca di stabilire un rapporto tra la situazione, l'esperienza personale e la quotidianità dei partecipanti ("Che cosa penserei e proverei e come reagirei io, se mi capitasse questa situazione nella mia vita?").

2) In gruppi con un alto livello di funzionamento, le situazioni descritte sulle carte possono essere rappresentate attraverso un *role-play*. In questo caso sono possibili due varianti:

   a) un partecipante riceve una carta e rappresenta la situazione descritta. Gli altri membri del gruppo provano poi a mettersi nei suoi panni e a riconoscere quali caratteristiche della situazione ha rappresentato, quali emozioni e sentimenti ha espresso e che cosa ha pensato.

   b) Alcune carte sono adatte anche per esercizi di gruppo, nei quali un partecipante "bersaglio" (cioè che svolgerà attivamente l'esercizio) fa un'esperienza simile ad una che potrebbe vivere nella vita di tutti i giorni, senza essersi prima preparato in alcun modo. Qui di seguito viene presentato un esempio di esercizio che si avvale della carta con la frase "Sto attraversando la strada sulle strisce pedonali, un'auto suona il clacson!".

Esempio

Un partecipante viene mandato fuori dalla stanza accompagnato dal coterapeuta, senza istruzioni su ciò che lo aspetta quando ritorna. Il resto del gruppo viene introdotto al *role-play* con la carta menzionata. Il terapeuta istruisce i partecipanti a immaginarsi di essere seduti in un'auto (di cui devono descrivere le caratteristiche), che si trova in colonna davanti alle strisce pedonali. Generalmente vengono scelte marche di automobili di lusso e sportive. Proseguendo, i partecipanti vengono a sapere che alcuni pedoni ci mettono troppo tempo ad attraversare le strisce pedonali, cosa che innervosisce i conducenti, soprattutto quelli che sono di fretta perché hanno un appuntamento. Tutti i partecipanti sono di fretta. Quando il partecipante "bersaglio" attraversa assieme al coterapeuta le strisce pedonali immaginarie in modo particolarmente lento, ogni partecipante suona il clacson nel modo più rumoroso possibile. Il paziente "bersaglio" è stato, infatti, nel frattempo istruito dal coterapeuta solamente ad andare lentamente sulle strisce pedonali immaginarie. Alla fine di questo esercizio viene chiesto sia al partecipante "bersaglio", sia ai "conducenti che suonano il clacson", come si sono sentiti, che cosa hanno pensato e come reagirebbero nella quotidianità, se venisse loro suonato il clacson sulle strisce pedonali o se dovessero aspettare per parecchio tempo in automobile in fila davanti alle strisce pedonali.

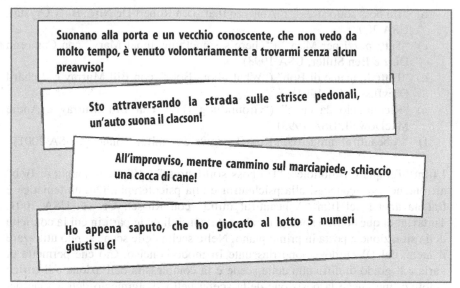

Fig. 2.19 Assunzione di prospettiva: esercizio con le frasi per l'assunzione di prospettiva

Esercizio 3: Sequenze di film
Viene proiettata ai partecipanti una scena di un film. Il terapeuta assegna poi ai
partecipanti i seguenti compiti:
1) descrivere in modo dettagliato la scena vista, con particolare attenzione agli attori
2) descrivere le caratteristiche degli attori motivandole sulla base dei fatti
   osservati nel film
3) interpretare l'azione, o l'interazione, in base ai fatti osservati nel film
4) immedesimarsi nell'azione mostrata nella scena e provare a descrivere, moti-
   vandolo, che cosa potrebbe essere accaduto nel film prima della scena presentata. "Qual è stato il contenuto del film che ha condotto alla scena mostrata?"
5) stabilire un rapporto tra i contenuti dell'esercizio, se stessi e le proprie esperienze nella quotidianità: come avrei reagito io in questa scena? Ho mai vissuto qualcosa di simile nella mia vita?
Per la filmografia si può ricorrere ai DVD in commercio. In linea di principio,
sono adatti la maggior parte dei film, a condizione che il contenuto non costitui-
sca una fonte di eccessivo stress per i partecipanti e non interferisca con la psicopatologia di alcuni membri del gruppo (come p.es. alcuni film polizieschi o
sui servizi segreti). Ciò presuppone che i terapeuti abbiano una buona conoscenza dei partecipanti e del quadro clinico che caratterizza ognuno di essi. Di norma
le commedie si adattano bene a questo tipo di esercizio.

Selezione di film consigliati e già utilizzati nel metodo INT:
 a) "Terapia e pallottole" ("Analyze This" con Robert De Niro, Billy Crystal,
     USA 1999)

2

b) "Un boss sotto stress" ("Analyze that" con Robert De Niro, Billy Crystal, USA 2002)
c) "Tutti pazzi per Mary" ("There's something about Mary" con Cameron Diaz e Ben Stiller, USA 1998)
d) "Tutte le manie di Bob" ("What about Bob?" con Bill Murray e Richard Dreyfuss, USA 1991)
e) "Ricomincio da capo" ("Groundhog Day" con Bill Murray e Andie MacDowell, USA 1993)
f) "A beautiful mind" (con Russel Crowe e Jennifer Connelly, USA 2001)

I film "Terapia e pallottole", "Un boss sotto stress" e "Tutte le manie di Bob" affrontano temi connessi alla psichiatria e alla psicoterapia. Questa tematica è trattata anche nel film "A beautiful mind" con Russell Crowe, USA 2001. Tuttavia, di questo film sono generalmente consigliate le parti in cui la comicità della situazione è posta in primo piano. Nella scelta delle scene si può utilizzare il menù del DVD, dove sono riassunte in modo conciso. Ciò che permette di variare il grado di difficoltà delle scene è la complessità dell'azione e il carico emotivo, ma anche la posizione della scena nello svolgimento dell'azione del film (più la scena è posizionata presto, minori sono le informazioni mancanti riguardo all'azione).

Ripristino

La sottofase di ripristino si propone di allenare le strategie apprese sulla percezione sociale e sull'assunzione di prospettiva, affinché esse possano essere consolidate e utilizzate in modo più spontaneo. A tal proposito, questa parte del modulo non prevede esercizi aggiuntivi. Si rimanda, piuttosto, all'utilizzo degli esercizi visti nella sottofase di compensazione. Le due serie di immagini previste per la percezione sociale (allegati 9a-g), le serie di immagini sull'assunzione di prospettiva (materiale proiettabile 6a-c), gli esercizi con i relativi materiali "frasi per l'assunzione di prospettiva" (allegati 10a-c) e le "sequenze di film" offrono un sufficiente materiale per permettere ai partecipanti di esercitare ripetutamente le abilità oggetto di questa sottofase. Il grado di difficoltà degli esercizi deve essere modulato e quindi può essere aumentato solo in modo lento e progressivo, come precedentemente descritto. Facendo riferimento ai fogli informativi 16-19, introdotti ed elaborati in questo modulo, è quindi a questo punto indicato invitare i partecipanti a compilare il foglio di lavoro 4 ("Le mie strategie utili per l'area...") prima di ogni singolo esercizio. Alla fine di questa parte dell'intervento, i partecipanti completano o correggono le autovalutazioni fatte inizialmente riguardo alle loro abilità di percezione sociale e di assunzione di prospettiva sul foglio di lavoro 11 ("Quanto sono capace di capire cosa sta succedendo in una situazione o una conversazione?").

Esercizi *in vivo* ed esercizi da svolgere autonomamente

Un esercizio *in vivo* di gruppo, che è affine sia con il contenuto della sottofase di ripristino, sia con quella di compensazione, è andare al cinema tutti insieme. Nel caso in cui questo non sia possibile per motivi organizzativi, è possibile stimolare i partecipanti ad andare a vedere un film da loro scelto in piccoli sottogruppi. La successiva discussione del film verrà condotta secondo le stesse modalità descritte per l'esercizio "sequenze di film". La differenza consiste solo nel fatto che in questo caso viene trattato un film intero e non solo una scena. Come ricordato nell'area terapeutica della cognizione sociale relativamente alla percezione delle emozioni (modulo A), anche in questo esercizio *in vivo* c'è il rischio che possa essere troppo attivante o fonte di eccessivo stress per i partecipanti. Molti dei partecipanti, infatti, evitano di andare al cinema, poiché lo ritengono troppo faticoso emotivamente. Perciò, a volte, è preferibile organizzare esercizi sulla percezione sociale e sull'assunzione di prospettiva meno attivanti o in ambienti più familiari.

Un esercizio da far svolgere autonomamente ai partecipanti potrebbe essere quello di provare a cambiare canale televisivo, soffermandosi su una trasmissione o un film già cominciati e cercando di comprendere di che cosa si tratta. Un altro esercizio da svolgere autonomamente è costituito dall'osservare le altre persone sull'autobus, in un ristorante, al parco, a casa o sul posto di lavoro, per identificare cosa e come comunicano tra loro (contenuti verbali e non-verbali). Per prepararsi agli esercizi da svolgere autonomamente o *in vivo*, è necessario prima compilare il foglio di lavoro 5 (esercizio da svolgere autonomamente). La successiva discussione segue le modalità di conduzione descritte nell'unità d'intervento precedente.

2.3.3   INT: modulo C

L'oggetto principale d'intervento dell'area terapeutica neurocognitiva del modulo C è rappresentato dalle funzioni esecutive quali il ragionamento ed il *problem solving* (aree funzionali). Il "ragionamento" include la flessibilità cognitiva e la costruzione di concetti, che sono, quindi, l'oggetto di intervento del modulo. Il concetto di *problem solving* comprende anche la capacità di pianificazione. Il requisito indispensabile per un intervento di successo in quest'area è l'acquisizione della capacita di *coping*, trattata nei moduli precedenti. Poiché, alcuni membri del gruppo potrebbero mostrare ancora alterazioni significative nelle funzioni cognitive di base e, pertanto, potrebbero manifestare maggiori difficoltà nell'acquisizione delle strategie di *coping* è importante richiamare e ripetere alcuni esercizi dei moduli A e B prima dell'inizio del modulo C.

L'obiettivo dell'area terapeutica della cognizione sociale del modulo C comprende interventi sugli schemi sociali. Le funzioni esecutive affrontate nell'area terapeutica neurocognitiva vengono introdotte nel contesto concreto dell'interazione sociale, con particolare attenzione alle regole e ai ruoli sociali coinvolti. La conoscenza, biograficamente acquisita e conservata nella memoria a lungo termine, riguardo ai ruoli e alle regole sociali sarà qui discussa anche nel contesto del piano d'azione e della stigmatizzazione dei partecipanti al gruppo.

2.3.3.1 Area terapeutica neurocognitiva: ragionamento e problem solving

---

MODULO C: AREA TERAPEUTICA NEUROCOGNITIVA: RAGIONAMENTO E PROBLEM SOLVING

1. **Sedute introduttive: ragionamento e problem solving**
 - Definizione dei termini: flessibilità cognitiva e costruzione di un concetto
 - Modello di rete semantica
 - Auto-percezione (profilo cognitivo)
 - Riferimento alla quotidianità e a se stessi: illustrazione clinica
2. **Sedute di lavoro**
 Compensazione
 - Ragionamento e individuazione delle strategie di *coping*
 - Atteggiamento orientato agli obiettivi e loro definizione
 - Ostacoli alla realizzazione degli obiettivi
 - Realizzazione degli obiettivi in 6 fasi
 - Realizzazione degli obiettivi individuali nella vita quotidiana
 - Pianificazione delle azioni
 - Costruzione di un concetto: trovare le parole giuste
 Ripristino
 - Esercitazione delle strategie di *coping* apprese:
 - ripetizione degli esercizi di gruppo
 - esercizi al computer
 Esercizi in vivo ed esercizi da svolgere a casa
 - Trasferimento delle strategie di *coping* a situazioni concrete della vita di tutti i giorni

---

Indicazioni
- Infrastrutture: stanza per l'intervento di gruppo e stanza dei computer; lavagna a fogli mobili; proiettore
- Materiale terapeutico: fogli informativi 3-15, 20-26; fogli di lavoro 4, 12-15; vignette 11, 12; allegati 1, 2, 5, 11-13
- Vignetta CogPack: esercizi LABIRINTI, ANAGRAMMI, TERMINI, CONFUSIONE, BILANCIA, PAROLE

• Modalità di intervento: discussioni di gruppo strutturate, esercizi di gruppo, esercizi con il computer individuali e in coppia

1. Sedute introduttive

Sedute introduttive: ragionamento

Definizione dell'area funzionale: ragionamento

Il concetto di pensiero costituisce l'oggetto di indagine di diversi ambiti scientifici. Il metodo INT pone l'attenzione sulla funzione neurocognitiva del pensiero e del ragionamento, che comprende la capacità di costruzione (verbale) di un concetto e la flessibilità cognitiva. La formazione di un concetto esprime la capacità di potere categorizzare e distinguere i diversi stimoli linguistici ed emozionali. La flessibilità cognitiva è la capacità di utilizzare l'appreso e quindi le conoscenze acquisite in modo flessibile e adeguato alle circostanze.

La risoluzione di problemi concreti e la sua pianificazione richiedono processi quali la costruzione di un concetto e la flessibilità cognitiva, funzioni cognitive che, insieme al *problem solving*, veranno affrontate in questo modulo. La definizione del concetto di ragionamento si intreccia e spesso si sovrappone a quella di pensiero.

Poiché la parola ragionamento viene spesso usato nel linguaggio comune e, in particolare, anche i soggetti con schizofrenia usano questo termine per descrivere i propri sintomi ("Non riesco a ragionare in modo chiaro") qui vengono proposte due modalità di conduzione del gruppo che consentono di raggiungere una definizione uniforme del concetto di ragionamento.

a) *Discussione di gruppo*: partendo dalla domanda chiave "Che cosa intende con il termine ragionamento?" si definisce il concetto in gruppo sulla base di esempi tratti dalla quotidianità portati dai partecipanti e supportati dall'attenta conduzione del terapeuta principale. I contributi dei partecipanti vengono quindi riepilogati e riportati dai coterapeuti sulla lavagna a fogli mobili e suddivisi in categorie. Questa variante più dispendiosa in termini di tempo può favorire l'attivazione e la motivazione dei partecipanti. La difficoltà principale è costituita dal fatto di dover concentrare l'attenzione sugli aspetti neurocognitivi del pensiero.

b) *Il terapeuta principale introduce la tematica* richiamando i temi cognitivi ad essa correlati trattati nei moduli A e B.

Possibile esempio introduttivo:
Oggi ci occupiamo del ragionamento. Si può dire che ogni essere umano ragiona. Ma cosa si intende con ciò? Conosciamo e utilizziamo questo ter-

mine nella vita quotidiana spesso in diversi modi". Alcuni dicono: "Se ragioniamo, siamo attivi, pensiamo a lungo, perciò ci stanchiamo" o "Il ragionamento richiede conoscenza! Chi sa meno cose su un tema, può elaborare pensieri meno buoni" oppure "Il ragionamento è logico, ma talvolta noi ragioniamo anche in modo spontaneo e automatico, cosa che non è affatto logica". Altri ancora dicono: "Il pensiero è la consapevolezza che acquisiamo dalle nostre idee e dalle nostre esperienze" e "Il cervello è la sede del ragionamento". Queste affermazioni sono, ovviamente, tutte corrette. La cosa che per noi qui è più importante è: il ragionamento consente l'elaborazione di concetti. Il ragionamento è anche l'applicazione flessibile di ciò che abbiamo imparato nel corso della vita. Ragionare significa essere in grado di associare nuove informazioni alle informazioni di cui siamo già in possesso.

Il terapeuta richiama quindi gli aspetti cognitivi precedentemente trattati, importanti per i costrutti oggetto di intervento di questo modulo: la costruzione (verbale) del concetto e la flessibilità cognitiva. A tal fine si utilizza il foglio informativo 20 ("Penso, dunque sono"), in cui viene posta l'attenzione sull'uso flessibile delle parole nel corso di un'interazione emotivamente stressante (Fig. 2.20). Dopo una lettura in gruppo del foglio informativo, viene chiesto ai partecipanti di individuare un nesso con la propria esperienza personale.

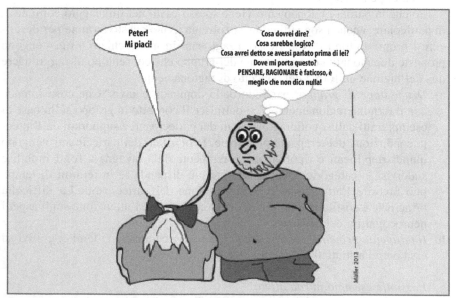

Fig.2.20 Foglio informativo 20: sull'importanza della flessibilità nella lingua parlata e nella costruzione di concetti in una conversazione ad alto contenuto emotivo (Müller, 2012)

Possibili domande guida:
- "Come avreste reagito in questa situazione? Avreste trovato le parole giuste?"
- "Avete già avuto esperienze simili? Cosa avete fatto in quella circostanza?".

Modello di rete semantica

La spiegazione della costruzione di un concetto verbale, già introdotta all'inizio del modulo, viene ora illustrata facendo riferimento alle connessioni della rete neurale del cervello, come modello di rete semantica. L'obiettivo è quello di evitare l'uso della terminologia neurologica e medica e di offrire, invece, ai partecipanti una spiegazione in forma esemplificata, sebbene possa essere difficile trovare le parole giuste per descrivere un modello di pensiero. A tal fine è a disposizione il foglio informativo 21 ("Pensare, ragionare, una faccenda per il cervello"). Gli aspetti teorici relativi al recupero e all'utilizzo delle informazioni contenute nella memoria sono spiegati dai modelli di rete semantica (ragionamento e flessibilità cognitiva). I contenuti della memoria secondo questo modello hanno sede nel cervello sotto forma di nodi di una rete neuronale. L'accesso alle informazioni memorizzate (rappresentazioni, concetti) viene effettuata attraverso l'attivazione di questo nodo e delle rappresentazioni ad esso associate.

L'obiettivo è che i partecipanti vadano incontro ad un miglioramento nella classificazione delle informazioni semantiche (costruzione di un concetto, costruzione di categorie). Per meglio illustrare il modello di rete semantica si propone, dopo la lettura del foglio informativo 21, il seguente esercizio di gruppo:

Il terapeuta principale menziona un concetto "stimolo" (p.es. auto, latte, danza, ecc.). I partecipanti sono invitati a proporre tutti i concetti semanticamente correlati che vengono loro alla mente. Questi, analogamente all'esempio riportato sul foglio informativo 21, saranno annotati sulla lavagna a fogli mobili, ove verranno evidenziati i collegamenti. In seguito i concetti, che sono direttamente correlati con il concetto stimolo (p.es. auto), vengono trascritti sulla lavagna in modo da essere in prossimità di quest'ultimo (p.es. ruote, assicurazione, veicolo), mentre i concetti che sono associati solo indirettamente o debolmente (p.es. bicicletta, nel suo essere un mezzo di trasporto) vengono annotati in una posizione più lontana. In questo modo, si costruisce, a partire dai concetti, una struttura su più livelli al cui centro si trova il concetto stimolo di partenza. Generalmente dopo la proposta del concetto stimolo (p.es. auto) vengono indicati dai partecipanti concetti che appartengono al primo livello di associazione (ruote, assicurazione, veicolo) seguiti da concetti del secondo (e del terzo) livello di associazione. Questo esercizio permette di far comprendere il funzionamento dei nodi neuronali durante il processo del ragionamento.

Promozione dell'auto-percezione

L'individuazione di un riferimento tra i contenuti terapeutici appena presentati e se stessi e la propria vita quotidiana viene favorito attraverso le medesime tecniche descritte nei moduli A e B. In primo luogo viene chiesto ai partecipanti di esprimere una valutazione rispetto alle proprie capacità di ragionamento apportando esempi di situazioni concrete o commenti tratti dalla loro vita quotidiana, per meglio caratterizzare il loro punto di vista. Le situazioni concrete menzionate vengono annotate sulla lavagna a fogli mobili. Ogni partecipante, inoltre, compila il foglio di lavoro 12 ("Come sono le mie capacità di ragionare nella vita di tutti i giorni?").

Illustrazione clinica

Viene proposta la lettura in gruppo della vignetta 11 ("Un film – due riassunti") a cui fa seguito una discussione di gruppo finalizzata all'individuazione, da parte di ciascun partecipante, di un riferimento tra i contenuti della vignetta, se stessi e la propria vita quotidiana. Qui l'accento è posto sul valore relazionale del ragionamento e sulla sua importanza nel processo comunicativo. La vignetta mostra due modalità di riepilogo di uno stesso film molto diverse tra loro: si chiede ad un partecipante di dire con quale descrizione si identifica meglio o quale sente più lontana dal suo modo di essere. A questo punto vengono, inoltre, riassunte le esperienze concrete dei membri del gruppo relative a quanto illustrato nella vignetta e sottolineate le risorse che sono risultate utili per una buona qualità del ragionamento. Le prime tre domande riportate di seguito promuovono la riflessione su se stessi, mentre le altre stimolano il riconoscimento di un nesso con la propria quotidianità.

> *Possibili domande guida*:
> - "Ci sono state situazioni in cui ho dovuto trovare le parole giuste per riassumere brevemente a qualcuno, in modo chiaro e comprensibile, un evento della mia vita?"
> - "È capitato tante volte?"
> - "In quali circostanze è andata bene, in quali ho avuto, invece, difficoltà?"
> - "È facile per me raccontare agli altri qualcosa, trovando le parole giuste?"
> - "Sono una persona che parla poco e ha difficoltà ad esprimersi?"
> - "Ci sono momenti in cui ho l'impressione che gli altri non mi comprendano?"
> - "I miei pensieri talvolta sono veloci e fantasiosi, ho molte idee ma è difficile per me esprimere i concetti principali in modo che gli altri mi possano capire?"

Infine attraverso un lavoro di gruppo vengono esplorati i punti di forza e di debolezza relativi alla capacità di ragionamento di ciascuno, facendo sempre riferimento a situazioni quotidiane concrete. Eventuali strategie di *coping* evidenziate dai partecipanti verranno accolte e approfondite, poi, nella sottofase di compensazione.

Sedute introduttive: problem solving

Viene quindi introdotta la seconda area funzionale dell'area terapeutica neuro-cognitiva: il *problem solving*. Le strategie di *coping* di questa area funzionale saranno sviluppate nella sottofase di compensazione, ove verranno trattate insieme a quelle relative al ragionamento.

Definizione dell'area funzionale: problem solving

Necessari per la definizione di *problem solving* sono la pianificazione, la preparazione c l'attuazione di azioni che consentono la realizzazione di un obiettivo. Questo approccio è in contrasto con le modalità spontanee di risoluzione di un problema, che non si avvalgono di un piano d'azione chiaro (per tentativi ed errori). Quindi l'attenzione di questo intervento terapeutico è concentrata sullo sviluppo di strategie volte alla risoluzione di un problema e sulla suddivisione in fasi del processo di *problem solving*. L'obiettivo generale è quello di sensibilizzare i partecipanti ad una modalità di ragionamento e di comportamento orientati all'obiettivo e alla soluzione di situazioni sentite come problematiche, in modo che gli obiettivi individuali possano essere meglio pianificati e attuati e le proprie esigenze possano essere meglio soddisfatte.

Possibile esempio introduttivo:
Per risolvere un problema della vita quotidiana abbiamo bisogno di utilizzare due aspetti del ragionamento descritti precedentemente. Ora, come possiamo definire un problema e cosa intendiamo per soluzione di un problema? Si tratta di qualcosa di astratto: un problema nasce dalla discrepanza tra ciò che è e ciò che dovrebbe essere. Il superamento di questa discrepanza o il raggiungimento dello stato finale è dunque la risoluzione del problema. Poniamo ad esempio che le nostre scarpe siano rotte (stato di fatto), avremmo, pertanto, bisogno di un nuovo paio di scarpe (stato finale). La domanda "Come posso disporre di un nuovo paio di scarpe?" definisce il problema. Per la risoluzione del problema abbiamo due possibilità:
a) possiamo, in modo spontaneo, cercare di risolvere il problema per tentativi ed errori, così da comprare le scarpe da qualche parte e in qualche modo, senza alcun ragionamento preliminare. Lo svantaggio consiste nel fatto che non abbiamo alcuna garanzia di arrivare ad avere delle scarpe nuove in breve tempo;
b) pianifichiamo la soluzione del problema, definendo prima l'obiettivo concreto da raggiungere (p.es. ottenere delle scarpe invernali nere, foderate, che non siano troppo costose), identificando le possibili difficoltà

2

che potremmo incontrare nella pianificazione (ho bisogno dei biglietti della metropolitana per andare in centro in città, solo domani ho un po' di tempo libero, ecc.) e formulando diverse strategie alternative, specificando quando, come e dove potremmo acquistare il nuovo paio di scarpe ("Nel fine settimana vado con mia sorella o con un amico in centro in uno dei tre negozi di scarpe che conosco").

È importante evidenziare le risorse e le difficoltà di ciascuno rispetto al *problem solving*, poiché nella sottofase di compensazione l'intervento verterà sull'implementazione delle risorse. Inoltre, ci si può soffermare anche sulla distinzione tra i problemi che richiedono una pianificazione per poter essere risolti e quelli che si avvalgono di una soluzione spontanea.

Promozione dell'auto-percezione

Ancora una volta i partecipanti vengono aiutati a mettere in relazione il *problem solving* con la propria esperienza personale nella vita quotidiana; a tal fine viene chiesto loro di valutare la propria capacità di *problem solving* e di descrivere situazioni concrete a supporto delle loro valutazioni. I contributi derivanti dai membri del gruppo vengono quindi riportati sulla lavagna a fogli mobili e ciascuno, infine, deve compilare il foglio di lavoro 13 ("Com'è la mia capacità di risolvere i problemi?").

Illustrazione clinica

La vignetta 11 ("Un film – due riassunti") viene usata come strumento per stimolare il riconoscimento delle risorse e dei punti di forza, ma anche i punti di debolezza dei partecipanti. La storia del protagonista Peter viene letta e discussa all'interno del gruppo, paragrafo per paragrafo, e si cerca nuovamente di favorire la creazione di un riferimento tra i contenuti della storia e l'esperienza dei singoli membri nella propria quotidianità.

   Possibili domande guida:
   • "Cosa devo fare se voglio andare al cinema? Mi affido agli amici, colleghi o conoscenti, che hanno organizzato l'uscita al cinema e che hanno anche scelto il film? Quale può essere il mio contributo? Oppure, cosa mi impedisce di andare al cinema?"
   • "È facile per me scegliere qualcosa, essere attivo? Che cosa mi limita in tal senso?"
   • "Affronto e tento di risolvere i problemi della vita quotidiana oppure tendo a "chiuderli in un cassetto" per non pensarci più? Per quale motivo mi succede questo?"

Vengono quindi richiamati i punti di forza e di debolezza evidenziati in precedenza, relativi alla risoluzione dei problemi e vengono accolte le possibili strategie di gestione delle difficoltà, che verranno poi approfondite nella sottofase di compensazione.

Fattori in grado di influenzare la capacità di ragionamento e di problem solving

Sulla base delle esperienze concrete della vita quotidiana dei partecipanti si cerca di evidenziare i possibili fattori in grado di interferire e limitare la qualità del ragionamento e la capacità di *problem solving*. Nel caso in cui fossero state menzionate poche situazioni o esperienze troppo specifiche è consigliabile procedere individuando, attraverso una discussione di gruppo, altre situazioni possibili.

- *Organizzazione del tempo libero*: hobby, attività, stile di vita quotidiano, interessi, ecc.
- *Contesto lavorativo*: collaborazione con i colleghi, gestione delle pause, istruzioni del capo, orario di lavoro, conflitti, ecc.
- *Contesto abitativo*: rapporti con i coinquilini e con i vicini di casa, economia domestica, spese, ecc.
- *Relazioni interpersonali*: mantenere contatti, parlare con i colleghi, prendere una posizione, esprimere un'emozione a qualcuno, ecc.

L'obiettivo è quello di sensibilizzare i partecipanti al riconoscimento dei fattori che possono influenzare la capacità di ragionamento e specialmente di *problem solving*. A tal fine viene distribuito il foglio informativo 22 ("Che cosa influenza la nostra capacità di ragionare e di risolvere problemi nella quotidianità?"), ove sono descritti i fattori che possono influenzare le capacità di ragionamento e di *problem solving*, quali lo stato d'animo, lo stress, la velocità di elaborazione delle informazioni, la memoria e l'attenzione. Un'ulteriore funzione del foglio informativo 22 è quella di evidenziare un collegamento con i moduli A e B e di mostrare ai partecipanti "il filo conduttore" che accompagna lo svolgimento di tutto il metodo INT. Inoltre, i partecipanti possono completare il foglio informativo aggiungendo ulteriori fattori derivanti dalla loro esperienza personale. Tutti i fattori evidenziati costituiscono il presupposto per la sottofase di compensazione che viene ora presentata. Un'eccezione è rappresentata dallo stress, le cui tecniche di gestione saranno oggetto di trattazione del modulo D.

2.   Sedute di lavoro

Compensazione

Nella sottofase di compensazione (area terapeutica neurocognitiva) le aree funzionali del ragionamento e del *problem solving* vengono trattate insieme. Il *pro-*

blem solving è definito qui come il ragionamento manifestato nella pianificazione e nell'attuazione di un'azione concreta. In primo luogo viene introdotto il pensiero orientato all'obiettivo e alla sua realizzazione, che costituisce il presupposto per la risoluzione del problema. Ad esso fa seguito l'individuazione della difficoltà a trovare delle parole giuste all'interno del contesto sociale. Tale difficoltà riguarda l'interazione sociale e costituisce il collegamento con l'area terapeutica della cognizione sociale e con l'area funzionale relativa agli schemi sociali.

Atteggiamento orientato all'obiettivo

In primo luogo è necessario chiarire al gruppo gli obiettivi dell'intervento: si tratta di raggiungere un obiettivo, piuttosto che risolvere un problema. Il *problem solving* viene riformulato come processo finalizzato al raggiungimento di un obiettivo definito in precedenza. L'obiettivo è che i partecipanti sviluppino un atteggiamento e una modalità di ragionamento volti al raggiungimento di un dato obiettivo. A tale scopo può essere proposto il seguente esercizio di gruppo (allegato 11):

> *Esercizio di gruppo con i fiammiferi*
> Il terapeuta principale porta una scatola di fiammiferi o di stuzzicadenti. Egli compone una figura o una equazione numerica e assegna un compito come illustrato nella Fig. 2.21 ("Esercizio di gruppo con i fiammiferi"). Le solu-

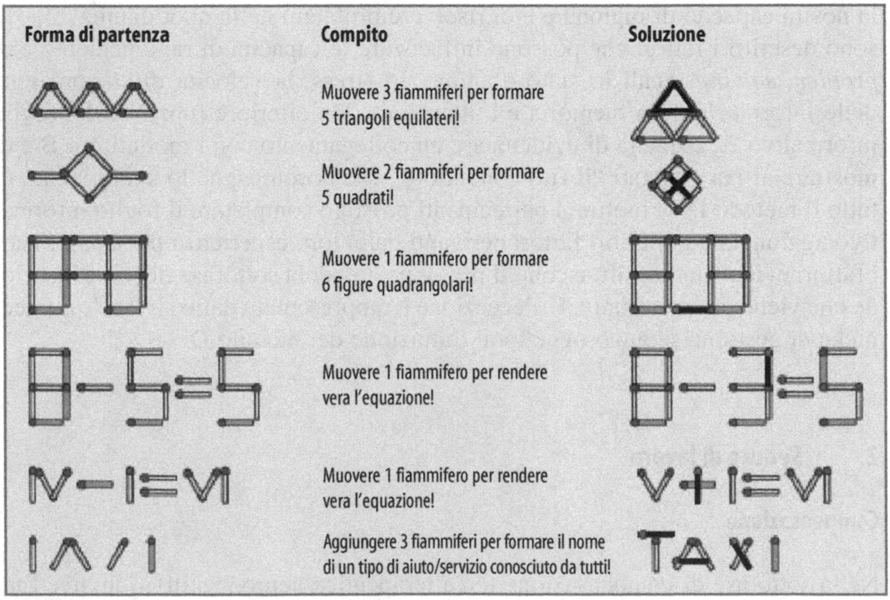

Forma di partenza	Compito	Soluzione
	Muovere 3 fiammiferi per formare 5 triangoli equilateri!	
	Muovere 2 fiammiferi per formare 5 quadrati!	
	Muovere 1 fiammifero per formare 6 figure quadrangolari!	
	Muovere 1 fiammifero per rendere vera l'equazione!	
	Muovere 1 fiammifero per rendere vera l'equazione!	
	Aggiungere 3 fiammiferi per formare il nome di un tipo di aiuto/servizio conosciuto da tutti!	

Fig. 2.21 Esercizio di gruppo con i fiammiferi

zioni sono riportate nella colonna di destra. In questa fase, il gruppo cerca di
risolvere in autonomia l'esercizio assegnato. Il terapeuta principale successivamente guida il gruppo affinché ciascuno riesca a:

- definire in modo preciso l'obiettivo che è stato richiesto di raggiungere
  (come dovrebbe essere la figura o l'equazione dopo gli spostamenti dei
  fiammiferi richiesti)
- riassumere i mezzi a disposizione e le regole a disposizione (quanti fiammiferi possono essere spostati o aggiunti?)
- stabilire le possibili strategie per raggiungere l'obiettivo (quali sono i
  fiammiferi migliori da spostare e perché?)
- orientare il consenso del gruppo verso la scelta di una di queste strategie.

Dopo la risoluzione di uno o due esercizi, il terapeuta principale chiede al
gruppo di evidenziare cosa è stato utile per la risoluzione dell'esercizio e
cosa invece è stato di ostacolo. È stato possibile sviluppare delle strategie?
Inoltre, viene chiesto, se ciascuno all'interno del gruppo ha avuto la possibilità di esprimere il suo punto di vista rispetto alla risoluzione dell'esercizio e qual è la differenza tra lo svolgimento di un esercizio in gruppo e lo
svolgimento individuale.

Ostacoli alla realizzazione degli obiettivi

Nell'ambito delle sedute introduttive, così come nell'esercizio precedentemente illustrato sono stati evidenziati i possibili ostacoli e le difficoltà che i
partecipanti hanno sperimentato rispetto al raggiungimento degli obiettivi. Il
terapeuta principale deve tenere in considerazione le autovalutazioni dei partecipanti, in particolare quelle relative all'area funzionale del ragionamento e
del *problem solving* (fogli di lavoro 12 e 13), in quanto queste costituiscono la
sintesi del profilo cognitivo di ogni partecipante rispetto a ciascuna delle due
aree funzionali, e ne contengono i punti di debolezza e i punti di forza. Il terapeuta principale è quindi chiamato a riassumere i punti di debolezza emersi,
relativamente al ragionamento e al *problem solving*, ma è importante che al
contempo ricordi al gruppo che non ha mai incontrato persone il cui profilo
fosse costituito esclusivamente da punti di forza. L'obiettivo consiste nell'incoraggiare i partecipanti a sviluppare, attraverso lo svolgimento di alcuni esercizi, delle strategie di *coping* volte a migliorare le capacità in cui risultano
essere più deboli.

I fattori in grado di influenzare le capacità di ragionamento e *problem solving*
elencati sul foglio informativo 22 ("Che cosa influenza la nostra capacità di
ragionare e di risolvere i problemi nella quotidianità?"), eventualmente integrati
dai contributi dei singoli partecipanti, vengono ora trattati come potenziali ostacoli alla realizzazione dei propri obbiettivi e vengono pertanto discusse ed elaborate adeguate strategie di *coping* volte alla loro riduzione.

Carico emotivo

Possibile esempio introduttivo:

Quando dobbiamo affrontare una situazione o un problema che produce in noi uno stress emotivo troppo elevato, in quanto la soluzione di quel problema è particolarmente importante o attiene a qualcosa che ci è molto vicino emotivamente, lo stato di tensione che sperimentiamo può impedirci di risolvere il problema. Il modo più semplice e rapido per alleviare lo stress sarebbe quello di ignorare il problema ("Tattica dello struzzo: mettere la testa sotto la sabbia"). Purtroppo questa strategia non risolve il problema che, al contrario, rischia di ripresentarsi in modo ancora più gravoso. È quindi preferibile identificare le difficoltà a realizzare l'obiettivo e cercare di pianificare una soluzione. A tal fine è importante ridurre la tensione, ad esempio, attraverso le strategie di seguito illustrate, volte a prendere le distanze dal problema:

a) concedersi del tempo, fare una pausa, distrarsi
b) auto-esortarsi, pronunciare tra se e se frasi positive per calmarsi ("Ce la posso fare, sono in gamba, troverò una soluzione, ecc.")
c) chiedere un consiglio a qualcuno ("Io non sono solo!"), per alleggerire la pressione

Stato d'animo

Possibile esempio introduttivo:

"Talvolta, non abbiamo semplicemente alcuna voglia di romperci la testa su un problema". In questo caso abbiamo due opzioni: o spostiamo la gestione del problema ad un momento successivo, nella speranza che andrà meglio, o cerchiamo di motivarci ad affrontare il problema. Il rischio associato all'opzione "Spostare in avanti nel tempo" è di allontanare i problemi da sé. Spesso l'unico modo per evitare questa condizione è darsi delle date fisse e delle scadenze, un po' come succedeva ai tempi della scuola. Oppure: "Come motivarci?" Talvolta è di aiuto ricompensarsi con qualcosa. Aiuta anche tenere in considerazione il benessere e la tranquillità conseguenti alla conclusione della gestione di un problema!

Stress

Le tecniche di gestione dello stress sono oggetto di approfondimento del modulo D. Vengono qui però affrontate alcune strategie di *coping* e suggerimenti proposti dai partecipanti, a cui viene anticipato che tali argomenti verranno trattati in modo più esaustivo nel modulo D.

Difficoltà di concentrazione e di memoria

Ci sono deficit cognitivi di base che ostacolano le funzioni esecutive, per il cui miglioramento è consigliabile richiamare le strategie di *coping* già trattate nei moduli A e B (fogli informativi 3-15). Nel caso di problemi cognitivi di questo tipo è necessario un ripasso delle strategie già discusse.

Vengono ora affrontate tutte quelle difficoltà che sono direttamente associate al modello del *problem solving* e al raggiungimento di un obiettivo e che pertanto riguardano il processo del *problem solving* e la realizzazione di un obiettivo. A tal fine è disponibile il foglio informativo 23 ("Difficoltà a raggiungere un obiettivo"), in cui sono riassunte le possibili difficoltà nel raggiungere un obiettivo, a partire da quelle relative alla definizione degli obiettivi, a quelle riguardanti la pianificazione e l'attuazione di una soluzione volta al raggiungimento dell'obiettivo stesso. Ai partecipanti viene chiesto, dopo la lettura in gruppo del foglio informativo 23, di raccontare, relativamente alle difficoltà elencate, le proprie esperienze in merito al lavoro, al tempo libero, alla casa e alle relazioni interpersonali. A questo punto viene introdotto un modello in sei fasi, volto alla realizzazione dei propri obiettivi.

Strategie di coping per migliorare la realizzazione degli obiettivi: problem solving

L'obiettivo consiste nel preparare, dal punto di vista cognitivo, i partecipanti al riconoscimento e alla realizzazione dei loro desideri di cambiamento nella vita di tutti i giorni. A tal fine viene introdotto un modello standardizzato di *problem solving*. Esso si ispira al modello, che viene applicato nell'ultimo sottoprogramma della terapia psicologica integrata (IPT; Roder et al., 2008a; 2010). Per le ragioni sopra indicate, viene qui utilizzato il concetto di realizzazione di un obiettivo (al posto del concetto di risoluzione di un problema).

La realizzazione di un obiettivo prevede sei fasi:
1) Definizione dell'obiettivo
2) Formulazione delle soluzioni alternative per la realizzazione dell'obiettivo
3) Valutazione delle alternative e delle conseguenze di ciascuna
4) Scelta dell'alternativa migliore
5) Pianificazione e applicazione della soluzione scelta
6) Valutazione dei risultati

Le sei fasi della realizzazione dell'obiettivo sono riassunte sul foglio informativo 24 ("Fasi per la realizzazione di un obiettivo") e vengono di seguito descritte.

1) Definizione dell'obiettivo
Per prima cosa bisogna aiutare i partecipanti ad imparare a distinguere tra le ipotesi, le supposizioni, le impressioni e i dati di fatto. I problemi complessi vengono scomposti in sotto-problemi al fine di renderli effettivamente affrontabili. L'obiettivo è quello di promuovere nei partecipanti atteggiamenti orientati al cambiamento e capacità di formulare obiettivi concreti, realistici e quindi effettivamente perseguibili. I soggetti schizofrenici possono incontrare difficoltà specifiche connesse con la malattia: le percezioni tendono a confondersi con le supposizioni e con le convinzioni – anche rispetto ai problemi reali – e questo rende molto difficile la realizzazione di un obiettivo. Inoltre la resistenza al cambiamento è un altro aspetto da tenere presente. Per questo motivo il processo di rea-

2

lizzazione di un obiettivo inizialmente si propone di migliorare la comprensione del problema da parte dei partecipanti, per motivarli poi verso il cambiamento e per assisterli nella definizione di obiettivi realistici. In genere è di aiuto evidenziare gli aspetti positivi derivanti dalla realizzazione di un obiettivo ("Come si sentirebbe, se avesse realizzato l'obiettivo?"). Qui di seguito viene presentato un esempio tratto da un gruppo condotto con il metodo INT.

Esempio:
Il terapeuta descrive al gruppo un problema relativo alla sua vita: egli vorrebbe andare a vedere il campionato europeo di calcio che verrà disputato nella sua città natale. Il problema consiste nel fatto che si sente in difficoltà a lasciare sua moglie da sola ed inoltre non ha i biglietti per le partite più interessanti e teme siano esauriti. Il gruppo individua una parte del problema: procurarsi un biglietto per la partita di calcio.

2) Formulazione delle soluzioni alternative per la realizzazione dell'obiettivo
Alla definizione di un obiettivo individuale fa seguito la seconda fase che prevede lo sviluppo e la formulazione di possibili alternative per la realizzazione dello stesso. La flessibilità cognitiva viene qui rappresentata sotto forma di *brain storming*, che permette l'elaborazione di molte diverse alternative, in questa fase non ancora valutate. Ciò significa che i terapeuti devono rinforzare tutte le alternative proposte, anche le più fantasiose. La formulazione delle alternative ha luogo inizialmente all'interno del gruppo, ma successivamente i singoli partecipanti saranno chiamati a generare autonomamente le diverse soluzioni volte alla realizzazione del loro obiettivo.

Esempio:
Nell'ambito di un *brain storming* vengono identificate con il contributo di tutto il gruppo le seguenti soluzioni alternative per la realizzazione dell'obiettivo:
a) il terapeuta giunto allo stadio ipnotizza il controllore dei biglietti
b) il terapeuta dice al controllore dei biglietti che deve entrare per motivi legati alla terapia di un suo paziente
c) il terapeuta entra nello stadio illegalmente arrampicandosi dalla finestra del bagno
d) il terapeuta acquista un biglietto (rincarato) al mercato nero poco prima dell'inizio della partita
e) il terapeuta cerca di acquistare via Internet un biglietto in offerta

3) Valutazione delle alternative e delle conseguenze di ciascuna
Una volta raccolte le soluzioni alternative per la realizzazione dell'obiettivo, si procede con la valutazione di ciascuna di esse e con l'analisi delle conseguenze che ciascuna potrebbe avere. La valutazione dovrebbe, come già detto, essere razionale, tenere conto dei propri bisogni e desideri, e dovrebbe portare a soluzioni realmente

perseguibili. In particolare, la valutazione delle conseguenze di un'alternativa aiuta i partecipanti a esaminare realisticamente le alternative a disposizione e ad anticipare meglio le possibili difficoltà. Le diverse alternative vengono quindi valutate singolarmente, in modo che l'interessato (cioè il soggetto che deve raggiungere l'obiettivo) ne tragga il massimo vantaggio. Si consiglia di utilizzare una scala di valutazione con un punteggio da 1 a 10 o da 1 a 100 come illustrato nel seguente esempio.

Esempio:
Il terapeuta, una volta riportate tutte le alternative sulla lavagna a fogli mobili chiede ai partecipanti di attribuire un punteggio da 1 a 10 a ciascuna soluzione laddove 10 significa "potrei benissimo immaginare di fare questo".

4) Scelta dell'alternativa migliore
La scelta di una alternativa deve basarsi sulla precedente valutazione individuale e la scelta finale deve soddisfare l'interessato. Il terapeuta principale dovrebbe cercare di aiutare i partecipanti a prendere misure correttive rispetto ad eventuali soluzioni non realistiche e supportare loro nell'anticipazione di potenziali difficoltà e nella stima della probabilità di successo. Solo l'alternativa e) "Il terapeuta cerca di acquisire via Internet un biglietto in offerta" dell'esempio riportato sopra, riceve 10 punti dal terapeuta e viene quindi scelta.

5) Pianificazione e applicazione della soluzione scelta
Stabilita una soluzione per la realizzazione dell'obiettivo, si procede alla sua applicazione pratica. Questo passaggio prevede una pianificazione dettagliata. Nel caso in cui ci si confronti con soluzioni complesse è possibile scomporle in sottofasi da ordinare sequenzialmente. Qui di seguito viene presentato un esempio in cui vengono evidenziate le difficoltà relative a ciascuna sottofase.

Esempio:
La ricerca di un biglietto per il campionato via Internet, è stata suddivisa nelle seguenti sottofasi di azione:
a) chiedere a qualcuno, come e dove è possibile procurarsi un biglietto via Internet
b) valutare il costo massimo (quanto dovrebbe costare?)
c) valutare domanda e offerta: in quali circostanze costa meno?
d) fare un'offerta
e) domandare quando e dove viene consegnato il biglietto
f) andare allo stadio

6) Valutazione dei risultati
Una volta applicata la soluzione scelta, segue una seduta finalizzata alla valutazione dei risultati. I partecipanti hanno l'opportunità di raccontare le loro esperienze ed è importante rinforzare qualsiasi approccio utilizzato per la realizzazione concreta del proprio obiettivo. Insuccessi o blocchi vengono inter-

2

pretati non come un fallimento, ma come un passaggio necessario per apportare correzioni e miglioramenti alle proprie modalità di comportamento. Ciò significa che il partecipante interessato viene guidato attraverso il modello per "la realizzazione di un obiettivo" dal punto 3 ("Valutazione delle alternative e delle conseguenze di ciascuna") e, se necessario, corregge le valutazioni o seleziona una delle alternative precedentemente identificate, tra quelle che aveva considerato valide.

Esempio:
Il terapeuta racconta dell'acquisto complicato del biglietto e, infine, della bella partita di calcio.

A questo punto è possibile proporre due esercizi molto differenti che permettano ai partecipanti di sperimentare per la prima volta il modello per la realizzazione di un obiettivo. Da un lato, l'esercizio di gruppo con i cubi sul *problem solving* astratto, dall'altro l'esercizio individuale per la realizzazione dell'obiettivo nella vita di tutti i giorni.

Esercizio con i cubi
Nell'allegato 12a è disponibile la riproduzione di un cubo colorato (da costruire), che deve essere stampato 9 volte e ritagliato; le 9 copie adeguatamente tagliate possono essere facilmente piegate e incollate nelle pieghe prestabilite, in modo da permettere la costruzione di 9 cubi tridimensionali. L'esercizio è descritto nell'allegato 12b. Quattro dei 9 cubi vengono disposti secondo uno schema prestabilito all'interno del gruppo. I modelli (cioè le figure che devono essere riprodotte con i cubi) devono essere stampati in precedenza (allegato 12c: esercizi 12.1-12.20) e devono essere disposti e presentati secondo una difficoltà crescente. I modelli 12.1-12.10 prevedono l'uso di 4 cubi, laddove il 12.9 e 12.10 sono tali da non potere essere riprodotti con i cubi a disposizione. L'obiettivo è che i partecipanti riconoscano: a) che il modello non può essere realizzato e b) che ne spieghino le motivazioni. I modelli 12.11-12.20 richiedono 9 cubi. Gli ultimi due modelli 12.19 e 12.20 possono essere realizzati solo in maniera tridimensionale, ponendo due cubi (12.19) o 1 cubo (12.20) sugli altri 7 o 8 cubi, in modo che il modello sia riprodotto in prospettiva. A questo punto vanno proposti al gruppo al massimo 2-3 modelli. L'esercizio verrà in seguito ripetuto nella sottofase di ripristino. Il terapeuta dovrebbe cercare di coinvolgere tutti i partecipanti nel processo di risoluzione dell'esercizio con i cubi. È importante, pertanto, favorire l'elaborazione in gruppo di possibili strategie per lo svolgimento dell'esercizio (p.es. iniziare dall'angolo superiore sinistro, suddividere il modello in quadrati, ecc.). Questo esercizio può essere svolto come una gara in cui si divide il gruppo in due parti e ciascun sottogruppo conta ad alta voce i secondi necessari all'altra squadra per risolvere il compito.

Esercizio individuale per la realizzazione dell'obiettivo nella vita di tutti i giorni
Questo intervento riguarda il modello per la realizzazione di un obiettivo appli-

cato ad un problema individuale vissuto nella vita quotidiana. L'obiettivo è che ogni partecipante riconosca almeno un problema relativo alla propria quotidianità e lo trasformi in un obiettivo personale. Fatta eccezione per l'applicazione della soluzione scelta, l'elaborazione dell'obiettivo e le sedute di valutazione dei risultati si svolgono all'interno del gruppo. Questo intervento richiede in genere più sedute. Nella maggior parte dei casi è possibile lavorare solo su uno o due situazioni problematiche per seduta. Tra una seduta e l'altra ai partecipanti viene richiesto di mettere in pratica l'eventuale soluzione scelta. Nell'ambito della seduta successiva si valutano i risultati, si procede con i *feedback* e si affrontano le difficoltà incontrate. Inoltre i partecipanti ricevono come potenziale aiuto il foglio di lavoro 14 ("Il mio obiettivo personale"). La principale difficoltà nello svolgimento di questo esercizio consiste nell'individuazione, nella fase iniziale, di obiettivi realistici e quindi effettivamente perseguibili. Spetta dunque al terapeuta guidare i partecipanti nell'identificazione di obiettivi realizzabili in breve tempo. Esempi tratti da esperienze reali sono: migliorare i contatti sociali, far valere i propri diritti, pianificare una nuova attività per il tempo libero, ottenere la patente ecc...

Pianificazione di un'azione

A causa delle difficoltà incontrate da alcuni partecipanti nella pianificazione di una soluzione e nella suddivisione in sottofasi, è importante approfondire la flessibilità cognitiva come completamento del modello di realizzazione di un obiettivo. L'obiettivo è quello di creare, partendo da esempi concreti della vita quotidiana dei partecipanti, delle sottofasi e di riordinarle in modo sequenziale, affinché la loro applicazione permetta di raggiungere l'obiettivo. A differenza degli obiettivi sociali più complessi (come gli schemi sociali), che verranno trattati nell'area terapeutica della cognizione sociale, qui gli esempi si limitano a contenuti puramente cognitivi. Come supporto per i partecipanti viene fornito il foglio informativo 25 (vedi p. 256). Per consentire ai partecipanti una prima esperienza con la pianificazione di un'azione suddivisa in sottofasi o in piccoli passaggi intermedi può essere svolto il seguente esercizio di gruppo:

Sugli allegati
Sugli allegati 13a-p sono elencate delle azioni scomposte in sottofasi, che devono essere organizzate secondo una corretta sequenza (istruzione: "Qual è la sequenza delle seguenti azioni più adatta per ...?"). Per il primo esercizio "Cuocere la pasta" (allegato 13a), ciascuna delle 11 sottofasi (A1-11) è stata trascritta su una scheda separatamente, la stessa cosa vale per "Festa di compleanno", ove ciascuna delle 5 sottofasi è stata riportata su una scheda separatamente (B1-5). In questa parte del programma vengono proposti solo gli esercizi relativi agli allegati 13a e 13b, i restanti esercizi della serie verranno proposti nella sottofase di ripristino. Il terapeuta principale spiega l'esercizio (p.es. "Vogliamo cucinare la pasta") e distribuisce ad ogni partecipante (o ad

2

ogni piccolo sotto gruppo), coinvolgendo anche il coterapeuta, uno o due delle schede su cui è riportata una sottofase. Il compito consiste nell'organizzare le singole sottofasi nell'ordine corretto e nel disporre di conseguenza le schede. Infine si avvierà una discussione, al fine di trovare un consenso all'interno del gruppo.

Costruzione del concetto: trovare le parole giuste

Come preparazione e introduzione all'area terapeutica della cognizione sociale del modulo C la sottofase di compensazione relativa al ragionamento e *problem solving* si conclude con la trattazione delle strategie di *coping* volte al miglioramento delle aree cognitive maggiormente implicate nei contesti sociali.

Possibili domande guida:
Noi pensiamo per lo più sotto forma di parole. Anche se abbiamo imparato che la comprensione e l'espressione della gestualità e della mimica sono fattori importanti nella comunicazione, di solito pensiamo di condividere le informazioni con le parole. Ora vogliamo soffermarci sul linguaggio e sulla scrittura.
- "Durante una conversazione o mentre scrivete trovate subito le parole giuste?"
- "Ci sono situazioni particolari in cui ciò vi riesce meglio o peggio?"
- "Come ve lo spiegate?"

I contributi dei partecipanti vengono riportati sulla lavagna a fogli mobili. L'obiettivo è che ogni partecipante descriva situazioni concrete della vita quotidiana per illustrare i propri punti di forza e di debolezza nella ricerca delle parole giuste. Nella discussione di gruppo deve emergere come la difficoltà in una particolare situazione descritta sia dovuta principalmente allo stato d'animo, alle emozioni provate, all'eventuale esperienza di stress o ai deficit cognitivi di base e, pertanto, i terapeuti sono chiamati a ripetere le strategie di *coping* affrontate nella sottofase di compensazione "Ostacoli alla realizzazione degli obiettivi". Qui l'attenzione è rivolta alle strategie per migliorare la costruzione di un concetto come base per un utilizzo flessibile del linguaggio. A tal proposito è disponibile il foglio informativo 26 ("Come posso trovare le parole giuste?"). Ancora una volta vengono raccolte le esperienze che i partecipanti hanno fatto attraverso l'utilizzo delle strategie apprese con gli esercizi di gruppo. Si possono proporre i seguenti esercizi.

Raccogliere e categorizzare i concetti
Il coterapeuta scrive un termine sulla lavagna a fogli mobili. Gli esempi sono per lo più termini con un elevato carico emotivo, come servizi di salute mentale, farmaci, trasloco, capo, ma anche termini emotivamente più neutri come bagagli

per le vacanze, frutta, attività per il tempo libero. In base al livello di funzionamento del gruppo il terapeuta sceglie il livello di contenuto emotivo con cui iniziare, proprio come nell'esercizio delle "gerarchie concettuali" della terapia psicologica integrata. I partecipanti saranno invitati a elencare tutte le parole che vengono loro in mente in modo spontaneo associate al tema proposto *(brainstorming)*. Vengono raccolti e trascritti almeno 20 termini che, in un secondo tempo, vengono ordinati in possibili categorie di appartenenza. Altri esercizi simili ed eventualmente utilizzabili sono descritti in dettaglio nel manuale IPT (primo sottoprogramma; Roder et al., 2008a).

Activity

Per questo esercizio i partecipanti verranno suddivisi in due gruppi. In caso di diseguaglianze numeriche anche il coterapeuta può essere incluso nel gruppo. Il terapeuta principale scrive un termine su una scheda e lo da al primo gruppo (senza che il secondo gruppo veda il termine trascritto). Il primo gruppo sceglie uno o due partecipanti, che cercano di descrivere il termine trascritto, senza nominarlo. Il termine scelto può anche essere suggerito in maniera non verbale, con i gesti e/o con la mimica. Il secondo gruppo deve indovinare di che termine si tratta. In seguito i due gruppi si scambieranno i ruoli. La descrizione del termine può essere fatta anche attraverso l'uso di disegni. Anche in questo caso, si consiglia di iniziare con termini emotivamente neutri.

A questo punto possono essere ripetuti gli esercizi relativi a "Costruzione di concetti emotivi " (allegati 5a-h) del modulo A.

A conclusione della sottofase di compensazione, le funzioni cognitive relative al ragionamento e al *problem solving* nel contesto sociale vengono collegate con l'assunzione di una prospettiva intersoggettiva (ToM). A tal proposito viene proposto il seguente esercizio:

Sulla base di racconti polizieschi, il gruppo tenta di distinguere tra "verità" e "menzogna" per arrivare alla conclusione corretta sulla base dei dati disponibili e contribuire in tal modo alla soluzione del caso. Sui fogli di lavoro 15a-d sono descritti racconti polizieschi, in cui il commissario Frost e la sua squadra cercano di risolvere il caso. Il gruppo legge insieme ad alta voce un episodio scritto sul foglio di lavoro, al cui termine trova formulate delle domande concrete. L'obiettivo è che i partecipanti raccolgano i fatti e imparino a ragionare su chi potrebbe essere il colpevole.

Ripristino

La sottofase di ripristino comprende sia esercizi di gruppo sia esercizi al computer. L'obiettivo è - come nei moduli precedenti - l'applicazione ripetuta delle strategie di *coping* individualizzate, apprese per ottimizzare il proprio funzionamento nell'area oggetto di intervento del modulo. Di conseguenza i partecipanti

ricevono e compilano individualmente il foglio di lavoro di 4 prima di ogni esercizio ("Le mie strategie utili per l'area...").

Verranno descritti prima gli esercizi di gruppo e poi gli esercizi al computer.
In fase di attuazione è necessario assicurarsi che gli esercizi di gruppo e le esercitazioni al PC si alternino, in modo da rendere ogni seduta stimolante per i partecipanti.

Esercizi di gruppo

I diversi esercizi di gruppo sono stati utilizzati nella sottofase di compensazione
solo per illustrare le strategie di *coping*, come risposta a situazioni problematiche. Tali strategie saranno ora riprese ed esercitate in modo completo con l'ausilio degli allegati disponibili. In sintesi vengono di seguito elencati gli esercizi
di gruppo già descritti:

Problem solving
- Esercizio con i fiammiferi (allegato 11)
- Esercizio con i cubi (allegati 12.1-20)

Pianificazione di un'azione
- "Qual è la sequenza più adatta per..." (allegati 13c-p)

Costruzione di un concetto
- Gerarchie concettuali (IPT, Roder et al., 2008a; 2011)
- Raccogliere e categorizzare i concetti
- "Activity"
- Costruzione di concetti emotivi (allegati 5a-h)
- Racconti polizieschi (fogli di lavoro 15a-d)

Inoltre per la costruzione di un concetto e per la flessibilità cognitiva viene utilizzato il materiale terapeutico descritto nei moduli A e B "carte IPT" (allegato 1)
e "esercizio delle carte sulla velocità" (allegato 2a-l), ma con *regole ridefinite*:
    Vengono poste sul tavolo almeno 10 carte selezionate in modo che siano visi-
    bili a tutti. L'esercizio consiste ora nel raggruppare le carte sulla base di cri-
    teri flessibili da stabilire (categorizzare) – p.es. tutte le carte IPT che abbiano
    almeno un triangolo, che non contengano il colore blu e abbiano scritto un
    giorno della settimana– e nell'identificare le carte che non soddisfano tali
    caratteristiche (discriminare) – p.es. le carte con un cerchio senza giorno
    della settimana. Lo stesso esercizio può essere svolto con le "carte sulla velo-
    cità". All'aumentare del numero delle carte aumenterà anche il grado di dif-
    ficoltà dell'esercizio. L'obiettivo è che i partecipanti utilizzino in maniera
    flessibile le caratteristiche delle carte e ne discutano in gruppo.

Esercizi al computer

La modalità di conduzione e di svolgimento degli esercizi al computer segue quella dei moduli precedenti. Gli esercizi utilizzati sono quelli del CogPack.

Per il problem solving:
BILANCIA Questo tipico esercizio di *problem solving* è costituito da tre sub-esercizi (a. "pesare", b. "trovare un equilibrio facile", c. "trovare un equilibrio difficile"), con difficoltà crescente. I partecipanti iniziano con il sub-esercizio a. "pesare", che rappresenta il livello più semplice. Vanno eseguiti tutti e tre gli esercizi.

LABIRINTO Questo esercizio si compone di 9 sub-esercizi (esercizi a-i), in ciascuno dei quali si misura il tempo impiegato per trovare la soluzione del problema. I primi quattro sub-esercizi hanno un grado di complessità e di difficoltà crescente per passare attraverso i labirinti. Lo scopo è quello di incoraggiare i partecipanti a lavorare non solo sul principio di tentativi ed errori, ma anche ad individuare la strategia per una migliore e più veloce soluzione (p.es. prima si inizia a immaginare il percorso all'indietro, dall'obiettivo alla partenza, poi si divide il labirinto in singole sezioni). Nell'ultimo sub-esercizio (i) si adatta il programma al livello di difficoltà dei successi raggiunti.

Per il ragionamento:
ANAGRAMMI In questo esercizio, deve essere formata una parola corretta da una parola priva di senso, attraverso il riordino delle lettere (p.es. ANPE diventa PANE). Anche in questo caso, si tratta di sviluppare strategie per risolvere il problema (p.es. formare sillabe, installare vocali).

PAROLE Come negli anagrammi anche qui è ricercata una parola, per la quale si fornisce una definizione (p.es. la parola *ora*: "ci mostra il tempo"). Al contrario degli anagrammi qui non sono fornite le sillabe, ma è solo indicato il numero di lettere. Anche in questo caso, ai partecipanti si richiede non semplicemente di provare l'intero alfabeto per indovinare la parola, ma di sviluppare delle strategie.

TERMINI In questo tipico esercizio per la costruzione dei concetti verbali bisogna trovare tra 6 termini, quello che non si adatta agli altri. Ci sono due varianti con 12 compiti.

CONFUSIONE (sub-esercitazi di puzzle) Per questo esercizio sono consigliati solo i sub-esercizi di puzzle (j-p). Anche in questo caso, i partecipanti apprendono delle strategie ("Quali pezzi si incastrano", "Quali pezzi appartengono alla parte superiore dell'immagine" - p.es. il cielo - e "Quali invece alla parte inferiore").

Gli esercizi di gruppo devono alternarsi con gli esercizi al PC. Al termine di ogni esercizio vengono raccolte e analizzate sia le difficoltà, sia le esperienze di successo riportate dai partecipanti. Sulla base dei fogli informativi 21-26 e del foglio di lavoro 4 ("Le mie strategie utili per l'area...") vengono discusse in gruppo le strategie apprese e viene messo in luce l'uso personalizzato di tali strategie per la gestione delle proprie difficoltà.

A conclusione della sottofase di ripristino i partecipanti verificano ed eventualmente correggono la valutazione da loro fatta all'inizio del modulo C riguardo alle loro capacità nelle aree funzionali valutate nel foglio di lavoro 12 ("Come sono le mie capacità di ragionare nella vita di tutti i giorni?") e 13 ("Com'è la mia capacità di risolvere i problemi?").

Esercizi *in vivo* ed esercizi da svolgere a casa

Il trasferimento delle strategie di compensazione per il miglioramento delle capacità di ragionamento e di *problem solving*, apprese sia mediante gli esercizi di gruppo, sia mediante gli esercizi al PC, viene favorito dallo svolgimento individuale di esercizi *in vivo* e compiti per casa. In genere si propone di lavorare sulla gestione delle difficoltà che ostacolano la realizzazione degli obiettivi individuali, già raccolti nella sottofase di compensazione, lavoro che richiede più sedute o più settimane, soprattutto quando ci si confronta con problemi complessi attinenti ad esempio al lavoro o al tempo libero. È importante evitare di sovraccaricare di compiti i partecipanti. Essi sono generalmente molto motivati in questa fase e sono in grado di discutere anche tra di loro individualmente i diversi problemi di tutti i giorni riuscendo a sviluppare strategie appropriate per la realizzazione dei propri obiettivi, che cercano di attuare tra una seduta e quella successiva.

2.3.3.2 *Area terapeutica della cognizione sociale: schemi sociali*

MODULO C: AREA TERAPEUTICA DELLA COGNIZIONE SOCIALE: SCHEMI SOCIALI

1. **Sedute introduttive**
    *   Definizione dei termini: pensieri automatici- pattern d'azione (schemi sociali), ruoli e regole sociali, pregiudizi
    *   Auto-percezione delle proprie risorse
    *   Profilo individuale orientato sulle risorse
    *   Riferimento alla quotidianità e a se stessi: illustrazione clinica
2. **Sedute di lavoro**
    Compensazione
    *   Identificare ruoli e regole sociali

- Ricoscimento dei propri comportamenti inadeguati
- La gestione dello stigma
- Conseguenze sociali delle azioni *(script)*

Ripristino
- Esercitazione delle strategie di *coping* apprese, attraverso esercizi di gruppo sullo *script* e videosequenze sociali

Esercizi **in vivo** ***ed esercizi da svolgere a casa***
- Trasferimento delle strategie di *coping* in situazioni concrete della vita di tutti i giorni

Indicazioni
- Infrastrutture: stanza per l'intervento di gruppo, lavagna a fogli mobili, proiettore
- Materiale terapeutico: fogli informativi 27-29; fogli di lavoro 5, 16, 17; vignetta 13; materiale proiettabile 7, 8; video-film in commercio
- Modalità di intervento: discussione di gruppo strutturata

1.   Sedute introduttive

Definizione dell'area funzionale: schemi sociali (pensieri automatici, ruoli e regole sociali)

Gli interventi sugli schemi sociali si collegano direttamente ai contenuti elaborati nell'area terapeutica neurocognitiva del modulo C con riferimento al ragionamento, al *problem solving* e alla pianificazione. Sul piano della cognizione sociale vengono elaborati sequenze/schemi di azioni e situazioni problematiche di tipo sociale (*script* sociale). Mentre nell'area terapeutica neurocognitiva, rispetto al *problem solving* e alla pianificazione di fasi intermedie di azioni complesse, l'intervento cercava di favorire un ragionamento e delle azioni orientate al raggiungimento dell'obiettivo, qui l'obiettivo consiste nello sviluppo di una consapevolezza della presenza di schemi e pensieri automatici operanti nelle situazioni sociali. Atteggiamenti e abitudini individuali consentono di elaborare in maniera rapida e facile (automaticamente) informazioni percepite in situazioni sociali e di comportarsi in modo appropriato. La conoscenza delle norme e dei ruoli comportamentali si utilizza automaticamente nelle azioni giornaliere.

Quest'uso automatico e non consapevole della conoscenza sociale viene interrotto, se in una situazione avviene qualcosa di inaspettato o sorprendente, o se una situazione sociale è considerata particolarmente importante. Ciò è molto evidente nei soggetti con schizofrenia i quali, in situazioni sociali percepite

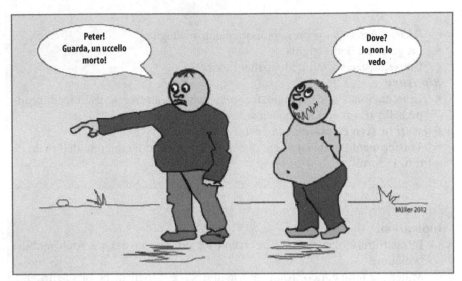

Fig. 2.22 Schemi sociali e pensieri automatici

come stressanti, possono mettere in atto comportamenti inadeguati. Esempi sono le esperienze personali che i partecipanti spesso riferiscono riguardano l'emarginazione, l'incomprensione, la stigmatizzazione e l'*essere diversi*. Questa tematica viene affrontata nella seconda parte del modulo.

L'obiettivo è in primo luogo quello di illustrare e definire il concetto astratto di schema sociale per la maggior parte dei partecipanti. Il concetto di schema viene in seguito sostituito da termini comunemente usati nel linguaggio quotidiano, quali pensiero automatico o modello di comportamento. Nell'introduzione della presente area funzionale, il terapeuta dovrebbe cercare di includere e di sottolineare la continuità e le relazioni esistenti con i contenuti trattati nei moduli precedenti.

Possibile esempio introduttivo:
"Ci siamo già occupati in precedenza del ragionamento, del *problem solving* e della pianificazione delle azioni. In particolare, al momento della pianificazione e della soluzione scelta per il proprio problema, abbiamo imparato a individuare le singole fasi di azione, ad analizzarle, a metterle in pratica e infine a verificare se il risultato era soddisfacente. Ora vogliamo occuparci di come ci comportiamo nella vita quotidiana, quando non riflettiamo a lungo sulle cose. In una qualsiasi situazione agiamo in genere in maniera spontanea (veloce) e senza sforzo. Non abbiamo bisogno di riflette troppo e questo compito non richiede alcuno sforzo. Ciò che ci aiuta in queste circostanze sono le esperienze fatte in situazioni simili e i modelli di pensiero e di comportamento acquisiti. Si potrebbe dire che siamo tutti "abitudinari", pen-

siamo e ci comportiamo sempre in modo automatico e nello stesso modo. Noi tutti abbiamo contatti con gli altri, come ad esempio succede qui nel gruppo. Affinché ciò funzioni, il nostro modello di pensiero e di comportamento tiene conto anche delle regole sociali (norme) e dei ruoli. Esse aiutano a determinare cosa possiamo fare e cosa dovremmo lasciar perdere di fare. In altre parole, i ruoli sociali interiorizzati e le regole determinano come ci comportiamo con gli altri.

Come esempio di processi automatici e di attivazione di schemi sociali rimandiamo alla Figura 2.22.

Il seguente esperimento sul comportamento permette di illustrare le regole sociali:

Saluti

Il terapeuta principale annuncia un breve esercizio. Poi il terapeuta stesso (o il coterapeuta) si dirige verso un partecipante, gli porge la mano e lo saluta calorosamente. In genere, il partecipante coinvolto ricambia il saluto e tende anche la sua mano. Nel gruppo viene quindi esplorato, il motivo per cui il partecipante ha teso la mano, se ha pensato qualcosa o se la sua è stata una reazione automatica. L'obiettivo di questo esercizio è che il gruppo individui i ruoli sociali di base e le regole che hanno portato all'azione automatica. I contributi dei partecipanti vengono annotati sulla lavagna a fogli mobili. Modelli automatici di pensiero (schemi) vengono spesso formulati in questo contesto come preludio all'azione. Esempi sono: "Si deve essere cordiali!", "Bisogna rispondere all'altro!", "Si deve ricambiare un saluto!", ma anche "Se un componente del gruppo rivolge la parola ad un altro partecipante, questi deve rispondere!".

Inoltre, viene proposto il seguente esercizio per mostrare i modelli prototipici di pensiero. Questo esperimento, ripetutamente usato nella psicologia sociale, viene qui proposto in una forma modificata, "più mite", per evitare di essere fonte di stress.

> *Il terapeuta principale racconta la seguente storia*:
> "Un padre e suo figlio sono coinvolti in un incidente d'auto. Padre e figlio sono feriti, ma non in pericolo di vita. Entrambi hanno subito la rottura delle gambe e vengono condotti in ambulanza al più vicino ospedale, per essere ingessati. Nel reparto di emergenza dell'ospedale il padre e il figlio vengono ingessati in due diverse sale, dove erano già attesi. Nella prima sala un membro dello staff dell'ortopedico si avvicina al figlio e dice: "Oh Dio, questo è mio figlio!"

Infine, il terapeuta principale chiede a turno ai partecipanti, chi ha fatto questa affermazione. Pochissimi partecipanti giungono alla risposta che potrebbe essere stata la madre della vittima dell'incidente. Alla base di questa difficoltà vi è il preconcetto che un ortopedico sia generalmente di sesso maschile. Per un ulteriore illustrazione e definizione del concetto di regole sociali è disponibile il foglio informativo 27 ("Regole e ruoli sociali").

Promozione dell'auto-percezione

Ai partecipanti viene chiesto, sulla base del foglio informativo 27, con quali ruoli e regole sociali essi si sono confrontati nella loro esperienza di vita. Le risposte vengono annotate sulla lavagna a fogli mobili. È cura del terapeuta verificare che non vengano indicati divieti, precetti e regole, prescritti dalla legge o dalla religione. Inoltre l'attenzione deve essere rivolta alla vita quotidiana, in genere sequenze di azioni automatiche si incontrano nel contesto sociale – i cosiddetti *script* sociali. Frequenti sono gli esempi tratti dalla vita quotidiana dei partecipanti.

> *Il ruolo sociale nell'andare al ristorante*: riconoscere un ristorante per le sue caratteristiche specifiche (tavolo, sedie, menù), entrare, cercare un tavolo e chiedere il menù, scegliere un piatto e una bevanda, ordinare, consumare, chiedere il conto, pagare, uscire, ecc.

> *Il ruolo come acquirente in un supermercato*: creare una lista della spesa, cercare e trovare il supermercato, cercare i prodotti riportati sulla lista della spesa e, se necessario, chiedere delle informazioni allo staff, riconoscere i prodotti negli scaffali e metterli nel carrello, procedere verso la cassa, mettere tutti i prodotti sul nastro, pagare e imbustare i prodotti acquistati, ecc.

> *Il ruolo di amica ad un appuntamento con la migliore amica*: il saluto di solito segue sempre lo stesso rituale- il bacio reciproco e la domanda: "Come stai?", "Bene, grazie. E tu come stai?", "Bene! Dove andiamo?", ecc.

Altri esempi riguardano in genere i ruoli e le regole nei rapporti interpersonali o negli incontri di lavoro, nell'ambito domestico e nel tempo libero del partecipante.

Come visto precedentemente, anche qui, l'obiettivo è quello di sensibilizzare i partecipanti verso una percezione differenziata di se stessi, che possa essere migliorata e affinata nel corso dell'intervento. In primo luogo, ai partecipanti viene chiesto in quali degli esempi sopracitati il proprio modello (automatico) di pensiero e di comportamento risulta funzionare meglio, o quali regole di un particolare ruolo sociale ritengono di gestire meglio e quali peggio. E, per concludere, a quali fattori individuali interni ed esterni possono essere soggetti i modelli di pensiero e di azione in determinate situazioni o ruoli. I fattori descritti nei moduli precedenti, come la vigilanza, lo stato d'animo e il carico emotivo e situazionale vengono di nuovo presi in considerazione.

Ai partecipanti può essere proposto il seguente esperimento per migliorare la propria percezione e consapevolezza rispetto alle azioni automatiche.

Procedere in maniera consapevolmente controllata: Il terapeuta principale chiede ad uno o a due partecipanti, se acconsentono, di andare incontro ad un partecipante che si trova dall'altro lato della stanza. Quindi, chiede loro se questo spostamento è stato difficile, cosa che probabilmente viene negata dagli interessati. In una seconda fase egli invita i partecipanti coinvolti nell'esperimento a ripetere il compito, ma questa volta in modo consapevole e controllato. Ciò significa che questi partecipanti sono invitati a commentare e descrivere ad alta voce le sequenze di movimenti, in modo che in ogni fase vengano indicati in anticipo, i muscoli da contrarre e i movimenti che intendano compiere. Ad esempio: "Io adesso tenderò i muscoli della coscia destra per sollevare la gamba destra, per fare questo mi devo piegare leggermente in avanti in modo da mettere il mio piede destro a terra a circa 50 cm di distanza dal mio piede sinistro. Inoltre, devo anche usare i miei muscoli della schiena per rimanere in equilibrio e devo contrarre un po' il muscolo del polpaccio per ottenere il giusto supporto nel momento in cui posiziono il piede destro...". In genere, tutti i partecipanti hanno grandi difficoltà a procedere in questo modo: il controllo cosciente di azioni automatiche comporta grosse difficoltà, poiché è insolito e nuovo.

Infine, viene chiesto ai partecipanti di valutare le proprie competenze, cioè come utilizzano i propri modelli di pensiero e i propri pattern d'azione rispetto ai ruoli sociali nella vita di tutti i giorni. A tal fine ogni partecipante compila il foglio di lavoro 16 ("Come mi adatto alle regole sociali?"), secondo le modalità precedentemente descritte.

Illustrazione clinica

Si fa riferimento alla vignetta relativa all'area funzionale "schemi sociali" (vignetta 13: "In bicicletta al Caffé Adonis"). Questa vignetta viene letta paragrafo per paragrafo secondo le modalità precedentemente descritte. Infine viene chiesto ai partecipanti, se riconoscono esperienze simili nella loro vita quotidiana. Anche in questo caso, i contributi dei partecipanti vengono riportati sulla lavagna a fogli mobili.

Pregiudizi

I modelli di pensiero e di comportamento, trattati precedentemente e collegati ai ruoli e alle regole sociali, talvolta possono portare ad atteggiamenti rigidi nella società; tali aspetti vengono affrontati nel gruppo e chiamati con il termine "pregiudizio". È importante spiegare ai partecipanti che nessuno, compresi i partecipanti e i terapeuti stessi, è immune dai pregiudizi. Poiché lo stigma è spesso fonte di stress, è importante che il tema del pregiudizio venga introdotto con un certo umorismo e con una certa dose di giocosità, al fine di contenere il potenziale carico emotivo.

Possibile esempio introduttivo:
"I nostri atteggiamenti si basano sui nostri modelli di pensiero e di comportamento e ci servono per orientarci nella vita di tutti i giorni in modo immediato. Noi ci serviamo degli atteggiamenti per definire e per categorizzare noi stessi e gli altri. È soprattutto quando non conosciamo qualcosa e ci confrontiamo quindi con qualcosa di estraneo che proviamo paura, paura dell'ignoto, che a volte ci spinge a prendere le distanze e ci conduce al rifiuto. Noi agiamo frequentemente in questo stesso modo e veniamo influenzati anche dagli altri, da lì possono derivare i pregiudizi. I pregiudizi contengono sempre anche un'ideologia. Essi possono anche entrare a far parte del gergo umoristico, si pensi ad esempio alle barzellette. Conoscete tutti le barzellette sulle donne o sugli uomini, sulle persone di altri paesi, sulle caratteristiche esteriori delle persone, come ad esempio le barzellette sulle bionde o sulle categorie professionali."

Partendo dal presupposto che chi soffre di schizofrenia ha bisogno di affermazioni chiare e di facile comprensione, che permettano di orientarsi, molti professionisti della salute mentale evitano di raccontare loro barzellette. Ciò che spesso viene ignorato è che l'umorismo può portare al rilassamento, riducendo pertanto il livello di stress e di ansia. Inoltre, le barzellette raccontate dai partecipanti, che non rispettano il "bon ton", possono essere utilizzate come esempio di violazione delle regole sociali nelle dinamiche di gruppo. Un possibile esempio di un pregiudizio può essere introdotto riferendo ciò che un partecipante sessantenne di un precedente gruppo INT raccontò all'interno del gruppo durante un esercizio *in vivo*:

Una coppia di coniugi anziani, entrambi settantenni, andò una domenica a passeggiare nel bosco. I due si guardavano felici e soddisfatti e godevano della compagnia reciproca. A un certo punto apparve loro una fata, la quale aveva visto la coppia e provava piacere per la loro felicità. La fata disse: "Buongiorno. Mi fa molto piacere, che siate così felici e vorrei contribuire alla vostra gioia. Ciascuno di voi può esprimere un desiderio. Cosa vorreste?" La moglie rispose in modo spontaneo: "È molto generoso da parte sua. Vorrei due biglietti per un viaggio intorno al mondo. Uno per me e uno per mio marito." La fata fece volteggiare la sua bacchetta, e subito nelle mani della moglie apparvero due biglietti. Poi la fata si rivolse al marito e lo esortò ad affrettarsi a scegliere un desiderio, perché lei aveva molte cose da fare. Il marito mostrò difficoltà a decidere, poi, dopo molte esitazioni, disse: "Bene, ora so cosa voglio. Vorrei una donna di 20 anni più giovane di me!". La fata rispose: "Se questa è il tuo più grande desiderio, così sia". Ancora una volta, la fata fece volteggiare la sua bacchetta e il marito si trasformò immediatamente in un novantenne!

Sulla base di questo esempio o di esempi simili a questo, i partecipanti identificano e discutono sia i pregiudizi più comuni e diffusi, sia i propri pregiudizi.

Possibili domande guida:
- "Perché raccontiamo volentieri ad esempio barzellette sulle bionde?"
- "Come nascono le barzellette sulle bionde?"
- "Perché ci fanno ridere?"
- "Che cosa suscita una barzelletta sulle bionde in una bionda che la ascolta? Si può sentire emarginata?"
- "Le bionde sono veramente stupide e ingenue?"
- "Perché molte donne si tingono i capelli di biondo?"
- "I pregiudizi sono basati su fatti o su ipotesi infondate?"

Il gruppo discute tramite gli esempi concreti introdotti, i modelli di pensiero e le aspettative che stanno alla loro base (p.es. una bionda deve essere sexy e attraente, ma un po' ingenua) così come i ruoli e le regole sociali associate (p.es. una donna bionda incarna un ruolo del passato, che tuttavia continua ancora a essere presente nei modelli di pensiero nella nostra mente: attraenti e desiderabili, ma ignoranti e sciocche, capaci di usare bene il loro fascino). Il terapeuta principale conduce una discussione in cui i partecipanti possono contribuire sia esprimendo i propri pregiudizi, sia raccontando le esperienze nelle quali sono stati vittime di pregiudizi.

I partecipanti con una lunga storia di malattia possono aver vissuto esperienze di esclusione a causa dello stigma in merito alle malattie mentali, come la schizofrenia e le psicosi più in generale. Esperienze di esclusione possono comportare profonda sofferenza e ritiro sociale. I terapeuti devono accogliere e riconoscere ai partecipanti l'esperienza di stigma e il dolore associato. Le strategie di gestione di tali esperienze e di prevenzione delle stesse verranno discusse nella sottofase di compensazione. A questo punto viene trattato il tema dello stigma, affinché i partecipanti sviluppino una consapevolezza del ruolo che esso gioca in molte situazioni della vita di relazione. In tali casi, i partecipanti possono anche fare qualcosa per evitare le conseguenze negative dello stigma, attraverso modalità di pensiero e di comportamento diverse.

Compensazione

Dopo la fase introduttiva possono essere affrontate ed elaborate strategie di *coping* da sperimentare inizialmente attraverso gli esercizi di gruppo. Gli interventi specifici sugli schemi sociali seguono le stesse modalità terapeutiche evidenziate nelle corrispondenti unità d'intervento dei moduli precedenti. Vengono inizialmente identificati i processi, per lo più automatici, di controllo delle azio-

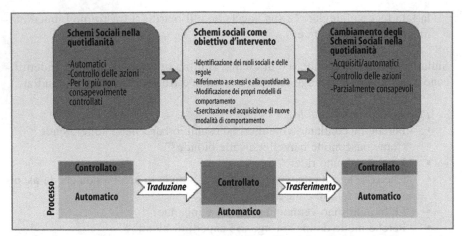

Fig. 2.23 Obiettivo dell'intervento sugli schemi sociali (ruoli sociali e regole): processo terapeutico

ni della vita quotidiana dei partecipanti, in seguito vengono analizzati e modificati, affinché possano essere poi esercitati in gruppo e acquisiti per diventare nuovamente automatici ed abituali e quindi fruibili nella vita di tutti i giorni (vedi Fig. 2.23). A livello terapeutico questo significa che processi di controllo dell'azione in contesti sociali, che sono per lo più automatici e non consapevolmente controllati, durante l'intervento terapeutico vengono analizzati e modificati. Questo però richiede una traduzione linguistica del comportamento abituale, al fine di riflettere su di esso ed, eventualmente, di modificarlo. Il successo di eventuali modifiche comportamentali dipende in ultima analisi da come questi comportamenti possono divenire abituali ed essere trasferiti nella vita quotidiana degli interessati.

Identificare ruoli e regole sociali

Le situazioni concrete già introdotte nelle sedute introduttive dai partecipanti, nelle quali i modelli individuali di pensiero e i pattern d'azione sono stati consolidati, vengono ulteriormente completate in gruppo. L'attenzione viene ora rivolta più sui ruoli e sulle regole sociali.

Possibili domande guida:
- "In quali situazioni e in quali esperienze personali ho avuto la sensazione che non si potesse agire in nessun altro modo o che non si potesse dire nessun'altra cosa?"
- "Come mi sono sentito in quella circostanza?"

- "È stato facile reggere la situazione?" oppure "Ho avuto la sensazione che gli altri non mi capissero (perché io sono diverso)?"

L'obiettivo è di raccogliere in primo luogo situazioni concrete della vita dei partecipanti.

Esempi sono:
- "Se qualcuno mi saluta cordialmente, dovrei ricambiare il saluto in maniera cordiale!"
- "Se al lavoro ricevo un ordine dal capo, dovrei ascoltare con attenzione e mostrargli di aver capito quello che lui si aspetta da me o chiedergli di ripetere se non ho capito!"
- "Se il semaforo è rosso, devo aspettare come gli altri pedoni fino a quando non diventa verde!"
- "Se qualcuno mi sorride, dovrei sorridere a mia volta!"

Il secondo esempio illustra la definizione per la cognizione sociale di "stile di attribuzione", di cui si parlerà nel modulo D. Qui l'attenzione è rivolta al riconoscimento del ruolo e delle regole sociali e non ai motivi per cui l'altro fa o dice qualcosa. Eventuali contributi relativi agli stili di attribuzione vengono accolti anche se la loro trattazione viene rimandata al modulo D. Per illustrare meglio e per permettere ai partecipanti di sperimentare il funzionamento delle regole e dei ruoli sociali, possono essere proposti dei *role-play*.

Role-play:
Un partecipante racconta il seguente esempio: "Se qualcuno mi fa una domanda, io non so cosa rispondere!". Il terapeuta principale chiede quindi a un partecipante di prendere parte al *role-play* precedentemente introdotto per individuare la soluzione di un compito molto difficile ("Qual è la radice quadrata di 169?" o "Qual è la capitale della Nigeria?"). In primo luogo, devono essere chiariti i ruoli: in questo caso è previsto il ruolo dell'intervistatore (il terapeuta principale) e quello dell'intervistato. Inoltre, viene enunciata un'altra regola sociale che riguarda l'intervistato: "Se mi viene posta una domanda, io dovrei rispondere, anche se dico o mostro a gesti, di non sapere la risposta!". In questo esempio, si consiglia di continuare a discutere sul giusto atteggiamento da mantenere, sia nel ruolo di intervistatore che di intervistato e di giungere al seguente assunto: "Nessuno può pretendere che qualcun altro sappia o comprenda tutto!" oppure "Io non devo per forza avere risposte a tutto!".

L'obiettivo è quello di far comprendere ai partecipanti che le regole sociali interpretate male possono condurre a comportamenti inadeguati e a stress emotivo inutile.

2

Riconoscimento dei propri comportamenti inadeguati

Dal punto di vista dei partecipanti la violazione delle regole e dei ruoli sociali occupa un ruolo di primo piano. Di conseguenza, vengono sviluppate qui di seguito strategie che possono aiutare loro a riconoscere quando il proprio comportamento rischia di violare le regole sociali. In primo luogo vengono raccolte situazioni sociali vissute, in cui un partecipante sentiva di aver agito male o di essere stato frainteso dagli altri. A tal fine è disponibile il foglio informativo 28 ("Come riconosco che non mi comporto in modo conforme alle regole?"), di cui viene letta qualche frase in gruppo. Inoltre, durante la discussione vengono elaborate strategie da integrare sul foglio informativo 28. È importante inoltre esplorare la relazione esistente tra le regole sociali e l'interpretazione individuale delle stesse. Non tutti interpretano allo stesso modo le regole sociali!

A riprova di questo si propone in gruppo un esperimento denominato "distanza ravvicinata", che costituisce un esempio di interpretazione individuale delle regole sociali.

> *Esperimento di "distanza ravvicinata":*
> Uno dei terapeuti va da un partecipante a cui era stato precedentemente comunicato di dire "stop" se la distanza dal terapeuta fosse stata troppo ravvicinata. Questo esperimento viene ripetuto tenendo conto di aspetti diversi, quali il sesso (donna-donna, uomo-donna, uomo-uomo), il ruolo nel gruppo (terapeuta-partecipante, partecipante-partecipante), il grado di conoscenza (con quella persona ho confidenza, la conosco da tempo oppure no) e l'età (stessa età o età diverse). Viene quindi avviata una discussione su tali aspetti: "I fattori descritti influenzano il mio modo di avvertire la distanza? Come faccio a sapere se mi avvicino troppo a qualcuno? Come faccio a capire se qualcuno si avvicina troppo a me? Come posso allontanarmi quando qualcuno si avvicina troppo?".

Questo esperimento di prossemica mostra che non sono solo le regole sociali generali a regolare il nostro comportamento ma che, allo stesso tempo, siamo in grado di proteggerci da violazioni attraverso il rispetto di altre regole individuali, socialmente accettate. È compito del terapeuta aiutare i partecipanti a non crearsi ambizioni troppo elevate verso se stessi, al fine di evitare eccessivi stress. L'obiettivo è di favorire nei partecipanti l'acquisizione di una maggiore sicurezza, di modalità di comportamento e di pensiero adeguate e conformi alle regole sociali.

La gestione dello stigma

È importante tenere in considerazione che la relazione tra i temi qui trattati, se stessi e la propria quotidianità, può essere fonte di stress per i partecipanti. La possibilità di lavorare su questo tema dipende fortemente dal grado di consapevolezza e di esperienza terapeutica dei partecipanti. Con partecipanti con un basso livello di consapevolezza, l'obiettivo degli interventi terapeutici consiste nel sensibilizzare loro sul riconoscimento di come essi appaiono agli altri quando violano norme sociali specifiche e sulle conseguenze sociali che tali violazioni possono comportare. Per molti partecipanti il problema dello stigma è di grande interesse, dal momento che purtroppo ne fanno esperienza nella vita di tutti i giorni.

Ai partecipanti viene chiesto in primo luogo di raccontare al gruppo situazioni concrete della loro vita quotidiana, in cui hanno sperimentato l'esclusione e il rifiuto a causa della loro malattia o a causa di comportamenti non adeguati. Le esperienze riferite vengono, come al solito, riportate sulla lavagna a fogli mobili. Alla domanda, se si può fare qualcosa e, nel caso, cosa si può fare per gestire questo problema, viene spesso risposto che non si può fare nulla. Tanto più se gli altri sono a conoscenza della storia di malattia e di eventuali ricoveri. Al centro di questo intervento si trova dunque la possibilità di difendersi dagli altri e la gestione delle informazioni sulla propria storia di malattia. A tal proposito sono a disposizione i fogli informativi 29a-b ("Riuscire a difendersi: più facile a dirsi che a farsi"): sulla base di un esempio concreto di un ricovero in ospedale vengono discusse diverse strategie per la gestione delle informazioni specifiche relative alla propria persona, che possono essere rese più chiare attraverso alcuni *role-play*. L'attenzione si concentra sia sul rispetto della propria volontà, sia sulla fiducia verso una strategia in una determinata situazione, strategia che si considera essere efficace.

Possibili domande guida:
- "Sono obbligato a dare informazioni su dove sono stato nelle ultime settimane?"
- "Verso chi mi sento più in dovere e verso chi meno?"
- "Ho fiducia in me stesso (in quale situazione)?"
- "Quali sono i vantaggi e gli svantaggi delle diverse strategie?"
- "Quali conseguenze hanno per me e per gli altri le strategie adottate?"
- "Cosa penso e cosa sento in queste situazioni? Quanto i pensieri e le emozioni influenzano il mio comportamento?"
- Uno dei terapeuti interpreta un vicino curioso, che vuole sapere dove ha trascorso le ultime due settimane (degenza ospedaliera) il partecipante coinvolto nell'esercizio. Tale partecipante deve ora gestire la conversazione e cambiare argomento. Egli racconta, ad esempio, del lavoro, di una partita di pallone e del tempo libero, ecc. L'obiettivo è quello di cambiare il tema inizialmente proposto "Dove sei stato nelle ultime settimane?" e di sostituirlo con un nuovo argomento.

Nell'ultima parte di questo lavoro vengono individuate le strategie di *coping* per difendersi dalle situazioni di stigma. A tal fine ogni partecipante compila il foglio di lavoro 17 ("Con quali strategie mi difendo?"): per ogni strategia di *coping*, ciascuno individua e annota i possibili vantaggi e svantaggi, derivanti dall'applicazione di ogni singola strategia. Queste riflessioni individuali verranno poi trattate nella successiva discussione di gruppo. Ogni partecipante completa, aggiungendo le informazioni per lui utili proposte dagli altri partecipanti, il foglio di lavoro, che ora contiene un repertorio di strategie di *coping* personalizzato.

Conseguenze sociali delle azioni (script)

A conclusione della sottofase di compensazione l'attenzione viene posta sulle conseguenze che le sequenze di azioni possono avere nel contesto sociale. Questo intervento crea un legame tra i modelli automatici di pensiero e di azione in ambiti quali la vita domestica, il lavoro, il tempo libero e le relazioni interpersonali, così come sono vissute dai partecipanti nella vita di tutti i giorni. Allo stesso tempo, questo intervento prepara ai successivi esercizi della sottofase di ripristino.

Le esperienze quotidiane dei partecipanti, già raccolte nelle unità d'intervento precedenti, sono quindi da aggiornare, rispetto alle sequenze di azioni sociali, da riassumere e, se necessario, da completare. Qui la domanda guida è: "Cosa richiedono le regole sociali? Come mi comporto generalmente in queste situa-

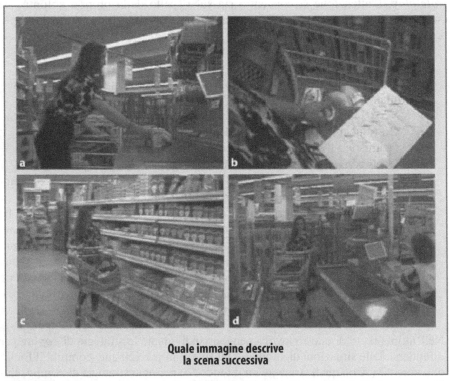

Fig. 2.24 Esempio di una sequenza di azioni sociali (*script*) (Fotografie: J. Funke, per gentile concessione dell'Istituto di Psicologia di Heidelberg)

zioni nella vita di tutti i giorni?". A titolo illustrativo vengono usati prima esempi semplici di sequenze d'azione, i cosiddetti *script* sociali (Schank e Abelson, 1977), che in genere creano nei partecipanti bassi livelli di disagio. I materiali proiettabili 7 e 8 forniscono 12 serie di immagini sugli *script* sociali. Le 12 serie di immagini comprendono un totale di 78 diapositive ciascuna con quattro foto (in totale 312 foto). A questo punto dell'intervento è sufficiente utilizzare 2-3 diapositive come esempi illustrativi. L'uso della serie completa di diapositive è prevista nella successiva sottofase di ripristino. Nella Figura 2.24 viene proposto un esempio di sequenza di azioni all'interno di un supermercato.

Le modalità di conduzione di questo esercizio vengono qui di seguito descritte: le quattro immagini contenute nella diapositiva (Fig. 2.24) vengono presentate al gruppo. Il compito del gruppo è implicito: le quattro immagini devono essere riordinate, secondo la corretta sequenza, che deve essere motivata sulla base di fatti oggettivi in una successiva discussione di gruppo (stimolo all'obiettivo).

Ci sono sempre partecipanti che riescono più facilmente a individuare la sequenza corretta. Ciò significa che i loro schemi sociali di controllo dell'azione e del pensiero sono adeguati alla situazione. L'obiettivo è quello di rendere loro maggiormente consapevoli delle strategie utilizzate. I partecipanti con minori risorse in questo ambito invece spesso hanno bisogno di maggiori istruzioni e di supporto. A tal proposito può essere proposto il foglio informativo 25 ("Come realizzare un'azione complessa? Attraverso piccoli passaggi intermedi"), che permette di richiamare la modalità di pianificazione di un'azione. Si deve, tuttavia, tenere in considerazione che l'obiettivo è quello di aumentare la consapevolezza delle sequenze automatiche d'azione (schemi), cosa che differisce da una pianificazione controllata delle singole fasi di un'azione. Si procede poi all'analisi di ogni immagine, per giungere all'individuazione dell'obiettivo dell'azione (nella Fig. 2.24 è l'acquisto o il pagamento delle merci scelte al supermercato) e al punto di partenza (la compilazione della lista della spesa). Come ulteriore stimolo può essere proposto un *role-play* relativo ad una situazione simile a quella visualizzata nell'immagine. Inoltre, ciascun partecipante può identificare le relazioni esistenti tra i contenuti trattati e se stesso e la propria vita quotidiana, evidenziando gli aspetti disfunzionali e le relative conseguenze.

Possibili domande guida:
- "Come ci si comporta in genere prima o durante la spesa? C'è una sequenza di azioni che deve essere rispettata? Io come mi comporto?"
- "Cosa potrebbe accadere se non si procede rispettando una regola sociale? Si rischia di sbagliare?"
- "Cosa succede se non rispetto una regola sociale? Se, ad esempio, al supermercato, invece di utilizzare un cestino o un apposito carrello, metto la spesa direttamente nella mia borsetta e poi la ripongo sul nastro della cassa?"
- "Quest'azione comporta delle conseguenze per me? Quali?"

L'obiettivo è quello di promuovere la riflessione dei partecipanti sull'effetto che le regole sociali esercitano sulle proprie azioni, spesso automatiche, al fine di giungere alla conclusione che un comportamento conforme alle regole aiuta a ridurre lo stress indotto dalle esperienze. Le strategie per migliorare il riconoscimento del proprio comportamento disfunzionale e per meglio contenere le violazioni da parte di altri, sono già state discusse. Nella sottofase di ripristino esse verranno nuovamente passate in rassegna.

Ripristino

La sottofase di ripristino è suddivisa in tre stadi: nei primi due stadi vengono analizzate sulla base di situazioni di vita quotidiana le sequenze di azioni (*script*) già introdotte. Nel terzo stadio, infine, viene utilizzato materiale proiettabile per l'identificazione degli schemi sociali.

Stadio 1

L'intervento del primo stadio richiede minori requisiti e comporta un basso livello di attivazione emotiva. Il materiale terapeutico è costituito da 6 serie di immagini relative ad azioni quotidiane. Gli argomenti sono: "Alzarsi la mattina", "Cabina telefonica", "Supermercato", "Ristorante", "Distributore automatico di caffè" e "Viaggio in autobus". Ogni serie è composta da 10 diapositive, ciascuna con 4 immagini (materiale proiettabile 7 a1-f10). La prima diapositiva mostra sempre una situazione in quattro immagini. Il compito dei partecipanti è quello di descrivere prima di tutto i fatti oggettivi, quello che vedono nelle immagini. Poi, si possono fare delle congetture sul genere di azione che si sta svolgendo. Inoltre, per ogni diapositiva è prevista la seguente domanda: "Quale immagine descrive la scena successiva?". Ciò significa che il gruppo deve trovare una concordanza rispetto alla corretta sequenza delle quattro immagini della prima diapositiva. L'ultima immagine della sequenza è quindi la prova di come l'azione possa essersi evoluta. Attraverso considerazioni relative a se stessi e alla proprie esperienze nella vita di tutti i giorni ("Di solito, in questa situazione, cosa fai dopo?") vengono generate delle ipotesi, che possono essere verificate mediante le diapositive successive. Dal momento che ogni diapositiva successiva contiene solo una nuova immagine, le richieste cognitive sono piuttosto basse. Lo stesso approccio viene applicato prima che venga tolta la diapositiva successiva. Ogni serie è composta da 10 diapositive, ciascuna contiene una nuova immagine (passaggio d'azione) rispetto alla precedente. Così, ogni serie è composta da 13 passaggi di azioni. Al termine viene chiesto ai partecipanti di assegnare un titolo a ciascuna serie di immagini. Al fine di ridurre il livello di difficoltà, inizialmente può essere utilizzato un numero ridotto di diapositive. Poiché il contenuto delle immagini e i temi sono gli stessi previsti nel secondo stadio, si consiglia di utilizzare solo la prima metà della serie di immagini e di proporre le rimanenti dopo l'introduzione del secondo stadio.

Stadio 2

I partecipanti con buone risorse non hanno generalmente problemi ad affrontare gli esercizi dello stadio 1. Come descritto nella sottofase di compensazione, si tratta tuttavia di fare in modo che le strategie vengano utilizzate in modo consapevole e vengano discusse nel gruppo. Questo tiene conto anche del punto di vista secondo cui tanto meglio si ricordano le scene precedenti della serie tanto minore sarà lo sforzo (capacità) per valutare correttamente la scena successiva. La conoscenza del passato dà maggiore sicurezza nella valutazione del presente (sensazione di coerenza). Questo lo si può notare se improvvisamente non ci si ricorda più della precedente diapositiva o quando le richieste del compito aumentano. In questo caso, bisogna nuovamente attivare il complicato processo di descrizione e di interpretazione delle immagini per trovare la giusta soluzione. Se permangono grosse incertezze allora è necessario lavorare ulteriormente sul miglioramento delle competenze. A tal fine i partecipanti, nel secondo stadio lavorano sulle 6 serie di immagini del materiale proiettabile 8 a1-f3. Ognuna di queste serie di immagini include tre diapositive, ciascuna con quattro immagini. Come visto nel materiale proiettabile 7 dello stadio 1, la prima immagine di ogni serie contiene un punto di partenza. Si tratta nuovamente di mettere le immagini in una sequenza corretta per identificare qual è la quarta e ultima immagine. Contrariamente al materiale utilizzato nello stadio 1, sulla diapositiva successiva non viene mostrata alcuna immagine già presente in precedenza. Ciò vuol dire che ogni nuova dipositiva contiene quattro nuove immagini. Si perde così il riferimento esplicito alla scena precedente. L'assenza di un richiamo visivo comporta uno sforzo e una competenza maggiore e i partecipanti, pertanto, sono chiamati a cimentarsi con accurate descrizioni e interpretazioni delle immagini, al fine di riuscire a svolgere correttamente l'esercizio. I membri del gruppo sono, pertanto, invitati a indicare la corretta sequenza delle quattro immagini per ogni diapositiva. Ogni proposta viene quindi annotata sulla lavagna a fogli mobili. Di solito vengono proposte diverse alternative, ciascuna delle quali deve essere argomentata attraverso osservazioni oggettive e logiche. Ancora una volta lo scopo è quello di favorire affermazioni fondate su interpretazioni formulate sulla base di fatti osservati e descritti (p.es. "Questa foto è stata scattata prima dell'inizio della spesa nel supermercato, perché il carrello è ancora vuoto!"). Per verificare la correttezza delle osservazioni e per supportare il ricordo dei dettagli delle diapositive precedenti, i terapeuti, se necessario, ripropongono le diapositive già mostrate. Al termine dell'elaborazione di una delle 6 serie di immagini e quindi quando è stata identificata con successo la sequenza completa delle tre diapositive o delle 12 immagini, il gruppo attribuisce all'intera serie un breve titolo. Per facilitare il compito è possibile proporre dei *role-play* relativi a singole sequenze di azioni. In conclusione, come descritto nella sottofase di compensazione, si cercherà di promuovere nei partecipanti un riferimento tra i contenuti trattati e se stessi e la propria vita quotidiana.

Possibili domande guida:
- "È a conoscenza di situazioni simili?"
- "Come si comporta in tali circostanze?"
- "È in grado di cogliere subito cosa viene richiesto?"
- "Cosa succede se non si attiene a questo comportamento?"
- "Ci sono delle conseguenze?"
- "Come si sente in queste situazioni e come reagisce?"

Stadio 3

In quest'ultimo stadio i terapeuti possono proporre spezzoni di film sugli schemi sociali. Come nei precedenti moduli, si farà nuovamente ricorso a film in commercio. L'obiettivo è di guardare in gruppo scene significative, in cui siano presenti sequenze di azioni quotidiane, con evidenti modelli di pensiero e di comportamento e pregiudizi o violazioni delle regole sociali. È compito dei terapeuti verificare il contenuto emotivo e la complessità del materiale filmografico selezionato e di valutarne la compatibilità con il gruppo. Si consiglia di iniziare con spezzoni di film a basso contenuto emotivo e chiaramente interpretabili, per poi aumentare gradualmente il livello di complessità. Come descritto in dettaglio nel modulo B, quest'intervento si basa esclusivamente su filmati dalla durata limitata e comunque proposti non in modo completo (spezzoni). Al contrario del modulo B, l'oggetto di analisi delle sequenze di film non riguarda in primo luogo la prospettiva degli attori (ToM), ma l'individuazione, attraverso l'osservazione delle sequenze di azioni, di schemi e di regole sociali. A differenza degli interventi di cognizione sociale del modulo D, qui è in primo piano l'argomentazione delle proprie conclusioni.

In generale possono essere proposti gli stessi film che sono stati già elencati nel modulo B. È possibile proiettare nuovamente la stessa scena di un film già visto in precedenza, ma cambiando la prospettiva di osservazione, ad esempio per "mettersi nei panni dell'altro" nel modulo B, per "il riconoscimento dei ruoli e delle regole sociali" nel modulo C e, infine, per "l'identificazione di stili di attribuzione" nel modulo D.

La lista è stata completata con altri film:
a) Terapia e pallottole ("Analyze This", con Robert De Niro, Billy Crystal, USA 1999)
b) Terapia e pallottole 2 ("Analyze That", con Robert De Niro, Billy Crystal, USA 2002)
c) Tutti pazzi per Mary ("There's Something About Mary", con Cameron Diaz e Ben Stiller, USA 998)

d) Tutte le manie di Bob ("What about Bob?", con Bill Murray e Richard Dreyfuss, USA 1991)
e) Ricomincio da capo ("Groundhog Day", con Bill Murray e Andie MacDowell, USA 1993)
f) A Beautiful Mind (con Russell Crowe, USA 2001)
g) Elling (con Per Christian Ellefsen e Sven Nordin, Norvegia/Svezia 2001)
h) Mors Elling (con Per Christian Ellefsen e Grethe Nordra, Norvegia/Svezia 2003)
i) Qualcosa è cambiato ("As good as it gets", con Jack Nicholson e Helen Hunt, USA 1997)

Ad eccezione del film e) ("Ricomincio da capo"), il tema della psichiatria e della psicoterapia viene affrontato nel senso più ampio. In generale, sono raccomandate solo le scene dove la situazione comica è in primo piano. Esempi di comportamenti disadattivi si trovano, ad esempio, nel film Elling nella scena del "ristorante" o "dell'aiuto della vicina", o nel capitolo 8 del film "Terapia e pallottole", in cui i due mafiosi entrano senza preavviso in uno studio medico.

L'obiettivo di questo esercizio di gruppo consiste nel sensibilizzare i partecipanti al riconoscimento dell'importanza delle norme sociali e delle conseguenze derivanti dall'inosservanza di tali norme. I costi e i benefici delle norme sociali (eccessivo adattamento *versus* "essere pazzo"), possono anche essere discussi. I terapeuti possono modulare i riferimenti alla vita dei partecipanti e il livello di strutturazione al fine di condurre un esercizio che non risulti eccessivamente faticoso dal punto di vista emotivo.

Possibili domande guida meno attivanti dal punto di vista emotivo:
• "Come si sente l'attore nella scena?"
• "Come reagiscono gli altri?"
• "Come potrebbe sentirsi l'attore per la reazione delle altre persone?"

Il lavoro sulla cognizione sociale rimane qui più sullo sfondo e produce minore carico emotivo. Attraverso domande mirate il terapeuta può aumentare il grado di attivazione emotiva.

Possibili domande guida più attivanti dal punto di vista emotivo:
• "Ci sono situazioni simili nella mia vita quotidiana?"
• "Come avrei gestito la situazione?"
• "Mi è mai successo di reagire come l'attore nella scena?"
• "Mi sono identificato con l'attore del film?"
• "Con quale personaggio mi identifico meglio?"

È importante sottolineare l'aspetto della gestione delle situazioni.

Possibili domande guida sulla gestione delle situazioni:
- "Come gestisco, cosa faccio quando incontro reazioni negative?"
- "Le considero non vere?"
- "Che cosa potrei cambiare?"

A tal fine è adatta la scena del "flirt" dal film "A Beautiful Mind", in cui il protagonista dichiara molto direttamente le sue intenzioni sessuali ad una donna e ne riceve uno schiaffo. La reazione individuale dei partecipanti a questa scena è probabilmente di attivazione emotiva.

A conclusione di questa sottofase i partecipanti sono chiamati a integrare o correggere le autovalutazioni relative alle abilità nell'uso degli schemi sociali, sul foglio di lavoro 16 ("Come mi adatto alle regole sociali?").

Esercizi *in vivo* ed esercizi da svolgere a casa

Alcuni esercizi *in vivo* di gruppo possono essere utilizzati per riflettere sull'effetto che gli schemi sociali esercitano sul comportamento delle persone nella vita di tutti i giorni, per riconoscere le norme sociali con i relativi comandi e divieti, così come per analizzare le abitudini individuali (modelli di pensiero e di comportamento). Sono adatti diversi tipi di attività di gruppo, come ad esempio andare in un bar o fare una passeggiata in centro.

L'obiettivo è quello di rendere chiaro ai partecipanti la ricaduta che gli schemi sociali hanno anche al di fuori della stanza del gruppo INT. I ruoli i le regole sociali, così come le loro conseguenze, possono essere discusse sulla base di esperienze sociali fatte durante l'esercizio *in vivo*: come ci comportiamo, ad esempio, e cosa pensiamo quando il semaforo diventa improvvisamente rosso, quando ordiniamo al bar per tutto il gruppo, quando compriamo qualcosa al chiosco, quando facciamo una passeggiata con un membro del gruppo, con il quale non abbiamo molta confidenza o se dobbiamo andare urgentemente in bagno in un ristorante in cui non siamo mai stati. Accanto a questa parte più analitica e più autoriflessiva dovrebbe essere anche proposto un esercizio *in vivo* che permetta di verificare nella vita quotidiana le strategie di *coping* acquisite, ad esempio provando a riconoscere i propri comportamenti disadattivi.

Inoltre, anche qui vengono proposti ai partecipanti esercizi da svolgere autonomamente (esercizi per casa). Molti partecipanti trovano più facile, almeno inizialmente, identificare il proprio modello di pensiero e di comportamento (p.es. "Ho notato che per andare al lavoro faccio sempre la stessa strada") e le regole sociali (p.es. "Prima di salire sull'autobus devo comprare il biglietto!").

Un altro obiettivo è quello di motivare i partecipanti ad utilizzare strategie di *coping* apprese ("difendersi dagli altri"). Come visto nei moduli precedenti, prima di ogni esercizio da svolgere autonomamente (e di tutti gli esercizi *in vivo*) bisogna compilare il foglio di lavoro 5 ("esercizio da svolgere autonomamente"), che ne facilita la preparazione e l'elaborazione. La conclusione di questa unità di intervento segue le stesse modalità descritte nell'unità di intervento precedente.

2.3.4. INT: modulo D

Nell'area terapeutica neurocognitiva del modulo D l'attenzione è posta sulla memoria di lavoro. In contrapposizione con le funzioni della memoria verbale e visiva affrontate nel modulo B, qui la memoria di lavoro è definita come funzione esecutiva. Essa è necessaria per i processi decisionali, la definizione degli obiettivi, il *problem solving* e la percezione selettiva mirata. A differenza del concetto di vigilanza introdotto nel modulo A, che descrive l'attenzione continua sotto uno stimolo, negli interventi sulla memoria di lavoro si trova in primo piano l'effetto che lo stress indotto dalla sovrastimolazione esercita su questa funzione. Il carico emotivo è quindi più elevato rispetto ai precedenti interventi delle aree terapeutiche neurocognitive dei moduli A, B e C. A differenza del concetto precedentemente descritto di memoria a breve termine (modulo B) la memoria di lavoro comporta un "lavoro con le informazioni". Queste sono disponibili nella memoria e, se necessarie, possono essere utilizzate per l'elaborazione di un obiettivo.

Inoltre, anche nell'area terapeutica della cognizione sociale "stile di attribuzione" il metodo INT si occupa in primo luogo del processo di attenzione selettiva nel contesto sociale e nello stile di attribuzione. Il focus dell'intervento terapeutico è rivolto al miglioramento della percezione delle situazioni individuali che producono stress e allo sviluppo di strategie di *coping* adattive. Attribuzioni distorte (*bias* attribuzionale) si trovano spesso alla base dei sintomi deliranti persistenti, vissuti dagli interessati nella vita quotidiana come molto stressanti. Per questo motivo, l'area terapeutica della cognizione sociale di questo modulo si conclude con interventi finalizzati al superamento di situazioni stressanti e alla regolazione delle emozioni.

2.3.4.1 *Area terapeutica neurocognitiva: memoria di lavoro*

MODULO D: AREA TERAPEUTICA NEUROCOGNITIVA: MEMORIA DI LAVORO

1. Sedute introduttive
- Definizione della memoria di lavoro: centrale di controllo del lavoro con memoria e attenzione selettiva
- Auto-percezione (profilo cognitivo)
- Riferimento alla quotidianità e a se stessi: illustrazione clinica
- L'iperstimolazione: fattore interferente la memoria di lavoro

2

2. Sedute di lavoro
Compensazione
- Apprendimento e individualizzazione delle strategie di *coping*:
  - strategie per affrontare problemi di distrazione e di sovrastimolazione
  - rituali e cambiamento del comportamento
  - capacità di passare da un'azione all'altra
  - prevenzione della distrazione durante una conversazione

Ripristino
- Esercitazione delle strategie di *coping* apprese:
  - ripetizione degli esercizi di gruppo
  - esercizi al computer

Esercizi in vivo *ed esercizi da svolgere a casa*
- Trasferimento delle strategie di *coping* individualizzate in situazioni concrete della vita di tutti i giorni

Indicazioni
- Infrastrutture: stanza per l'intervento di gruppo e stanza dei computer, lavagna a fogli mobili; proiettore
- Materiale terapeutico: fogli informativi 2, 30-34; fogli di lavoro 4, 5, 18-20; illustrazioni cliniche 14, 15; allegati 2, 14-18; materiale proiettabile 9
- Programma CogPack: esercizi CERCARE, COLLEGARE, DENARO; COLORI E PAROLE; INTERFERENZA, PARTI DELLA LINEA, DIVIDE LINEA, DIVIDE TORTA, QUANTITÀ, GEOMETRIA, NUOVO-o-MENO, PER STRADA, LETTURA, GEOGRAFIA, ORDINE
- Modalità d'intervento: discussione di gruppo strutturata, esercizi di gruppo, esercizi al computer

1.   Sedute introduttive

Definizione dell'area funzionale: memoria di lavoro

La maggior parte dei partecipanti non conosce il termine "memoria di lavoro" e pertanto è essenziale fornire loro una definizione di tale concetto. Si consiglia di sostituire il termine "memoria di lavoro" con la frase "lavorare con la memoria". Questa definizione dovrebbe includere una definizione per la memoria a breve e lungo termine, nonché una per la vigilanza in mancanza di stimoli. Inoltre, è importante evidenziare in particolare l'aspetto dinamico della memoria di lavoro come una centrale di controllo per le decisioni da attuare, per il *problem solving* finalizzato al raggiungimento degli obiettivi, per il collegamento delle nuove informazioni con strutture di conoscenza già esistenti e per lo spostamento dell'attenzione. L'attenzione selettiva gioca un ruolo centrale, permette di concentrarsi su un nuovo obiettivo ed eliminare i precedenti impulsi verso altri obbiettivi/azioni.

Possibile introduzione da parte del terapeuta principale:
Qualche tempo fa ci siamo occupati della nostra memoria e più in particolare di come memorizzare testi, numeri, nomi e di come poterli richiamare alla mente se necessario. Ora stiamo per occuparci della memoria sotto un'altra prospettiva: come lavoriamo con la nostra memoria? Sappiamo che nella lettura di un testo la nostra memoria collega attivamente tra di loro le parole in singole frasi, in modo da permetterci di capire correttamente il contenuto di un testo. Ci aiutano inoltre a comprendere le informazioni contenute nel testo, le associazioni che facciamo con le cose che già sappiamo, che sono cioè conservate (memorizzate) nella nostra memoria. Noi lavoriamo anche con la nostra memoria, se prendiamo una decisione, risolviamo un problema o acquisiamo nuove conoscenze. E ancora, ci basiamo sulle nostre esperienze e colleghiamo le nuove informazione a quelle già note. Nel compiere una serie di attività siamo costretti a elaborare diverse informazioni (stimoli) alla volta. Siamo quindi sommersi da stimoli e dobbiamo riuscire a concentrarci. Questo è molto diverso da quanto detto precedentemente sui disturbi dell'attenzione derivanti da un lavoro noioso e monotono (mancanza di stimoli). Nelle situazioni di sovraccarico di stimoli è importante che non ci lasciamo distrarre troppo (p.es. "Cerco un amico con il quale ho un appuntamento durante un concerto. C'è molta gente e la musica è alta. Se mi concentro troppo sulla musica, probabilmente non troverò il mio amico. È meglio guardarsi intorno e cercare di concentrarsi sulle sue caratteristiche come il colore dei capelli, il tipo di corporatura e il vestito.").
Ciò vuol dire, che noi dobbiamo concentrare la nostra attenzione su un determinato obiettivo -percezione selettiva- e non dobbiamo lasciarci distrarre. In sintesi ciò significa che molto spesso lavoriamo con la nostra memoria.

A complemento di questa parte il gruppo legge il foglio informativo 30 ("Lavorare in modo efficace con la memoria"). Esso descrive le diverse funzioni che la memoria di lavoro può svolgere. Il terapeuta principale deve sottolineare a questo punto che "nel lavoro con la memoria" sono coinvolte un po' tutte le funzioni neurocognitive precedentemente trattate: la velocità di elaborazione delle informazioni, l'attenzione, la memoria, il ragionamento e il *problem solving*. A titolo illustrativo possono essere proposti alcuni esperimenti al gruppo.

Esercizio "dare indicazioni"
Il terapeuta individua due partecipanti e chiede loro di immaginare, per il *role-play* che dovranno svolgere, di essersi accordati per uscire insieme dopo una seduta di gruppo. Fuori incontrano una turista, che chiede loro delle informazioni stradali per raggiungere un luogo della città. La turista non è italiana, parla un'altra lingua. L'obiettivo della turista è che le venga indicato in qualsiasi lingua come raggiungere il luogo che desidera visitare. A questo punto il terapeuta sceglie un altro par-

2

tecipante, che sappia parlare una lingua straniera e che svolga pertanto il ruolo della turista. In alternativa tale ruolo può essere assunto dal coterapeuta. Vengono quindi discusse in gruppo le diverse possibili soluzioni alternative che permettano di gestire la situazione. L'obiettivo è quello di illustrare ai partecipanti come in questa situazione le funzioni cognitive giochino un ruolo importante.

Esercizio "effetto party"
I partecipanti vengono invitati a gruppi di due o di tre a discutere su temi di attualità, hobby, sport ecc., con l'indicazione di non lasciarsi distrarre. Il coterapeuta, dopo aver verificato che tutti i partecipanti siano impegnati in questa discussione, pronuncia il nome di uno dei partecipanti, prima a bassa voce, poi a voce sempre più alta, fino a quando questi non risponde. La domanda che viene posta al partecipante è: "Perché ha risposto?". Infine il gruppo discute sui possibili motivi ("Ha riconosciuto il suo nome, lo ha sentito 1000 volte" ecc.). L'obiettivo di questo esercizio è di nuovo quello di sensibilizzare i partecipanti sulle funzioni neurocognitive coinvolte e sopra descritte. Quindi, viene rivolta l'attenzione anche alla percezione selettiva.

Promozione dell'auto-percezione

Sulla base dei contenuti delle e degli esperimenti proposti si cerca di individuare una prima relazione tra i temi mostrati e la vita quotidiana dei partecipanti.

Possibili domande guida:
- "Le capita nella sua vita quotidiana (lavoro, tempo libero) di essere sottoposto a molti stimoli e di doversi concentrare su qualcosa di specifico?"
- "In quali situazioni le riesce più facile non farsi distrarre?"
- "Le capitano situazioni nella vita quotidiana in cui deve distogliersi da quello che sta facendo (p.es. guardare la tv) per concentrare l'attenzione su qualcos'altro (p.es. rispondere a una telefonata)? O situazioni in cui è stato costretto a compiere più azioni nello stesso tempo (p.es. parlare al telefono mentre stava cucinando)?"
- "E' mai stato costretto a scegliere tra una delle diverse azioni da compiere per il timore di sbagliarne qualcuna?"
- "Le è risultato facile o è stato per lei stressante?"
- "Che sensazioni ha provato?"

Il coterapeuta annota le impressioni del gruppo sulla lavagna a fogli mobili. Il terapeuta principale chiede ai partecipanti se hanno mai provato le stesse impressioni, in modo da mettere in collegamento le esperienze dei singoli nel gruppo. Quindi il terapeuta sollecita ogni partecipante a individuare un riferimento con situazioni concrete della propria vita quotidiana. Infine, ogni partecipante compila il foglio di lavoro 18 ("Come lavoro con la mia memoria nella vita di tutti i giorni?").

Illustrazione clinica

Si procede quindi con la lettura in gruppo delle due vignette 14 ("L'altro giorno all'osteria") e 15 ("Tra un lavoro e l'altro in officina"), al termine della quale si avvia una discussione di gruppo con l'obiettivo che i partecipanti individuino dei riferimenti tra i contenuti della vignetta e se stessi e la propria quotidianità. In entrambe le vignette, l'attenzione è rivolta all'impatto della sovrastimolazione sull'esperienza soggettiva. La vignetta 14 descrive l'effetto della sovrastimolazione sociale sulla concentrazione e il disagio prodotto dal cambiamento di una propria consuetudine (Peter deve sedersi a un tavolo insolito per lui, in mezzo all'osteria).

> *Possibili domande guida*:
> * "Ci sono state situazioni in cui mi sono sentito a disagio e facevo fatica a concentrarmi, perché ero distratto dal rumore e dalla confusione degli altri?"
> * "È capitato spesso? In quali situazioni? Come mi sono sentito?"
> * "Cosa ho fatto per poter gestire meglio la situazione?"

Le seguenti *domande* favoriscono l'individuazione di un riferimento con se stessi:
* "Sono in difficoltà quando intorno a me succedono troppe cose?"
* "Ho la tendenza a ritirarmi e ad evitare situazioni di questo genere?" oppure "Sono una persona che riesce a trovare il modo per gestire queste situazioni?"

Viene esplorata in gruppo l'esperienza individuale soggettiva, evidenziandone i punti di forza e di debolezza relativamente alle situazioni di sovraccarico sensoriale e si richiamano le strategie di *coping* già affrontate. La vignetta 15 ("Tra un lavoro e l'altro in officina"), invece, si concentra su una tipica situazione di lavoro, in cui devono essere svolti più lavori entro la scadenza fissata. Ciò vuol dire che Peter deve lasciare un'attività, per poterne svolgere una nuova. Per molti partecipanti questo può risultare molto faticoso. La modalità di conduzione è la stessa adottata e descritta con riferimento alla vignetta 14. Inoltre qui può essere proposto un *role-play*.

> *Role-play:*
> Il terapeuta principale individua due partecipanti. Ognuno riceve parecchi fogli bianchi e una penna. L'ordine del capo immaginario è: disegni esagoni regolari e li dia al suo collega. In ogni esagono tratteggi poi i sei angoli e scriva il nome di uno dei componenti del gruppo al centro dell'esagono. Faccia quindi controllare l'esagono al collega. Alla fine per ogni componente del gruppo ci dovrebbe essere un foglio con un esagono dagli angoli tratteggiati e con al centro il proprio nome. Il tutto per favore va svolto nel modo più veloce e più preciso possibile!"

Il gruppo discute dunque ed evidenzia, come nella vignetta 15, dove ci sono state difficoltà e come possono esser meglio affrontate, al fine di sperimentare nella ripetizione del *role-play* una prestazione migliore.

L'iperstimolazione: fattore interferente la memoria di lavoro

Sulla base delle esperienze della vita di tutti i giorni dei partecipanti precedentemente raccolte e degli interventi terapeutici svolti si cerca di favorire il riconoscimento dei fattori che possono interferire negativamente sulla memoria di lavoro.

> *Possibili domande guida*:
> * "Ci sono situazioni nella vita di tutti i giorni in cui il lavoro con la memoria (memoria di lavoro) non ha funzionato in maniera ottimale?"
> * "Come mi sono sentito?"
> * "Era in qualche modo connesso con il fatto che mi trovavo in una situazione in cui c'erano tantissime persone?"
> * "Cosa può avere influenzato negativamente la mia memoria di lavoro in quella situazione?"
> * "La riduzione della mia memoria di lavoro è stata causata da fattori interni a me stesso o da fattori ambientali esterni?"

Per meglio chiarire questi temi si richiama la curva di attivazione introdotta nel modulo A e si fa di nuovo riferimento al foglio informativo 2 ("Prestazioni e stato d'animo"). Negli interventi terapeutici relativi alla vigilanza del modulo A l'attenzione era stata principalmente rivolta alla parte sinistra della curva di attivazione (bassa attivazione, assenza di stimoli) mentre ora viene approfondito il lato destro (attivazione alta, iperstimolazione). È importante stabilire una connessione tra il sovraccarico sensoriale e la riduzione delle prestazioni.

A questo punto occorre notare, che i contributi proposti dai partecipanti nel modulo A relativamente alla diminuzione della concentrazione in condizioni di sovrastimolazione e di stress devono qui essere presi nuovamente in considerazione.

2.   Sedute di lavoro

Compensazione

Nella sottofase di compensazione vengono elaborate strategie di *coping* per il miglioramento della memoria di lavoro sulla base di quanto descritto nelle sedute introduttive. Il tema, già discusso, dell'iperstimolazione interna o esterna viene spesso connotato dai partecipanti, sulla base della loro esperienza quotidiana con lo stress e il carico emotivo. Il metodo INT è però strutturato in modo da prevedere interventi finalizzati alla gestione dello stress e delle emozioni solo nell'area terapeutica della cognizione sociale del modulo D ("regolazione delle emozioni").

La sottofase di compensazione sulla memoria di lavoro è suddivisa nei seguenti 4 ambiti:
1) difficoltà di concentrazione secondaria a distrazione e sovrastimolazione
2) rituali e flessibilità cognitiva nello svolgimento di diverse azioni
3) percezione selettiva della sovrastimolazione
4) difficoltà di concentrazione durante una conversazione

Distrazione e sovrastimolazione in condizioni di sovraeccitazione

L'intervento si concentra inizialmente sulla capacità di concentrazione durante situazioni di sovrastimolazione e sovraccarico sensoriale. La capacità di concentrazione è da intendersi come prerequisito, per potere percepire correttamente le esigenze di una situazione specifica in caso di eccesso di stimolazione e poter agire in modo appropriato. Diverse situazioni concrete, rilevanti per la memoria di lavoro, erano state citate dai partecipanti nell'ambito delle sedute introduttive ed erano state annotate sulla lavagna a fogli mobili. Esse vengono ora riassunte e integrate con ulteriori situazioni di vita raccontate dai partecipanti. La tematica della concentrazione in condizioni di sovrastimolazione sensoriale, introdotta dal terapeuta principale, viene discussa nel gruppo sotto il profilo dei possibili effetti negativi che la sovrastimolazione può comportare sulla concentrazione e sull'attivazione (sovraeccitazione).

Possibili domande chiave:
- "Molte persone provano in diverse situazioni, difficoltà di concentrazione, perché non riescono a proteggersi dagli stimoli provenienti dall'esterno o dall'interno. Pensando alla sua vita di tutti i giorni le vengono in mente situazioni simili?"
- "Sono per lei peggiori situazioni di sovraccarico sensoriale interne (pensieri, fantasie, ecc.) o esterne (molte persone, rumori, luci, odori, ecc.)?"
- "In quali situazioni – p.es. quando l'autobus è sovraffollato, tutti parlano tra di loro, c'è odore di sudore nell'aria e il viaggio è travagliato – è facilmente distraibile e tende a sentirsi agitato? In queste situazioni si può avere la sensazione che sia tutto eccessivo. Ha mai sperimentato situazioni simili?"
- "Che cosa pensa, sente e come si comporta in queste circostanze? Quali segnali fisici (sudorazione, palpitazioni, fame d'aria , irrequietezza ecc.) manifesta?"
- "Cosa fa in quelle situazioni? Si tira indietro o cerca di far fronte alla situazione?"
- "Sta meglio in mezzo alle persone o solo?"

Le domande sopra riportate vengono discusse in gruppo cercando di favorire argomentazioni basate sui fatti. In particolare, in caso di disaccordo, il terapeuta principale sottolinea che il livello ottimale di attivazione interna e di tolleranza agli stimoli può variare notevolmente tra individuo e individuo. Inoltre il proprio livello di tolleranza agli stimoli può variare anche in relazione alla situazione, allo stato d'animo e agli eventuali sintomi manifestati. Viene quindi letto in gruppo il foglio di lavoro 19 ("Ero troppo distratto") ove vengono poste domande su situazioni specifiche di sovraccarico e sulla percezione soggettiva derivante dall'eccesso di eccitazione. Infine viene chiesto di descrivere individualmente le strategie di *coping* che ciascuno ha provato ad applicare. Le risposte dei partecipanti vengono raccolte e discusse all'interno del gruppo.

L'obiettivo è quello di promuovere l'auto-riflessione dei partecipanti sulla base di situazioni vissute:
1) per quanto riguarda le proprie reazioni alla sovraeccitazione nei quattro ambiti sopra menzionati
2) per quanto riguarda le strategie di *coping* (vedi sotto).

Reazioni alla sovraeccitazione

- *Cognizioni/Pensieri*: ad esempio "Non lo sopporto più!", "Me ne voglio andare!", "Gli altri mi innervosiscono!", "Speriamo che nessuno si accorga che non ce la faccio più."
- *Emozioni*: ad esempio paura, rabbia, vergogna
- *Reazioni fisiche*: ad esempio sudore, palpitazioni, senso di costrizione al petto, formicolio alle gambe
- *Comportamenti*: p.es. irrequietezza, non potere stare seduti, scappare (fuga)

Strategie di coping applicate individualmente

Esse vengono riportate sulla lavagna a fogli mobili e valutate in gruppo. Ancora una volta vengono discusse allo stesso modo risorse e deficit.

Rituali

Quando si parla di strategie di *coping* per la gestione dell'iperstimolazione e dei problemi di concentrazione, i terapeuti ricomprendono anche i rituali spesso utilizzati dai partecipanti nella vita di tutti i giorni. Attraverso di essi si manifesta la necessità da parte dei soggetti affetti da schizofrenia di sicurezza e di coesione nel vissuto e nel comportamento, come pure l'esigenza di controllo delle situazioni quotidiane. Pertanto, è importante evitare che ai partecipanti venga a mancare il terreno sotto i piedi, a causa di interventi troppo orientati al cambiamento da parte di terapeuti incoraggianti la perdita del controllo. L'obiettivo in questo caso consiste nella promozione della comprensione, della valutazione dei "benefici" (controllo, sicurezza) e degli eventuali "costi" (inflessibilità, allontanamento dalla norma, ecc.) dei rituali. A titolo illustrativo è disponibile il foglio informativo 31 ("Costi e benefici del cambiamento del comportamento"). Qui i costi e i benefici (vantaggi e svantaggi) noti e sperimentati, e le nuove strategie di comportamento e di *coping* vengono presentate utilizzando "un modello a bilan-

COMPORTAMENTI	BENEFICI/VANTAGGI	COSTI/SVANTAGGI
Abitudinari		
Nuovi		

Fig. 2.25 Schema a 4 campi per favorire l'autoriflessione

cia". I costi e i benefici dei comportamenti abitudinari (*routine*) si scambiano, nel modello dei due piatti della bilancia, con quelli dei nuovi comportamenti, divenendo i costi della routine benefici del nuovo e i benefici della *routine* i costi del nuovo.

A completamento può essere elaborato uno schema in 4 campi relativo ai benefici e ai costi dei rituali (*routine*) e delle nuove strategie (vedi Fig. 2.25). Costi e benefici ossia vantaggi e svantaggi possono essere elencati nei quattro campi sulla base di situazioni concrete. Si consiglia di compilare per ultimo il campo "nuovi benefici", ossia comportamenti nuovi adeguati alla situazione e potenzialmente efficaci. Nel processo terapeutico si cerca di favorire un cambiamento del comportamento, i singoli argomenti dei quattro campi possono essere valutati, ad esempio attraverso una scala da 1-10, dove 1 rappresenta il meno importante e 10 il più importante. I valori di ogni campo vengono infine riassunti e confrontati.

Un buon approccio al tema del rituale prevede la proiezione di spezzoni di un film.

Un valido esempio è costituito dal film "Qualcosa è cambiato" ("As good as it gets", con Jack Nicholson ed Helen Hunt, USA, 1997). Il protagonista è un uomo nevrotico con una personalità ossessiva. Al centro di molte scene romantiche compaiono rituali compulsivi. Anche in questo caso, il terapeuta propone solo singole scene del film della durata di circa 5 minuti. La modalità di conduzione della discussione delle scene del film è stata già discussa in dettaglio nei moduli B e C. I partecipanti sono quindi chiamati a confrontarsi sui propri rituali. L'obiettivo consiste nella sensibilizzazione degli aspetti positivi dei rituali (sensazione di sicurezza, sensazione di controllo) e delle conseguenze negative di un loro uso eccessivo (inflessibilità, restrizioni, conseguenze sociali). Quest'esercizio richiede un alto livello di coesione di gruppo, un buon livello di fiducia e di tenuta da parte dei partecipanti, poichè chiama in ballo abitudini quotidiane molto profondamente radicate, la cui rinuncia proprio in un gruppo di paziente affetti da schizofrenia signifirebbe la paura della perdita di controllo e dell'autostima.

Capacità di passare da un'azione all'altra

Prima che il gruppo ritorni ad affrontare il tema delle strategie di *coping* in condizioni di sovrastimolazione e sovraeccitazione, viene approfondita la capacità di compiere più azioni contemporaneamente o di passare da un'azione all'altra. Ci si riferisce alla difficoltà generale di interrompere un'attività per passare allo svolgimento di un'altra. Al fine di mantenere un buon livello di sicurezza e di tranquillità, i partecipanti tendono spesso a svolgere le attività in modo rituale, a discapito della flessibilità e con notevoli difficoltà quando si trovano di fronte alla necessità di scegliere un'attività più adeguata alla situazione. Per favorire il riconoscimento di un nesso tra i contenuti trattati e se stessi e la propria vita di tutti i giorni ogni partecipante compila il foglio di lavoro 20 ("Flessibilità: riuscire a passare da un'attività a quella successiva"). L'obiettivo è quello di incentivare l'auto-riflessione differenziata dei partecipanti. Le due domande finali del foglio di lavoro 20 sulla difficoltà di passaggio da un'attività ad un'altra (flessibilità cognitiva) vengono utilizzate a livello individuale.

Per illustrare la capacità di passaggio da un'attività all'altra si consigliano i seguenti esercizi di gruppo:

Esercizio con le carte

Il terapeuta principale spiega che la capacità di passare da un'attività ad un'altra (flessibilità cognitiva) svolge un ruolo importante anche nel gioco, ad esempio nel rapido cambiamento di una sequenze di carte da gioco. Il materiale per questo esercizio è costituito dalle 96 carte ("esercizio delle carte sulla velocità"; allegato 2a-l) che sono state utilizzate nel modulo A "velocità di elaborazione delle informazioni." Si tratta di scartare le carte il più velocemente possibile sul mazzo posto al centro del tavolo e con l'obiettivo di fare il minor numero di errori possibili. La "regola di base" è "almeno una caratteristica presente sull'ultima carta del mazzo deve corrispondere con la carta che viene scartata" e viene integrata con le seguenti "regole aggiuntive".

1. Colore jolly: si seleziona a caso una carta del mazzo. Il colore in essa contenuto (blu, giallo, verde, rosso) è ora il colore jolly. Si stabilisce che una carta con il colore jolly, indipendentemente dalle caratteristiche dell'ultima carta può essere scartata; carte con il colore jolly possono quindi sempre essere scartate!
2. Ogni partecipante riceve 8-10 carte, le guarda, ma non le può mostrare agli altri giocatori.
3. Numero di carte da scartare: ad ogni turno si può scartare 1 carta o al massimo 2 carte, quindi tocca al giocatore successivo.
4. Sanzioni: chi non ha carte da abbinare, che possano essere quindi scartate, deve pescarne 1 dal mazzo così come chi fa un errore!

5. Chi per primo riesce a scartare tutte le carte vince. Si continua quindi a giocare per il secondo e per il terzo posto.

Esercizio con i fiammiferi

Questo esercizio si ispira a una scena del film "L'anno scorso a Marienbad" (film di Alain Resnais, Francia, 1961), in cui viene rappresentato il seguente gioco. Due giocatori hanno dei fiammiferi sul tavolo posti su file diverse (almeno 15). La regola del gioco è la seguente: ci sono almeno 15 fiammiferi (o stuzzicadenti) e due giocatori giocano l'uno contro l'altro. Il primo preleva 1, 2 o 3 fiammiferi da una fila e lo stesso fa l'altro. I due a turno possono togliere 1-3 fiammiferi, fino a quando non finiscono. Perde il giocatore al quale rimane 1 fiammifero! I singoli partecipanti si accorgono presto, che la vittoria viene conseguita, se l'avversario da 5 (o 9) fiammiferi ne deve pescare 1, 2 o 3. Come nell'esercizio con le carte sopra descritto, anche questo esercizio richiede flessibilità cognitiva. A seconda della composizione del gruppo possono prendere parte all'esercizio anche i terapeuti.

Esercizi vari

Tra gli allegati sono disponibili diversi tipi di materiale terapeutico che permettono lo svolgimento degli esercizi qui di seguito descritti, i quali possono essere svolti in parallelo o in brevi sequenze, al fine di favorire la flessibilità cognitiva. Ciascuno degli allegati 14a-f contiene 2 immagini che differiscono in 10 punti i quali sono da identificare. L'allegato 15a-c contiene delle tavole ciascuna con 100 lettere ed il compito consiste nel cerchiare le parole in esse nascoste. L'allegato 16a-f contiene il sudoku con livelli crescenti di difficoltà. L'allegato 17a-c contiene testi con errori di ortografia da individuare. Gli esercizi sopra descritti (allegati 14-17) trattano tutti, in senso lato, le capacità attentive. L'obiettivo è che ciascun partecipante lavori individualmente su almeno due esercizi contemporaneamente. Perciò ciascun partecipante riceve 2-3 esercizi stampati. Ogni 3-5 minuti si richiede ai partecipanti di passare da un esercizio ad un altro. Ogni cambio viene annunciato dal terapeuta. Con questo esercizio viene simulata la pratica quotidiana di passare da un'attività all'altra. L'applicazione di questo esercizio si ripete solo nella successiva sottofase di ripristino, dopo che il gruppo ha elaborato adeguate strategie di *coping*.

Ognuno di questi esercizi deve essere discusso in dettaglio in modo che vengano identificati le risorse e i deficit emersi durante gli esercizi. I partecipanti dovrebbero a questo punto essere in grado di riconoscere i propri deficit funzionali per poterli rimediare attraverso le strategie di *coping* già elaborate. Inoltre si può fare riferimento alle strategie per il miglioramento dell'attenzione e della gestione dello stress e alla regolazione delle emozioni che verrà trattata alla fine di questo modulo.

2

Strategie di coping per evitare distrazioni secondarie all'iperstimolazione e per migliorare l'attenzione selettiva

Le singole strategie di *coping*, identificate in precedenza per ridurre la distraibilità in situazioni di eccesso di stimolazione vengono richiamate e ripetute in gruppo. Si fa ricorso, in particolare, al foglio di lavoro 19 ("Ero troppo distratto"), su cui i partecipanti avevano appuntato le strategie di *coping* e le situazioni in cui le avevano sperimentate. Per completare questa parte si utilizza il foglio informativo 32 ("Strategie per ridurre le distrazioni durante lo svolgimento di azioni"), su cui sono elencate le strategie che facilitano sia "Strutturare un'azione" sia "Scegliere il contesto più adeguato". Inoltre, i partecipanti sono invitati a completare il foglio informativo aggiungendo le proprie strategie nella sezione dedicata a tal fine. I partecipanti valutano quindi le strategie di *coping* raccolte anche sulla base di situazioni concrete vissute nella propria vita, per verificare la loro idoneità. Durante la successiva discussione di gruppo e la valutazione delle strategie di *coping* individuali per la riduzione delle distrazioni in condizioni di sovraccarico sensoriale, il terapeuta principale evidenzia anche l'importanza dell'attenzione selettiva.

> *Esempio*:
> "Abbiamo ora discusso le possibili strategie che ci permettono, nelle situazioni in cui capitano molti avvenimenti contemporaneamente e ci sentiamo forse sopraffatti dai troppi stimoli, di difenderci dal rischio di distrarci. Se da un lato, siamo ora in grado di non distrarci, dall'altro abbiamo l'opportunità di focalizzare la nostra attenzione in particolare su ciò che ci interessa o su ciò che la situazione ci richiede. Ci sono situazioni nella vita di tutti i giorni in cui dobbiamo estrapolare un'informazione specifica da un gran numero di informazioni?"

A completamento delle strategie di *coping* proposte (foglio informativo 32 "Strategie per ridurre le distrazione durante lo svolgimento di azioni") vengono elaborate in gruppo, sulla base del foglio informativo 33 ("Dirigere la propria attenzione"), strategie per migliorare l'attenzione selettiva e per ridurre la distraibilità. Le strategie evidenziate dai partecipanti vengono da loro inserite nel foglio informativo 33, dopo essere state discusse attentamente. L'attenzione dovrebbe essere rivolta alla gestione di situazioni spesso stressanti. L'uso di strategie di *coping* in situazioni appropriate viene infine messo in pratica attraverso gli esercizi *in vivo* e gli esercizi da svolgere autonomamente.

Per permettere ai partecipanti di fare una prima esperienza sul rimedio (compensazione) dei disturbi della percezione selettiva, è possibile proporre l'esercizio di gruppo di seguito illustrato.

Percezione selettiva tramite immagini

Tra i supporti visivi a disposizione vi è il materiale proiettabile 9 (9a-h: serie di immagini sulla percezione selettiva) che contiene una serie di immagini con un alto grado di complessità (vedi Fig. 2.26), che verrà utilizzato anche nella successiva sottofase di ripristino. A questo punto dell'intervento, vengono selezionate solo una o due immagini. Ci sono due versioni per l'elaborazione delle 8 immagini: nella versione 1 viene presentata un'immagine per 30 secondi e viene chiesto quindi al gruppo di descriverla sulla base delle informazioni raccolte; nella versione 2 il gruppo cerca uno stimolo nell'immagine proiettata sullo schermo [esempi di stimolo sono elencati nella diapositiva 9 del materiale proiettabile 9. A questo punto dell'intervento si utilizza la versione 2 (stimolo)].

La *modalità di conduzione* è la seguente:

1. Come preparazione per l'esercizio, il gruppo ha rivisto e ripetuto le strategie di *coping* raccolte nei fogli informativi 32 e 33.
2. L'esercizio inizia con la presentazione di un'immagine selezionata (materiale proiettabile 9a-h). La scena raffigurata deve prima essere descritta brevemente in maniera oggettiva (vedi esercizi sulla percezione sociale nel modulo B).
3. In una fase successiva, il terapeuta principale pone domande sugli stimoli da rintracciare. Attraverso la Fig. 2.26 è possibile illustrare un esempio di potenziali domande sugli stimoli: "Devo inviare una lettera, può dirmi dove posso trovare la posta?", "Sto cercando mio fratello, indossa una camicia a righe. L'ha visto?", "Ho sete! Dove c'è qualcosa da bere?", ecc.
4. Nel rispondere ad ogni domanda, il gruppo discute le strategie che possono essere utili per trovare lo stimolo bersaglio.
5. In conclusione segue un'ulteriore fase volta a identificare aspetti che possono essere messi in relazione con se stessi e con la propria esperienza. Possibili *domande guida* sono: "Ho mai sperimentato questa situazione o situazioni simili a questa?", "Che emozioni provo in una scena simile questa?", "Come la gestisco ?" Il focus dell'intervento è rivolto alle strategie adattive di *coping* in situazioni che producono stress, le quali verranno discusse più in dettaglio nella parte dedicata alle strategie per la gestione dello stress e per la regolazione delle emozioni.

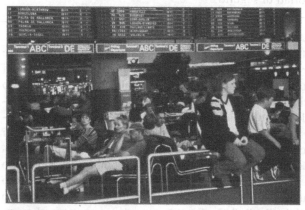

Fig. 2.26 Immagini delle percezioni sociali (Fotografie: V. Roder, per gentile concessione)

Strategie di coping per evitare distrazioni durante una conversazione

A conclusione della sottofase di compensazione l'attenzione viene posta sulle strategie volte a contenere la distraibilità durante una conversazione, aspetto che produce spesso stress. In primo luogo, bisogna individuare quali sono i fattori di stress individuali in una conversazione. Come sempre è importante, per rafforzare le risorse esistenti, riportare per iscritto i contributi raccolti.

> *Possibili domande guida:*
> - "A volte abbiamo difficoltà a seguire una conversazione, a parlare con qualcuno. Quali sono secondo lei le principali ragioni?"
> - "Quali sono le possibili cause della mia distrazione?"
> - "In quali situazioni specifiche ed in quali condizioni troviamo generalmente più facile o più difficile concentrarci su una conversazione?"
> - "Ci sono persone con le quali ci siamo resi conto che è più facile o più difficile intrattenere una conversazione? Cosa hanno tali persone di diverso dalle altre?"

In un secondo momento vengono raccolte e riportate sulla lavagna a fogli mobili le esperienze con le relative strategie di *coping* proposte dai partecipanti (*domanda guida*: "Come posso migliorare la mia capacità di concentrazione durante una conversazione?"). Esse vengono infine integrate con le strategie di *coping* che sono incluse sul foglio informativo 34 ("Distrazioni durante una conversazione"). Eventuali ulteriori strategie di *coping*, sviluppate nella discussione di gruppo, vengono integrate individualmente sul foglio informativo 34. Al termine, ogni partecipante deve avere a disposizione un repertorio individuale costituito da diverse strategie di *coping*.

Per sperimentare le strategie individualizzate di *coping* e le loro possibili conseguenze vengono proposti dei *role-play* di gruppo con diversi livelli di difficoltà, in cui possono ad esempio essere simulate situazioni di vita concreta. Possibili esempi sono riportati di seguito.

Al ristorante

I partecipanti si siedono attorno ad un grande tavolo e hanno il compito di avviare una conversazione e più precisamente di comunicare a coppie. Le conversazioni delle diverse coppie si svolgono contemporaneamente. Nel caso in cui il numero dei partecipanti sia dispari parteciperà all'esercizio anche il coterapeuta. I contenuti della conversazione dovranno riguardare le esperienze della giornata, la strada verso il centro dove si tiene il gruppo o i progetti per la serata. I partecipanti che ascoltano le coppie conversare cercano di riempire le "lacune" della conversazione ponendo alcune domande. Poi i ruoli si invertono e chi aveva il compito di ascoltare diventa soggetto della conversazione. L'obiettivo è che chi ha preso parte alla conversazione abbia, al termine del *role-play,* bene in mente il racconto del proprio interlocutore. Il livello di difficoltà può essere incrementato, ad esempio accendendo una radio e lasciandola accesa in sottofondo. È consigliabile svolgere questa attività dopo aver elaborato il foglio informativo 34. Se necessario, possono essere richiamate le strategie per migliorare l'attenzione precedentemente descritte oltre al "contatto visivo", alla "ripetizione" e alla possibilità di porre "domande". L'esercizio non dovrebbe richiedere più di 10 minuti e al suo termine, come precedentemente visto, si dedica uno spazio ai feedback.

Cena a casa
Il terapeuta sceglie due partecipanti a cui viene richiesto di avviare una conversazione (del tipo domanda-risposta). L'obiettivo di uno dei partecipanti è quello di porre una domanda specifica al suo interlocutore (p.es. un problema di aritmetica, domande sui risultati sportivi, ecc.), il suo interlocutore deve rispondere alla domanda. Prima di eseguire il *role-play* vengono assegnati agli altri membri del gruppo i ruoli di supporto. Essi dovrebbero discutere nel corso della cena a casa di "grandi temi", chiedendo di tanto in tanto se c'è dell'altro pane, del burro o del caffè o magari facendo anche rumore quando simulano di mangiare o di bere. Dopo un breve giro di prova con il cast di supporto ha inizio il *role-play* e i due partecipanti mettono in scena la loro conversazione con le domande e le risposte concordate. In primo piano i partecipanti devono mettere in pratica la strategia "imporsi temporaneamente sugli altri", riportata sul foglio informativo 34, vale a dire di attirare su di sé l'attenzione dei presenti, per potersi concentrare sulla domanda ("Un attimo di attenzione, vorrei rispondere alla domanda che mi è stata posta e poi potrete riprendere a parlare"). Questo esercizio piuttosto stressante per molti partecipanti richiederà una discussione conclusiva. Per la preparazione e lo svolgimento del *role-play* può essere utile che i partecipanti compilino il foglio di lavoro 4 ("Le mie strategie utili per l'area...") al fine di definire le strategie di *coping* da applicare in modo chiaro e per poterle fare loro. Possono diventare oggetto dei *role-play* situazioni concrete tratte dalla vita quotidiana dei partecipanti.

Ripristino

La sottofase di ripristino prevede esercizi di gruppo combinati, alcuni dei quali sono stati già introdotti e descritti nella sottofase di compensazione, ed esercizi al computer. I partecipanti ricevono, prima dei singoli esercizi, il foglio di lavoro 4 ("Le mie strategie utili per l'area...") e lo compilano individualmente.

Successivamente vengono descritti prima gli esercizi di gruppo e poi quelli al computer.

Esercizi di gruppo

Alcuni degli esercizi di gruppo sono già stati svolti nella sottofase di compensazione. I seguenti esercizi di gruppo verranno quindi riproposti utilizzando il materiale terapeutico a disposizione.

Flessibilità cognitiva
Esercizio con le carte (allegato 2a-l): le "regole del gioco" sono state descritte nella sottofase di compensazione. Possono essere proposte diverse varianti: ad esempio può essere incrementato gradualmente il grado di difficoltà aumentando il numero di carte di partenza e il numero di carte da pescare come penalità. Anche il numero di colori jolly può essere variato (due invece che uno). Inoltre possono essere formate delle squadre che possono scambiarsi le carte e che in tal modo modificano anche la dinamica del gruppo.

Flessibilità cognitiva e strategie di apprendimento
Gioco dei fiammiferi (da una scena del film "L'anno scorso a Marienbad" di Alain Resnais, Francia, 1961): il livello di difficoltà può essere incrementato aumentando il numero di fiammiferi di base. A seconda della tipologia del gruppo è possibile anche organizzare delle sfide tra i partecipanti e terapeuti.

Passare da un'attività all'altra
Eseguire contemporaneamente diverse attività (allegati 14-17): questa serie di esercizi introdotti nella sottofase di compensazione dovrebbe essere ripetuta anche in questa sottofase, in modo che i partecipanti esercitino la loro capacità di "lasciare da parte un lavoro per iniziarne un altro". Il grado di stress è aumentato in modo direttamente proporzionale al numero di attività proposte (differenze tra due immagini, parole intrecciate, sudoku, testo con errori di ortografia) e inversamente proporzionale alla durata degli intervalli di tempo a disposizione.

Percezione selettiva
Serie di immagini (materiale proiettabile 9a-h): il lavoro sulla diapositiva può essere svolto secondo due versioni, la versione 2 è stata già descritta nella sottofase di compensazione.

Qui di seguito vengono descritti ulteriori possibili esercizi.

Flessibilità cognitiva
Esercizio con le carte del metodo IPT (allegato 1): le carte IPT già utilizzate nei moduli A, B e C costituiscono il materiale terapeutico di un nuovo esercizio. Anche in questo caso, ciascun partecipante (e il terapeuta) riceve 6-8 carte, che dispone scoperte davanti a lui. Ad ogni partecipante a turno viene chiesto di scrivere su un foglio le caratteristiche di una o due carte, senza che gli altri partecipanti possano vedere i suoi appunti. Gli verranno quindi poste delle domande

sulle caratteristiche della carta dagli altri membri del gruppo, a cui potrà dare
solo risposte affermative o negative, affinché essi possano individuare la carta
selezionata.

Percezione selettiva

Serie di immagini (materiale proiettabile 9a-h), versione 1: la versione 1 è complessa in quanto richiede che i partecipanti utilizzino tutte le funzioni cognitive
oggetto di intervento dei moduli A, B e C. I partecipanti del gruppo devono
memorizzare bene l'immagine (globalmente e nei dettagli):
1. l'immagine selezionata viene proiettata per 30 secondi e poi viene tolta
2. al gruppo viene chiesto di descrivere a memoria l'immagine precedentemente proiettata: che situazione è stata visualizzata, quali dettagli erano importanti, dove erano i dettagli descritti nella foto, ecc.; i contributi dei partecipanti vengono riportati dal coterapeuta sulla lavagna a fogli mobili
3. i contributi dei partecipanti vengono infine confrontati con l'immagine che
   viene nuovamente proiettata
Dal punto di vista della modalità di conduzione si consiglia un approccio altamente strutturato.

Distrazioni durante una conversazione (role-play)

Ulteriori situazioni specifiche possono essere affrontate attraverso lo svolgimento di un *role-play*: questa tecnica permette da un lato di acquisire maggiore sicurezza nell'uso delle strategie di compensazione (rimedio) cognitiva nel contesto
sociale e dall'altro prepara agli esercizi *in vivo* e agli esercizi da svolgere autonomamente (compiti per casa).

Test psicologico sull'area della memoria di lavoro

Per lo svolgimento di questo esercizio è a disposizione una lista di lettere, numeri, parole disposte su diverse file (allegato 18a-b, esercizi a-j). Il coterapeuta
legge al gruppo tutti gli elementi contenuti in una fila appartenenti a due categorie (p.es. numeri e lettere). I partecipanti sono infine invitati a ricordare gli elementi letti ad alta voce secondo una sequenza prestabilita e ad ordinarli in categorie (p.es. prima vengono ordinate le lettere dell'alfabeto e infine i numeri in
ordine crescente). Questo esercizio può essere svolto in due versioni:
-*Versione 1*: I partecipanti svolgono l'esercizio insieme in gruppo, discutendo
sugli elementi che si sono ricordati in modo corretto e sulla sequenza corrispondente a quella richiesta. Il coterapeuta annota i contributi sulla lavagna a fogli
mobili.
-*Versione 2*: Lo stesso compito può essere svolto da ogni singolo partecipante.
Viene data a tutti carta e penna. Le soluzioni di ciascuno vengono raccolte e
quindi messe a confronto.

2

Esercizi al computer

La modalità di conduzione degli esercizi CogPack corrisponde a quella già descritta nei moduli A, B e C. Sono disponibili i seguenti esercizi CogPack:

CERCARE Questo esercizio tipico di percezione selettiva è composto da 18 sottoesercizi. Vengono misurate la precisione e la velocità della soluzione. Nel primo dei tre sottoesercizi (a-c "numero in gelatina leggero, medio, pesante") l'obiettivo è quello di identificare ogni numero. Nel sottoesercizio d-h ("il nono") deve essere individuato il numero mancante nella sequenza dei numeri da 1 a 9. Nel sottoesercizio i-n ("il doppio") un numero è menzionato due volte nella stessa serie. Nei restanti sottoesercizi o-r ("due volte, tre volte, in maniera adatta") sono da identificare invece le lettere che si ripetono più volte di seguito. Sono consigliati tutti i sottoesercizi dell'esercizio di RICERCA.

COLLEGARE In questo esercizio, alcuni punti devono essere collegati secondo un ordine prestabilito. I punti sono costituiti da numeri o lettere. Ci sono un totale di 8 sottoesercizi (a-h).

DENARO I 20 sottoesercizi (q-t) si riferiscono tutti all'uso di banconote e monete; l'esercizio può essere variato secondo le esigenze.

COLORI E PAROLE Questo esercizio classico di interferenza e di percezione selettiva consiste in 9 sottoesercizi (a-i), in cui ogni interferenza colore-parola o ogni colore "mancante" o "sbagliato" deve essere identificato.

INTERFERENZA Questo esercizio consta di due sottoesercizi (a-b). Nel sottoesercizio a si deve identificare l'interferenza colore-parola. Nel sottoesercizio b si deve agire quanto più rapidamente per individuare la sequenza corretta all'interno di un sequenza disturbata.

DIVIDE LINEA Nei 20 sottoesercizi (a-b) bisogna suddividere una linea in 2, 3, 4 o 5 parti della stessa dimensione (a-q). Negli ultimi tre sottoesercizi (r-q) la linea che ne risulta deve essere suddivisa in tre parti uguali.

DIVIDE TORTA L'esercizio consta di tre sottoesercizi (a-c). Analogamente all'esercizio PARTI DI LINEE, bisogna suddividere una torta in parti uguali. Il livello di attesa aumenta dall'esercizio a all'esercizio c.

QUANTITÀ Nei due sottoesercizi a-b ("velocemente senza elementi di disturbo; lentamente con elementi di disturbo") vengono mostrate delle sequenze, che devono essere calcolate dopo che vengono nascoste.

GEOMETRIA Dei 7 sottoesercizi (a-g) solo il sottoesercizio a ("poliedri convessi") è consigliato. Esso consiste nell'individuazione di poligoni tridimensionali.

Questo esercizio si mostra anche utile per lo sviluppo individuale dei partecipanti con prestazioni più elevate.

ORDINE Questo esercizio è costituito da un totale di 12 righe di numeri o lettere in serie che devono essere proseguite. Dietro ogni riga è nascosta una strategia o semplice operazione (matematica), su cui la serie si basa. È necessario individuare la strategia con cui numeri o lettere sono posti in sequenza. L'esercizio deve dunque essere usato per lo più con partecipanti in grado di mettere in atto prestazioni più elevate.

I seguenti esercizi, già utilizzati e descritti nel Modulo B ("attenzione verbale e visiva") possono essere qui ripetuti: *NUOVI-o-MENO*, *PER STRADA*, *LETTURA* e *GEOGRAFIA*.

Come nei moduli A, B e C, gli esercizi di gruppo e al PC sono svolti alternativamente. Al termine di ogni gruppo di esercizi, vengono raccolte e analizzate le difficoltà e i successi sperimentati dai partecipanti. Sulla base dei fogli informativi 30-34 e dei fogli di lavoro 4, 19, 20 il gruppo discute i vantaggi personali e le difficoltà incontrate nel loro svolgimento.

Anche in questo caso i partecipanti verificano ed eventualmente correggono le valutazioni iniziali sulle loro competenze e capacità prestazionali (foglio di lavoro 18 "Come lavoro con la mia memoria nella vita di tutti i giorni ?").

Esercizi *in vivo* ed esercizi da svolgere a casa

Infine, vengono svolti gli esercizi *in vivo* e viene favorita la disponibilità dei partecipanti a svolgere attività in maniera autonoma. Gli esercizi da svolgere autonomamente tengono in considerazione sia le difficoltà sia le risorse dei partecipanti nella vita quotidiana. Il punto di partenza è costituito dalle note personali riportate sui fogli di lavoro 19 e 20 e dalle situazioni di vita individuali descritte. Per preparare gli esercizi da svolgere autonomamente ciascun partecipante compila il foglio di lavoro 5 ("Esercizio da svolgere autonomamente"). Le singole fasi sono descritte dettagliatamente nel modulo B. Possibili esempi di attività relative all'area funzionale della memoria di lavoro sono:

* Effettuare una chiamata o leggere il giornale durante un viaggio in autobus e intanto applicare le strategie apprese per affrontare i problemi di distrazione derivanti dalla sovrastimolazione.
* Pianificazione e realizzazione dell'azione "andare a fare la spesa": compilare la lista della spesa e andare a far compere in un centro commerciale o al supermercato.
* Mettersi a leggere qualcosa di specifico, e pensare quando e dove è possibile farlo al meglio. Solo il risultato conta!

- Incontrarsi con qualcuno in un noto e vivace luogo di incontro.
- Intrattenere una conversazione al ristorante o durante una cena a casa o con la famiglia.

A completare gli esercizi da svolgere autonomamente a casa ci sono gli esercizi *in vivo* che possono, sulla base degli esercizi sopra descritti, essere svolti in gruppo. In questo caso il livello di stress indotto dalla situazione dovrebbe essere il più basso possibile in fase iniziale per poi essere gradualmente aumentato. Il carico emotivo e lo stress sono di solito più alti nelle interazioni sociali.

Esempio:
Il gruppo INT pianifica una gita in città. L'obiettivo è quello di fare un giro nel più grande centro commerciale della città e chiedere informazioni sui prodotti. Ogni partecipante compila una lista di 2-5 prodotti (foglio di lavoro 5), che sono per lui particolarmente interessanti. I partecipanti confrontano poi le liste, per trovare possibili sovrapposizioni. I prodotti d'interesse vengono categorizzati attraverso un lavoro di gruppo affinché vengano individuati i reparti del centro commerciale, competenti per ciascuna categoria (p.es. abbigliamento femminile o maschile, articoli sportivi, articoli per la casa, ecc.). Successivamente si formano dei sottogruppi tra i partecipanti, sulla base dei diversi reparti che intendono visitare. Inoltre, ogni partecipante riflette sulle possibili difficoltà a cui potrà andare incontro e alle eventuali strategie che potrebbe adottare per affrontarle (foglio di lavoro 5). Infine, il gruppo si reca insieme al terapeuta al centro commerciale identificato. Partendo da un punto di incontro prestabilito, i diversi sottogruppi si dirigono verso i rispettivi reparti. Ogni esercizio *in vivo* termina con una discussione che ha luogo al termine dell'esercizio o all'inizio della seduta successiva.

2.3.4.2 Area terapeutica della cognizione sociale: stile di attribuzione sociale e regolazione delle emozioni

---

MODULO D: AREA TERAPEUTICA DELLA COGNIZIONE SOCIALE: STILE DI ATTRIBUZIONE SOCIALE E REGOLAZIONE DELLE EMOZIONI

1. Sedute introduttive
Sedute introduttive: stile di attribuzione
- Definizione dei termini: attribuzione causale e conseguenze; attribuzioni causali esterne e interne
- Auto-percezione
- Profilo orientato alle risorse individuali
- Riferimento alla vita quotidianità e a se stessi: illustrazione clinica

- Fattori che influiscono sugli stili di attribuzione

Sedute introduttive: regolazione delle emozioni

- Vulnerabilità e stress
- Controllo delle proprie emozioni
- Auto-percezione
- Riferimento alla quotidianità e a se stessi: illustrazioni cliniche

2. Sedute di lavoro

Compensazione

- Verificare il proprio stile di attribuzione e le sue conseguenze
- Riattribuire: sviluppare stili di attribuzione alternativi
- Strategie per la gestione dello stress e per la regolazione delle emozioni

Ripristino

- Esercitazione delle strategie di *coping* apprese attraverso la ripetizione degli esercizi di gruppo: attribuzione causale in quattro fasi, gestione dello stress e regolazione delle emozioni

Esercizi in vivo ed esercizi da svolgere autonomamente

- Trasferimento delle strategie di *coping* in situazioni concrete della vita di tutti i giorni
- Integrazione di tutte le strategie di compensazione apprese nei quattro moduli in situazioni della vita quotidiana

---

Indicazioni

- Infrastrutture: stanza per l'intervento di gruppo; lavagna a fogli mobili; proiettore
- Materiale terapeutico: fogli informativi 35-42; fogli di lavoro 4, 5, 21-24; illustrazioni cliniche 16, 17; allegati 19-21; materiale proiettabile 10; video-film commerciali
- Modalità di intervento: discussioni di gruppo strutturate e *role-play*

1. Sedute introduttive

Sedute introduttive: stile di attribuzione

Definizione dell'area funzionale: stile di attribuzione

Nella parte finale del modulo D gli interventi si concentrano sullo stile di attribuzione sociale e, infine, sulla regolazione delle emozioni. Le attribuzioni sociali sono definite secondo l'iniziativa MATRICS (Green et al., 2005) come spiegazioni individuali delle cause che hanno determinato il successo o il fallimento di un'esperienza. Esse contribuiscono alla comprensione di situazioni sociali e di eventi. In psicologia sociale e cognitiva, la funzione designata anche come attribuzione causale descrive la tendenza umana e voler indagare le cause degli eventi osservabili. Le attribuzioni hanno anche una funzione di strutturazione e orientamento, cercando di rendere prevedibili gli eventi. Ciò dipende dal fatto che l'interessato individua le cause degli eventi in se stesso (interne) o nell'ambiente (esterne), vive la situazione come variabile (casuale) o come stabile (la stessa cosa si ripeterà in futuro), controllabile o non controllabile. In altre parole, nelle attribuzioni si agisce per processi automatici di valutazione nella memoria di lavoro.

Negli studi sulla schizofrenia le attribuzioni vengono studiate anche come *bias* alle origini dei sintomi positivi, su cui si può intervenire attraverso la terapia cognitiva (*Cognitive Behaviour Therapy for Psychosis*, CBTp). Il metodo INT, al contrario, definisce le attribuzioni come funzioni della cognizione sociale o come "sintomi" cognitivi. L'obiettivo è che i partecipanti acquisiscano le strategie di *coping* necessarie per adeguare alle diverse situazioni questa funzione della cognizione sociale, per ridurre possibili errori di attribuzione e per raggiungere un buon livello di autostima nelle situazioni sociali. I partecipanti spesso presentano sintomi positivi persistenti che, pertanto, possono richiedere interventi di tipo CBT accanto ad un uso ottimale degli interventi farmacologici.

Come nelle precedenti unità di intervento viene prima definito il concetto astratto di stile di attribuzione sociale. Il termine stile di attribuzione viene sostituito da "modalità di individuare le cause determinanti di un evento" proprio del linguaggio comune. Nell'introduzione i terapeuti dovrebbero di nuovo far riferimento ai contenuti trattati nei moduli precedenti.

Possibile esempio introduttivo:
Ci siamo già occupati di come poter agire meglio in situazioni sociali senza farci troppo distrarre. Abbiamo visto che gli stimoli, che ci distraggono, possono provenire sia dall'interno che dall'esterno. Vogliamo ora soffermarci più dettagliatamente sulla "distrazione interiore" cioè su quegli stimoli interni che ci impediscono di gestire con successo il rapporto con gli altri. Abbiamo già detto che in una conversazione è importante distinguere i fatti dalle ipotesi, poter meglio conoscere i sentimenti e le emozioni di chi ci sta di fronte, poter intuire meglio ciò che il nostro interlocutore forse pensa. Se tuttavia nella nostra quotidianità accade qualcosa di particolare, qualcuno ci guarda in un determinato modo o dice qualcosa, questo ci può turbare. Noi tendiamo sempre a volerci orientare. Vogliamo capire cosa sta accadendo e perché! Perciò tendiamo sempre ad attribuire una causa ad ogni evento e a trarre le nostre conclusioni. Vogliamo ora occuparci più da vicino dell'attribuzione della causa di un dato evento e delle conclusioni che ne derivano. Le cause che attribuisco a un evento e le conclusioni che ne traggo, influiscono anche sul mio modo di essere e hanno delle conseguenze sul mio comportamento. Se ho commesso un errore perché ho attribuito una causa sbagliata a un evento, giungendo dunque a conclusioni sbagliate, questo può avere delle conseguenze negative sia per me che per gli altri.

Il seguente esperimento serve ad illustrare una errata attribuzione di causa e le conseguenze che comporta:

Esperimento

Il terapeuta principale propone un breve esercizio. Quindi il coterapeuta rivolge lo sguardo ad un partecipante (non stabilito né istruito precedentemente), seduto ad almeno 3-4 metri di distanza da lui. Lo sguardo del coterapeuta è più precisamente diretto non agli occhi della persona interessata, ma al suo orecchio sinistro o destro o alla parete a lui vicina o ancora al partecipante, seduto dietro di lui. Intanto il terapeuta principale chiede al partecipante coinvolto nell'esercizio, un po' a sorpresa, se ha notato di essere fissato dal coteraputa. Perché il coterapeuta sta facendo questo? Cosa pensa il partecipante coinvolto e come si sente? Solo quando la persona interessata, con l'aiuto degli altri membri del gruppo ha risposto brevemente alle domande, il terapeuta principale chiede al coterapeuta se ha effettivamente guardato negli occhi la persona interessata, dove avrebbe potuto guardare altrimenti, e se il coterapeuta ha notato se il partecipante coinvolto nell'esercizio ha cambiato la direzione dello sguardo senza muovere la testa. Lo scopo è quello di illustrare l'influenza dei fatti e delle ipotesi sulle attribuzioni e di identificare possibili conseguenze di attribuzioni errate.

Come introduzione al tema delle attribuzioni errate e delle relative conseguenze, spesso emotivamente stressanti, possono essere mostrate le Figure 2.27a e 2.27b, disponibili anche nella versione proiettabile (materiale proiettabile 10a-b). Bisogna prima mostrare l'immagine 10a, quindi invitare il gruppo a discutere sulle possibili cause che possono aver provocato le azioni rappresentate e sulle possibili conseguenze per le persone coinvolte. Il terapeuta che conduce la discussione cerca inoltre di sostenere i partecipanti affinché identifichino dei riferimenti tra i contenuti trattati e se stessi e la propria vita di tutti i giorni ("Le

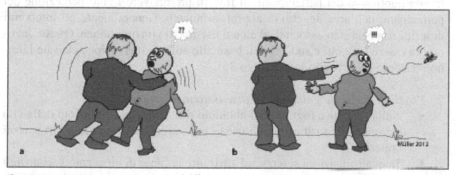

Fig. 2.27 Attribuzioni. Immagine **a:** Perché il signore con il pullover blu si comporta così con Peter? Come reagisce Peter? Immagine **b:** Che cosa ha fatto il signore con il pullover blu a Peter? Come reagisce adesso Peter?

è già capitato di sperimentare situazioni simili? Come si è comportato?"). Il coterapeuta sintetizza e riporta i contributi dei partecipanti sulla lavagna a fogli mobili. In una seconda fase viene mostrata la seconda immagine (materiale proiettabile 10b), che permette di vedere lo sviluppo dell'azione e di riflettere sull'attribuzione di cause e le conseguenti conclusioni tratte. Ancora una volta si cerca di favorire la formazione di un riferimento con se stessi e con la propria vita di tutti i giorni. Infine il gruppo, in qualità di osservatore, propone le attribuzioni di causa e le conclusioni relativamente alla sequenza delle immagini (materiale proiettabile 10a e 10b) e discute lo stress e le emozioni indotte (p.es. sorpresa, paura, sollievo, gratitudine). Bisogna inoltre considerare la qualità dei sentimenti e delle emozioni innescate (p.es. la paura della violenza nell'immagine 10a *versus* la paura di essere punto da un calabrone nell'immagine 10b).

Attribuzioni causali interne ed esterne

A partire dall'intervento precedentemente descritto e dalle esperienze dei partecipanti raccolte, bisogna ora chiarire ai membri del gruppo le funzioni delle attribuzioni nelle esperienze quotidiane. L'obiettivo è in primo luogo quello di distinguere tra attribuzione di causa interna (causa attribuita alla propria persona) ed attribuzione di causa esterna (causa attribuita agli altri o alla situazione). A tal fine il gruppo legge il foglio informativo 35 ("È colpa mia o è colpa degli altri? Attribuzione causale interna o esterna"). Il gruppo discute anche le conclusioni a cui si può giungere e le conseguenze delle attribuzioni di causa. Il terapeuta principale deve, come sempre, motivare i partecipanti a contribuire raccontando situazioni concrete tratte dalla loro esperienza di vita quotidiana.

Promozione dell'auto-percezione

Il metodo INT cerca di creare un collegamento tra il contenuto dell'intervento e la vita quotidiana dei partecipanti, al fine di promuovere l'auto-percezione dei partecipanti nell'area oggetto di approfondimento. Generalmente gli interventi descritti sono già stati associati ad alcuni esempi di vita quotidiana. Questi devono ora essere integrati e suddivisi in base allo stile di attribuzione causale interno o esterno (vedi foglio informativo 35).

Possibili domande guida per la discussione di gruppo:
- "Sulla lavagna a fogli mobili abbiamo riassunto varie situazioni della vita quotidiana. L'attribuzione di causa può essere assegnata a fattori esterni o interni?"
- "In quali situazioni si tende ad attribuire la causa di un evento sociale agli altri?"
- "In quali situazioni si tende ad attribuire la causa di un evento sociale a se stessi?"

- "Vi sembra che ci siano più probabilità che la causa sia attribuita a fattori interni o esterni?"
- "Per voi c'è differenza per quel che riguarda la modalità di attribuzione causale tra i momenti di successo e quelli di fallimento?"

Occupa qui un ruolo primario la consapevolezza, la percezione di se stessi e la riflessione sul proprio stile di attribuzione. Inoltre, i partecipanti dovrebbero essere aiutati a valutare come essi formulano le proprie attribuzioni nelle situazioni quotidiane. Per questo, ogni partecipante compila il foglio di lavoro 21 ("Come comprendo ciò che succede nel quotidiano?"), che verrà discusso poi secondo le modalità di conduzione già descritte.

Illustrazione clinica

Si propone la lettura, secondo le modalità precedentemente descritte, di una vignetta esemplificativa per l'area funzionale delle attribuzioni (vignetta 16: "Davvero una bella giornata!"). In essa si trovano tre attribuzioni causali e tre conclusioni:
a) colloquio di valutazione di Bruno con il capo
b) colloquio di valutazione di Peter
c) appuntamento di Peter con Manuela

Il gruppo discute su quali sono le conseguenze delle attribuzioni rappresentate nella vignetta e su come si comportano i protagonisti. I partecipanti vengono di nuovo invitati a fare dei confronti con la propria vita quotidiana (confronto con il quotidiano e con se stessi). I contributi, come al solito, vengono trascritti dai coterapeuti sulla lavagna a fogli mobili.

Fattori che influiscono sugli stili di attribuzione

Finora, sono state escluse le condizioni individuali e secondarie a specifiche condizioni che possono influenzare le attribuzioni in una particolare situazione sociale. In questa fase, si desidera richiamare l'attenzione dei partecipanti sull'identificazione di alcuni possibili fattori in grado di influenzare le modalità di attribuzione. Le possibili variazioni delle attribuzioni causali dei partecipanti sono state introdotte precedentemente, l'obiettivo è ora quello di aiutare loro a riflettere sulle differenze tra le proprie modalità di attribuzione in situazioni diverse.

Possibili domande guida:
- "Descrive sempre allo stesso modo le cause che determinano un evento, attribuendo cioè sempre la stessa responsabilità a se stesso o agli altri?"
- "In caso contrario, cosa ha influenzato la decisione di attribuire la responsabilità alcune volte a te stesso, altre volte agli altri?"

- "Dipende da lei stesso, dall'altro o dalla situazione?"
- "Fa differenza se lei è direttamente coinvolto nell'evento o se lo guarda dal di fuori, come osservatore?"
- "Quali sono le differenze?"
- "Può raccontare una sua esperienza concreta?"

Nella successiva discussione di gruppo è bene prestare attenzione a quanto i fattori proposti siano influenzati da potenziali sintomi positivi persistenti. Inoltre l'influenza di una componente delirante può essere così marcata da richiedere sedute individuali che, in base alla competenza del terapeuta, possono essere da lui tenute o, eventualmente, demandate allo psicoterapeuta o allo psichiatra curante. E' importante adottare una modalità trasparente e dirigere l'attenzione sulla distinzione tra attribuzioni come funzione cognitiva rispetto a come segni della malattia (sintomi), non essendo quest'ultimo aspetto oggetto diretto dell'intervento di gruppo.

A completare l'identificazione dei fattori che influenzano l'attribuzione viene letto e discusso il foglio informativo 36 ("Che cosa può influenzare la mia capacità di identificare le cause (attribuzione causale)?"). Di seguito sono riassunte quattro dimensioni relative allo stile di attribuzione:
1. Attribuire la causa di un evento a se stessi o agli altri
2. Vivere le cause come stabili o variabili
3. Vivere le cause come controllabili o incontrollabili
4. L'attribuzione causale è influenzata dallo stress, che a sua volta può produrre stress

I partecipanti hanno, infine, anche la possibilità di aggiungere ulteriori esempi di fattori in grado di influenzare le attribuzioni causali sul foglio informativo 36; ad esempio fattori quali la vigilanza, la qualità del sonno, lo stato d'animo e l'attenzione affrontati nell'ambito dei precedenti moduli.

Le dimensioni relative allo stile di attribuzione sopra citate vengono discusse e argomentate attraverso esempi specifici portati dai membri del gruppo o sulla base di esempi proposti dai terapeuti. L'obiettivo è quello di mostrare come stili di attribuzione diversi comportino conclusioni differenti e conseguenti emozioni (paura, rabbia, sorpresa, gioia, orgoglio, ecc.) e comportamenti (fuga, ricerca di un rifugio, aggressività, apertura verso chi ci sta di fronte, ecc.). Durante la discussione di gruppo si deve tenere in considerazione che alcuni partecipanti in questa fase possono manifestare notevoli difficoltà ed il terapeuta pertanto deve supportarli aumentando il livello di strutturazione e riducendo il grado di complessità delle informazioni.

Sedute introduttive: regolazione delle emozioni

Il tema della regolazione delle emozioni costituisce la diretta prosecuzione della precedente unità d'intervento (foglio informativo 36) sui fattori in grado di influenzare le modalità di attribuzione. Il contenuto terapeutico che conclude il metodo INT è suddiviso in due parti: in primo luogo viene affrontata l'esperienza dello stress, poi la regolazione delle emozioni. Occorre ricordare che i contributi dei partecipanti relativi a queste ultime tematiche, raccolti nelle precedenti unità d'intervento (anche dei moduli A, B e C), sono stati riportati sulla lavagna a fogli mobili e anche già discussi. Essi vengono ora ripresi dal terapeuta che li utilizzerà per introdurre brevemente l'influenza dello stress e delle emozioni sulla qualità delle prestazioni.

Possibile esempio introduttivo:
Abbiamo già affrontato il tema dell'attribuzione causale di eventi, delle conclusioni che se ne traggono e delle conseguenze sulle proprie scelte ed azioni, le quali possono sia produrre emozioni sia essere influenzate da emozioni e da sentimenti. Abbiamo anche appreso come la presenza di troppi stimoli possa innescare reazioni di stress. Vedremo ora, come spesso emozioni negative, quali lo stress e le emozioni ad esso associate, possano influenzare sostanzialmente le nostre capacità prestazionali e di ragionamento. Per questo motivo andremo ad elaborare insieme alcune strategie per meglio affrontare lo stress e regolare le emozioni più difficili.

Vulnerabilità e stress

Per favorire la riflessione dei partecipanti sulla propria esperienza di stress viene introdotto il modello di vulnerabilità-stress in una versione semplificata. Esso costituisce la base per lo sviluppo delle strategie di *coping* che verranno affrontate nella sottofase di compensazione. Dal lavoro sulla psicoeducazione, sviluppato dal nostro gruppo (Roder et al., 2008b), ha preso forma il modello di vulnerabilità-stress riportato sul foglio informativo 37 ("Vulnerabilità e stress"). Il termine vulnerabilità è qui sostituito dalla nozione comunemente intesa di sensibilità. E' importante assicurarsi che i partecipanti non intendano la vulnerabilità come un costrutto immutabile, ma lo definiscano come un assetto relativamente stabile. L'obiettivo è, per il momento, quello di spiegare il rapporto tra vulnerabilità e stress nello sviluppo dei sintomi. Successivamente viene fatto notare che lo stress può essere dovuto sia a condizioni interne che a condizioni esterne.

Controllo delle proprie emozioni

Il modulo D si conclude con l'apprendimento e la pratica delle strategie di *coping* per regolare meglio le proprie emozioni. La regolazione delle emozioni comprende i processi attraverso cui gli individui partecipano alla determinazione delle emozioni che provano e alla modalità di sperimentarle ed esprimerle (Gross e Thompson, 2007). Di conseguenza, vi è una sovrapposizione con il costrutto, già trattato, della gestione dello stress (strategie di *coping*). Entrambi mirano a ridurre gli stati emotivi negativi.

2

Le strategie di *coping* includono in più anche azioni non-emozionali finalizzate a raggiungere obiettivi non-emozionali. Inoltre, i processi di regolazione delle emozioni si propongono non solo di ridurre le emozioni negative, ma anche di favorire il raggiungimento e il mantenimento di emozioni positive (Gross e Thompson, 2007). L'obiettivo di questa unità d'intervento, consiste dunque nell'acquisizione delle capacità di controllare in maniera autonoma la qualità e l'intensità delle proprie emozioni e di essere in grado di produrre uno stato emotivo adattativo.

Nell'area terapeutica della cognizione sociale del modulo A, i partecipanti hanno già sviluppato una certa comprensione della funzione che svolgono le principali emozioni. Essi hanno inoltre appreso come le emozioni si associno a modalità di azione apprese in maniera specifica o automatica, per semplificare le interazioni con l'ambiente e renderle più efficienti. Le emozioni possono essere, tuttavia, troppo intense o lunghe o ancora collegate a situazioni in modo troppo stretto per poter stabilire un requisito normativo. Una possibile introduzione al tema della regolazione delle emozioni potrebbe essere, ad esempio, quella proposta di seguito.

Possibile esempio introduttivo:
"Ci siamo già precedentemente occupati di come riconoscere le emozioni negli altri. Abbiamo anche visto quanto le emozioni siano davvero utili, proviamo infatti, ad esempio, intensa ansia prima di una situazione pericolosa. Ma le emozioni possono anche essere fonte di eccessivo stress, se sono troppo intense o troppo persistenti e/o non si adattano alla situazione. Ad esempio, ci sono persone che hanno la fobia dei ragni e che provano una paura intensa e persistente, anche se il ragno non è realmente pericoloso per loro. In questa seduta vogliamo parlare di come è possibile controllare meglio le proprie emozioni, per provare meno emozioni negative e più emozioni positive. Questa capacità è indicata come "regolazione delle emozioni".

Una sintesi di queste informazioni, da mettere a disposizione dei partecipanti, è contenuta sul foglio informativo 38.

Promozione dell'auto-percezione

L'obiettivo di questa unità di intervento consiste nel promuovere la riflessione dei partecipanti sullo stress e sulle emozioni che sperimentano nella vita quotidiana. Precedentemente sono stati affrontati esempi tratti dalla vita dei partecipanti che è importante richiamare in questa sede e che costituiscono lo stimolo per una discussione di gruppo.

Possibili domande guida:
• "E' spesso soggetto a stress nella vita di tutti i giorni? Ci sono situazioni in cui ciò avviene più spesso e situazioni in cui si verifica più raramente?"
• "Ha mai pensato perché ciò accade? Cosa innesca lo stress?"

- "Tende ad evitare lo stress o a gestirlo?"
- "In quali situazioni sperimenta generalmente emozioni più intense? Come tollera lo stress?"
- "Ritiene che le emozioni e i sentimenti siano per lei utili o piuttosto fastidiosi e minacciosi?"
- "Quali sono per lei le emozioni positive e quali quelle negative?"
- "E' in grado influenzare le sue emozioni e i suoi sentimenti?"

Viene quindi avviata una discussione di gruppo in cui si affronta la gestione dello stress e delle proprie emozioni. Le strategie di *coping* verranno sviluppate nella successiva sottofase di compensazione. Qui è la percezione di sé ad essere in primo piano. Inoltre, ogni partecipante è chiamato a completare il foglio di lavoro 22 ("Come affronto lo stress? In che modo sono in grado di regolare le mie emozioni?") che verrà discusso secondo le modalità precedentemente descritte.

Illustrazione clinica

Si fa riferimento alla vignetta 17 ("Questa volta è andato tutto bene!") in cui è descritta, nella prima parte, un'esperienza positiva di gestione dello stress e nella seconda parte, un'esperienza di regolazione delle emozioni adeguata alla situazione. La vignetta è divisa in due parti. Prima Peter vive una condizione che produce in lui stress (bus affollato) poi sperimenta una situazione di disagio emotivo (divieto di ingresso in discoteca), ma in entrambi i casi se la cava bene. La vignetta viene letta in gruppo paragrafo per paragrafo, secondo le modalità descritte nei moduli precedenti e, infine, i partecipanti vengono stimolati a confrontare i contenuti della vignetta con la propria esperienza nella vita quotidiana, al fine di meglio affrontare lo stress e le situazioni emotivamente coinvolgenti.

Possibili domande guida:
- "Come gestisce Peter lo stress sperimentato sull'autobus sovraffollato? Come controlla le sue emozioni negative, quali la paura e la rabbia, prima dell'ingresso in discoteca?"
- "Ha mai vissuto situazioni simili? Come ne è venuto a capo?"
- "Con quale frequenza e in quali situazioni sperimenta lo stress?"
- "Come si comporta?"
- "Quali emozioni e sentimenti si attivano?"
- "Per quanto tempo tollera emozioni di questo tipo (stressanti) e come le gestisce?"
- "Il suo modo di ragionare viene alterato dallo stress?"

2.   Sedute di lavoro

Compensazione

Relativamente alle tre aree funzionali presentate nelle sedute introduttivw -stili di attribuzione, stress e regolazione delle emozioni- vengono ora elaborate all'interno del gruppo delle strategie di *coping* che, in un secondo tempo, ciascuno dovrà personalizzare. Questo permetterà ad ogni partecipante di avere a disposizione un repertorio di strategie adatte a lui. Le tre aree sopra citate vengono trattate separatamente, per prime vengono trattate le strategie di compensazione relative al proprio stile di attribuzione, poi le strategie di *coping* per la gestione dello stress ed infine si conclude con le strategie per il miglioramento della regolazione delle emozioni.

Focalizzare e verificare il proprio stile di attribuzione e le sue conseguenze

È innanzitutto importante spostare l'attenzione dei partecipanti sui processi di attivazione delle attribuzioni, che spesso si mettono in opera in modo automatico. In altre parole, il processo di attribuzione e delle conclusioni derivanti deve essere percepito in modo consapevole dai partecipanti. I terapeuti possono fare riferimento ai fogli informativi 35 e 36, su cui sono presentate diverse dimensioni dell'attribuzione causale. Per dare ai partecipanti l'opportunità di meglio analizzare il proprio stile di attribuzione causale e le conclusioni che vengono tratte in una situazione specifica, si raccomanda anche qui di proporre un *role-play*.

> *Role-play:*
> Viene qui simulata una situazione concreta scelta tra quelle proposte da un partecipante nelle sedute introduttive. In alternativa può anche essere usata una situazione tratta dagli esempi di stili di attribuzione che si trovano negli allegati e che possono costituire la base per diversi *role-play* (allegati i19, 20 e 21). Ne è un esempio quello qui di seguito riportato: "La scorsa settimana Peter andò nella lavanderia a gettoni vicino a casa e incontrò la sua nuova vicina, di cui non riusciva a ricordare il nome. Oggi, tornando in lavanderia, incontra nuovamente la sua nuova vicina". Questa situazione viene messa in scena brevemente attraverso un *role-play* da due partecipanti sotto la guida del terapeuta principale, secondo le modalità di conduzione viste precedentemente. In primo luogo vengono riassunte le caratteristiche specifiche della situazione (la lavanderia, le due volte in cui Peter incontra la vicina di casa di cui non ricorda il nome), poi viene chiesto al partecipante che svolge il ruolo di Peter di verbalizzare il suo ragionamento spontaneo (ipotesi) riguardo all'incontro ripetuto della vicina di casa, quindi viene posta la stessa domanda ai diversi membri del gruppo ed infine anche al partecipante nel ruolo della vicina di casa (p.es. "L'incontro si è ripetuto per caso!" verso "La

vicina di casa ha aspettato Peter, perché voleva vederlo!"). Successivamente viene chiesto ai partecipanti di descrivere le conclusioni che essi hanno tratto dalle loro spiegazioni (attribuzioni causali), che cosa questo potrebbe significare per loro (p.es. "Non ho alcun motivo di preoccuparmi, è successo per caso!" rispetto a "L'ho sempre saputo, devo stare più attento in futuro!"); e, infine, quali conseguenze dal punto di vista delle emozioni, del ragionamento, delle reazioni fisiche e del comportamento ha prodotto.

La modalità di conduzione e di svolgimento di questo esercizio è riportata sul foglio di lavoro 23 ("Analisi delle attribuzioni causali spontanee"). In prima battuta i partecipanti cercano di identificare ed analizzare il proprio stile spontaneo di attribuzione per poi riuscire ad elaborare attribuzioni alternative. Particolare attenzione deve essere rivolta alle reazioni emotive, che verranno affrontate nell'unità d'intervento sulla regolazione delle emozioni.

Riattribuzione
Ogni partecipante, sulla base di situazioni esemplificative, ha analizzato le proprie attribuzioni spontanee con le conseguenti conclusioni che ha tratto e le reazioni sperimentate, pertanto ora è chiamato a verificarne l'adeguatezza in situazioni concrete. Bisogna mettere in discussione l'adeguatezza di una attribuzione spontanea per poter sviluppare delle spiegazioni alternative per l'accaduto. Per prima cosa dovrebbe essere preso in considerazione il livello di disagio individuale prodotto dalle attribuzioni causali spontanee. Quando a uno stile di attribuzione fa seguito uno stato di malessere soggettivo, una riattribuzione può portare a un immediato sollievo facilmente riscontrabile dall'interessato, che generalmente tende ad aumentare la sua disponibilità al cambiamento ("Se non avessi riferito tutto a me stesso, sarebbe andata meglio!"). Lo stile di attribuzione serve in primo luogo a mantenere il concetto di sé ("Ho sempre saputo che gli altri mi prendono in giro!"), e informa sulla disponibilità al cambiamento dell'interessato che generalmente è, all'inizio, piuttosto bassa. Il metodo INT aiuta, in questi casi, a migliorare il livello di motivazione dell'interessato verso un maggior approfondimento del tema e della discussione anche con il proprio terapeuta.

Si tratta pertanto in primo luogo di analizzare lo stile di attribuzione individuale del partecipante nella sua vita di tutti i giorni e di chiarire se e con quali esperienze l'attribuzione causale di ciascuno è stata eventualmente messa in dubbio e modificata.

Possibili domande guida:
- "Le è mai capitato che le sue ipotesi o le spiegazioni che ha attribuito ad una situazione o ad un evento non fossero corrette o adeguate?"
- "Che cosa ha fatto allora?"
- "Ha cercato nuove spiegazioni?"
- "Che cosa le è stato d'aiuto?"
- "Ci sono state strategie e trucchi a cui ha fatto ricorso?"

I contributi dei partecipanti vengono, come sempre, annotati dai coterapeuti sulla lavagna a fogli mobili. Nel caso in cui vengano forniti pochi contributi da parte dei partecipanti o il clima emotivo del gruppo non sia favorevole si possono utilizzare anche le situazioni esemplificative contenute negli allegati 19, 20 e 21. Infine, il gruppo legge e discute il foglio informativo 39 ("Strategie per verificare il proprio stile di attribuzione causale"). Esso include alcune strategie per esaminare le proprie ipotesi spontanee circa la causa di un evento e modificarle, se necessario. La valutazione delle proprie conclusioni basate sui fatti e l'individuazione di modalità alternative di osservazione e di chiarimento costituiscono l'aspetto più rilevante di questa unità d'intervento. Infine, sulla base del foglio informativo 39, facendo riferimento ad una situazione esemplificativa tratta dagli allegati 19, 20 o 21 viene chiesto a ciascun partecipante di compilare il foglio di lavoro 24 ("Verifica della mia attribuzione causale"). La situazione esemplificativa scelta dal terapeuta può anche essere presentata come esercizio stimolo per un *role-play*. L'obiettivo è che i partecipanti mettano a confronto le proprie attribuzioni rispetto alla situazione messa in scena. Attribuzioni non corrette o inadeguate dovrebbero essere sostituite da attribuzioni alternative più valide e sperimentate attraverso lo svolgimento del *role-play*. Questo intervento si conclude con una discussione dettagliata sulle conclusioni e sulle conseguenze derivanti dalle diverse attribuzioni causali di una data situazione. Interventi finalizzati all'incoraggiamento di riflessioni su se stessi e sull'elaborazione di spiegazioni alternative (riattribuzione) saranno riproposti nella sottofase di ripristino.

Strategie per la gestione dello stress

Come già spiegato nelle sedute introduttive, le attribuzioni sono spesso in relazione con l'esperienza dello stress. Dopo l'approfondimento delle strategie di riattribuzione vengono proposte e discusse le tecniche di gestione dello stress. Sulla base del modello vulnerabilità-stress (vedi foglio informativo 37 "Vulnerabilità e stress") viene ripreso il rapporto esistente tra la vulnerabilità e lo stress: la propria esperienza di malattia viene considerata alla luce della fragilità esistente (vulnerabilità) e lo stress da superare è comparato a un viaggio o a una gita in montagna. Questa metafora utilizzata anche negli approcci di tipo psico-educativo (Roder et al., 2008b) è descritta sul foglio informativo 40 ("Escursione in montagna"), dove la vulnerabilità viene comparata alla conformazione fisica degli escursionisti, il carico emotivo individuale viene paragonato al contenuto del loro zaino da trekking e, infine, le strategie di *coping* vengono considerate al pari dell'equipaggiamento e dello zaino. Maggiore è il peso dello zaino, maggiore sarà il carico emotivo e lo stress. Un trattamento preventivo del carico emotivo consiste nel:
a) ridurre il carico o distinguere le cose utili da quelle inutili nello zaino degli escursionisti
b) chiedere aiuto o chiedere indicazioni ad altri escursionisti

c) applicare efficaci strategie di *coping* (aumentando la soglia di vulnerabilità) o lasciare a casa la zavorra inutile durante le escursioni

Un esempio di "modello dello zaino" elaborato nel metodo INT è illustrato nella figura 2.28.

Inoltre, vengono elaborate strategie individuali per la gestione dello stress. Esse sono facili da acquisire e costituiscono, integrate con i farmaci, una possibilità di gestione di situazioni di "emergenza". Un aspetto centrale di questo intervento consiste quindi nell'acquisizione e nell'assimilazione delle strategie di *coping* e di gestione dello stress, che verranno poi esercitate nella sottofase di ripristino. Le strategie di gestione dello stress qui introdotte, non sono pensate per la prevenzione delle recidive, ma dovrebbero aiutare a contenere reazioni a stress interni ed esterni. Le manifestazioni dell'ansia di tipo cognitivo, emotivo, fisico e comportamentale vengono spesso percepite come fonte di minaccia e pertanto alimentano l'ansia stessa. Per questo motivo è importante poter interrompere tali reazioni (il cosiddetto "circolo vizioso") affinché venga raggiunta una condizione che permetta di utilizzare strategie adeguate per affrontare una situazione stressante o problematica. A tal fine può essere utile inizialmente richiamare il modello, spesso usato nelle terapie ad impostazione cognitivo-comportamentale, del "circolo vizioso dell'ansia" illustrandolo al gruppo con esempi concreti.

Esempio:
"In condizioni di stress, spesso reagiamo provando emozioni difficili da gestire, quali paura o rabbia associate a qualche pensiero spontaneo (p.es.

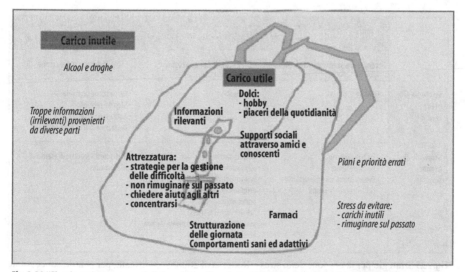

Fig. 2.28 "Il mio zaino personale" (modello di vulnerabilità da stress): tratto da un gruppo INT

"Non ce la faccio!", "Sono rovinato!", "Me ne voglio andare!"). Questi aspetti sono frequentemente accompagnati anche da reazioni fisiche (p.es. tachicardia, senso di oppressione al petto, tremori, sudorazione) e, infine, anche da manifestazioni comportamentali (p.es. camminare avanti e indietro, irrequietezza, rigidità ecc). Le reazioni sopra descritte, essendo vissute come pericolose, possono degenerare e massimizzare l'esperienza di stress. Ne è un esempio quando, avvertendo un forte senso di oppressione e tachicardia, ci accorgiamo che l'ansia peggiora e i pensieri cominciano a correre".

Il "circolo vizioso" sopra descritto viene quindi annotato sulla lavagna a fogli mobili e viene spiegato come la possibilità di gestione dello stress passi attraverso l'interruzione del circolo vizioso in vari punti.

Esempio:
"Sarebbe utile poter interrompere questo circolo vizioso, in modo da non essere ulteriormente aggravati dalle emozioni, dai pensieri, dalle sensazioni fisiche e dalle reazioni comportamentali che abbiamo visto. Sarebbe, in altre parole, positivo essere in grado di fermare i pensieri e ridurre le emozioni negative fino a calmarsi. Come si potrebbe fare?"

A questo punto si invitano i partecipanti a raccontare le proprie esperienze in situazioni concrete di stress. Esiste oggi un'ampia letteratura sulle strategie di *coping* per la gestione dello stress. Nella Figura 2.29 sono riassunti alcuni esempi selezionati, che sono risultati essere efficaci anche nei soggetti con schizofrenia, come già pubblicato dal nostro gruppo (Roder et al., 2008b). La Figura 2.29 mette a disposizione del terapeuta una griglia per meglio analizzare la situazione

	Eventi stressanti	Soggetto	Reazioni
	Intervenire sugli eventi stressanti	Cambiare se stessi	Ridurre l'attivazione
Strategie di breve termine	• Evitato	• *Non possibile!*	• Respirazione profonda • Stop dei pensieri • Auto esortazioni • Deviazione dell'attenzione
Strategie di lungo termine	• Problem solving • Gestione tempi • Evitare situazioni eccessivamente richiedenti e stimolanti	• Ristrutturazione cognitiva • Miglioramento della competenza sociale • Svolgimento di attività positive e di piacere • Acquisizione di abitudini di vita protettive • Attività contro lo stress precedentemente preventivate (tempo libero)	• Svolgimento regolare di esercizi di rilassamento

Fig. 2.29 Strategie per la gestione dello stress (Roder et al 2008b, modificato, per gentile concessione di Hans Huber Verlag)

nell'ottica della gestione dello stress che essa ha prodotto. Qui sono riportate strategie di *coping* a breve termine che possono pertanto essere utilizzate immediatamente dai partecipanti e che sono di particolare interesse se vengono osservate anche sotto il profilo delle reazioni. Esse vengono proposte come supporti per una gestione più autonoma delle proprie difficoltà. A tal fine è a disposizione il foglio informativo 41 ("Gestione del proprio stress") in cui sono illustrate quattro strategie: "respirazione profonda", "stop dei pensieri", "auto-esortazioni" e "la deviazione dell'attenzione". I partecipanti sono chiamati a sperimentarle inizialmente all'interno del gruppo giungendo ad esempio a elaborare almeno tre frasi (auto-esortazioni) che si adattino a loro stessi. Le quattro strategie vengono infine ripetute e combinate (p.es. respirazione profonda - stop dei pensieri – auto-esortazione). Nella sottofase di ripristino tali strategie di gestione dello stress verranno ulteriormente esercitate ed applicate a situazioni della propria vita quotidiana.

Strategie per la regolazione delle emozioni

Sulla base del foglio informativo 38, il terapeuta principale elabora con i partecipanti in primo luogo un facile modello di regolazione delle emozioni (Gross, 1998). In questo modello le reazioni emotive rappresentano l'esito di una sequenza di fattori (situazione). Questi fattori possono essere di natura interna o esterna. La nostra reazione ad una situazione dipende da quale di questi fattori situazionali è oggetto della nostra attenzione e percezione (processi attentivi). In una fase successiva, si passa all'interpretazione della situazione (processo di valutazione) e alla corrispondente risposta emotiva. È importante che il terapeuta sottolinei la relazione con le aree funzionali già discusse, quali l'attenzione selettiva e lo stile di attribuzione e applichi il modello su esempi di vita tratti dalla quotidianità dei partecipanti. Nel caso in cui i partecipanti non propongano alcun esempio, può essere utilizzata la vignetta 17.

Successivamente, il gruppo elabora potenziali strategie di regolazione delle emozioni che possono basarsi su vari punti del modello di processo (Gross e Thompson, 2007) (vedi foglio informativo 42).

Selezione della situazione

Una possibile strategia consiste nel cercare o nell'evitare situazioni, persone o oggetti, che suscitino in noi determinate emozioni. Pertanto è necessario essere in grado di anticipare le conseguenze emotive di una situazione. L'attenzione in questa unità d'intervento deve essere soprattutto rivolta alla selezione di situazioni che inducono emozioni positive. Ad esempio, può essere utile incontrarsi con gli amici, pianificare un viaggio o andare al bar, se ci sentiamo tristi o ansiosi, per provare emozioni positive. Situazioni che scatenano rabbia o ansia, come ad esempio grandi folle, possono essere evitate per ridurre quanto più rapidamente lo stress emotivo acuto. Tuttavia, comportamenti di evitamento, possono

2

contribuire al mantenimento del problema. Dovrebbe quindi essere chiaro ai partecipanti che le strategie che comportano emozioni positive a lungo termine sono preferibili rispetto a strategie che comportano solo un sollievo di breve durata, evitando la situazione. Un esempio è rappresentato dalla ricerca di una situazione che fa paura per poter sperimentare che le conseguenze temute non si verifichino.

Cambiamento della situazione
Questa strategia mira a modificare attivamente una situazione esterna, in modo che anche l'impatto emotivo che ne deriva sia diverso. Ad esempio, può essere più facile affrontare una situazione che induce paura o rabbia se amici o parenti forniscono un supporto.

Modificazione dei processi attentivi
Una preziosa strategia di regolazione delle emozioni consiste nella variazione dell'attenzione. L'attenzione "decide" quali informazioni percepire e in tal modo influenza le nostre reazioni emotive. La tecnica di spostamento dell'attenzione si rivela particolarmente utile se la situazione non è modificabile. Vi sono varie tecniche per lo spostamento dell'attenzione:
a) spostamento dell'attenzione attraverso pensieri e azioni (p.es. attraverso l'ascolto della musica)
b) attenzione selettiva su aspetti positivi della situazione e su altre fonti di informazione (p.es. percezione esatta dei dettagli propri della situazione). Ciò presuppone che la persona sia in grado di prendere le distanze dal proprio *focus* emotivo.

Cambiamento del processo di valutazione
Questa strategia consiste nell'interpretazione di una situazione, in cui confluiscono le esperienze e le aspettative personali. Diverse tecniche di impostazione cognitiva come la ristrutturazione cognitiva e la riformulazione positiva vengono utilizzate per cambiare il significato di un evento o modificare la valutazione delle nostre risorse, in modo che anche la risposta emotiva alla situazione che ne fa seguito possa modificarsi (p.es. mettere in discussione le manifestazioni non verbali delle altre persone e non considerarle automaticamente come dispregiative).

Variazioni delle reazioni emotive
Mentre le strategie precedentemente citate si concentrano sulla gestione delle emozioni, l'attenzione è ora posta sulla variazione della reazione emotiva. Questa può essere affrontata su diversi livelli:
a) *Piano mentale*: i ricordi di situazioni in cui un soggetto si sentiva felice e sicuro o in cui aveva affrontato con successo una situazione difficile; esercizi di rilassamento, e auto-esortazioni positive ("Non mi lascio provocare da

altre persone e mantengo la calma!"); rivalutazione della situazione come non minacciosa o non pericolosa sulla base di nuove informazioni acquisite o di un riequilibrio delle informazioni esistenti ("La situazione in realtà non è così minacciosa come mi era sembrato avendo interpretato in modo errato le reazioni degli altri come ostili.").

b) *Piano fisico*: esercizi di rilassamento, come esercizi di respirazione (respirazione lenta e profonda dentro e fuori) e di rilassamento muscolare (contrazione e rilassamento dei singoli muscoli, allungamento e stiramento, stringere i pugni) o di postura eretta;

c) *Piano comportamentale*: mimica facciale (p.es. rabbia), espressione delle emozioni (p.es. nella rabbia: tirare i pugni contro un sacco da boxe, tirare un urlo, andare in palestra; in caso di tristezza: scrivere un diario), controllo di un comportamento attraverso il riconoscimento dei "segnali d'allarme" per le emozioni indesiderate (p.es. rabbia).

Il terapeuta affronta le strategie sopra citate con i partecipanti e successivamente raccoglie i diversi stati emotivi, che ciascun partecipante dichiara di voler modificare. Essi vengono elencati sulla lavagna a fogli mobili e costituiscono la base per la definizione delle emozioni su cui il gruppo si accorderà di intervenire. Il gruppo discute quindi le strategie già utilizzate ed infine attraverso lo svolgimento di *role-play* vengono simulate situazioni stressanti in cui applicare le strategie sopra descritte e valutare in termini di probabilità il successo.

Ripristino

La sottofase di ripristino si compone di due parti: nella prima vengono messe in discussione le attribuzioni spontanee mediante l'uso del materiale terapeutico e viene favorita l'elaborazione di attribuzioni alternative. Nella seconda parte vengono elaborate e individualizzate strategie di gestione dello stress e di regolazione delle emozioni. Prima degli esercizi di ciascuna delle due parti viene chiesto ad ogni partecipante di compilare il foglio di lavoro 4 ("Le mie strategie utili per l'area …").

Attribuzioni causali

L'analisi delle attribuzioni causali spontanee viene esercitata ripetutamente. Il materiale terapeutico per l'esercitazione delle strategie di *coping* è contenuta nei fogli informativi 35, 36 e 39 e nel foglio di lavoro 24. La modalità di conduzione di questa parte del programma prevede quattro fasi. Le fasi 1, 2 e 3 comprendono l'elaborazione delle situazioni non verbali descritte negli allegati 19, 20 e 21, in cui i partecipanti sono coinvolti spontaneamente nella ricerca e nella discussione delle possibili cause relative alle situazioni descritte. La fase 4 si basa sull'analisi di videosequenze.

Qui di seguito vengono descritte le quattro fasi:

2

Fase 1

Spiegazione delle cause di un evento senza interazione diretta -con un'ipotesi predefinita: ogni partecipante riceve una situazione esemplificativa (allegato 19a-g);
si tratta sempre di situazioni che hanno Peter come protagonista. I partecipanti
sono chiamati, dopo aver letto la situazione a riassumerla oralmente o per iscritto.
L'ipotesi formulata da Peter viene analizzata, dal punto di vista della sua prospettiva, in gruppo. Segue poi la ricerca di ipotesi alternative che tengano conto dello
svolgimento della situazione descritta e delle possibili conseguenze. Vengono
quindi confrontate le diverse ipotesi formulate con quella di Peter sulla base del
piano di realtà (foglio informativo 39). Questa modalità di conduzione cerca di
favorire anche il confronto tra le situazioni trattate e la propria vita di tutti i giorni
("Le è mai capitato qualcosa di simile? Come avrebbe reagito al posto di Peter?").
Per meglio illustrare il processo di attribuzione sopra descritto e le relative conseguenze si consiglia di proporre dei *role-play* relativi alle situazioni trattate.

Fase 2

Spiegazione delle cause di un evento nell'ambito di un'interazione - con un'ipotesi predefinita: ciascun partecipante riceve una situazione esemplificativa in cui
Peter è il protagonista (allegato 20a-g) e si trova a diretto contatto con la persona
che ritiene responsabile degli eventi descritti. La sua ipotesi spontanea viene
esplicitata. Per la conduzione della parte successiva si rimanda a quanto descritto nella fase 1.

Fase 3

Spiegazione delle cause di un evento nell'ambito di un'interazione diretta -
senza un'ipotesi predefinita: a differenza della fase 2 non viene formulata prima
alcuna ipotesi (allegato 21a-k). Vengono invece messe a disposizione delle
domande guida che facilitano l'individuazione delle cause dell'evento (ipotesi)
e le relative conseguenze. L'assenza di un'ipotesi prestabilita mette i partecipanti nella condizione di confrontarsi maggiormente con la propria esperienza personale. Le ipotesi dei partecipanti possono essere espresse verbalmente o annotate sull'allegato 21. I partecipanti sono quindi chiamati a confrontare le ipotesi
fornite, come precedentemente descritto nelle fasi 1 e 2. Lo svolgimento di alcuni *role-play* può essere particolarmente utile per favorire la piena comprensione
e la riflessione su se stessi.

Fase 4

Attribuzione causale nel ruolo di osservatore di una situazione: in conclusione
l'intervento si focalizza sull'attribuzione di cause nell'ambito di interazioni
sociali. Il materiale terapeutico è costituito dagli spezzoni dei film già descritti.
L'obiettivo consiste nel guardare in gruppo alcune scene, in cui sono rappresentate interazioni sociali, alcune anche molto particolari e sorprendenti, tratte dalla
vita quotidiana. Il gruppo cerca di individuare le cause che hanno determinato
l'evento mostrato e di formulare le possibili conseguenze (pensieri, emozioni,

reazioni fisiche e comportamentali) per i soggetti coinvolti nell'interazione. Ancora una volta possono essere proposti al gruppo dei *role-play* relativi alle scene mostrate, al fine di superare eventuali difficoltà. Inoltre viene poi chiesto ai partecipanti di confrontare le ipotesi formulate e, per verificarne la correttezza, viene offerta loro la possibilità di vedere nuovamente le scene dei film. Questo intervento si basa su sequenze di film di breve durata e non su film interi. Il modulo D riprende le funzioni cognitive affrontate negli altri moduli e le scene dei film proposti costituiscono anche una sintesi conclusiva delle strategie sviluppate nei moduli A, B, C e D.

Qui di seguito viene fornita una breve sintesi degli spezzoni dei film utilizzati:
a) Terapia e pallottole ("Analyze This")
b) Terapia e pallottole 2 ("Analyze That")
c) Tutti pazzi per Mary ("There's Something About Mary")
d) Tutte le manie di Bob ("What about Bob?")
e) Ricomincio da capo ("Groundhog Day")
f) "A Beautiful Mind"
g) "Elling"
h) "Mors Elling"
i) Qualcosa è cambiato ("As good as it gets")

Ovviamente possono essere proposti anche altri film.

Gestione dello stress e regolazione delle emozioni

Nella sottofase di restituzione i partecipanti hanno la possibilità di esercitare ripetutamente le strategie personalizzate individuate per far fronte allo stress e alla regolazione delle emozioni (fogli informativi 40-42).

Strategie di gestione dello stress

Il seguente esercizio permette di mettere in pratica attivamente le strategie di respirazione profonda - stop dei pensieri - autoesortazioni illustrate sul foglio informativo 41. Partecipanti e terapeuti sono invitati a camminare nella stanza dove si tiene il gruppo terapeutico, parlando tra di loro, ad alta voce, delle tecniche di gestione dello stress che ciascuno ha individuato essere adatte a lui. Il contatto fisico è proibito. Con il passare del tempo il grado di stress tende ad aumentare. L'obiettivo consiste nel concentrarsi, nonostante la sovrastimolazione, sulle strategie di gestione dello stress. Se un partecipante non riesce a concentrarsi, può appartarsi in un luogo tranquillo per applicare le sue strategie e poi ritornare nuovamente a parlare ad alta voce.

Situazioni tratte dalla quotidianità

Un partecipante sceglie una situazione tratta dalla sua vita che produce in lui emozioni negative e la descrive nei particolari affinché due membri del gruppo possano metterla in scena. Il gruppo quindi riflette sulle strategie che potrebbero essere utili per migliorare la regolazione delle emozioni e sulle ragioni alla base del fallimento delle altre strategie. Infine il partecipante interessato (colui che aveva proposto la situazione fonte di stress), svolge un *role-play* utilizzando ed esercitando le strategie suggerite.

Esercizi *in vivo* ed esercizi da svolgere autonomamente

Al fine di favorire l'integrazione delle strategie apprese, relativamente all'attribuzione e alla gestione dello stress e delle emozioni, nella vita quotidiana, viene proposto il seguente esercizio *in vivo*. Esso viene generalmente vissuto come poco stressante, in quanto i partecipanti hanno solo il ruolo di osservatori. Prima di iniziare l'esercizio, ogni partecipante compila il foglio di lavoro 4 ("Le mie strategie utili per l'area.."). Il gruppo quindi si reca in una piazza affollata della città, ove siano disponibili delle panchine su cui sedersi, e insieme o in piccoli gruppi osserva le interazioni sociali dei passanti cercando di motivarle. L'attenzione è dunque rivolta all'attribuzione causale e alle conclusioni raggiunte. A tal fine i partecipanti possono anche prendere dei brevi appunti. Dopo circa 20-30 minuti il gruppo discute le attribuzioni causali formulate sulla base delle osservazioni, segnalando l'eventuale stress e il carico emozionale associato alla situazione osservata, nonché le strategie di *coping* apprese ed utilizzate (foglio di lavoro 4). All'inizio della seduta successiva verrà dedicato uno spazio ad un ulteriore scambio sull'esperienza fatta.

Inoltre, i partecipanti vengono motivati a svolgere esercizi individuali e vengono loro assegnati compiti a casa come, a titolo di esempio, "una passeggiata in città", " shopping", "un incontro con amici o familiari", ecc. È importante che i partecipanti scelgano situazioni ben definite, come illustrato sul foglio di lavoro 5, e che le pianifichino e le preparino. In particolare affinché le strategie di gestione dello stress e delle emozioni vengano ben assimilate è necessario che esse vengano praticate ripetutamente, motivo per cui sono previsti gli esercizi da svolgere autonomamente. Questo consente di discutere ampiamente dello stress e del carico emotivo conseguente ad alcuni stili di attribuzione, che durante lo svolgimento degli esercizi generalmente si palesano. Inoltre, a questo punto è anche possibile integrare le strategie di *coping* relative ad altre aree funzionali neurocognitive e di cognizione sociale affrontate nei moduli precedenti.

2.4   Rappresentazione esemplificativa dei contenuti di 30 sedute INT

Per illustrare l'organizzazione, il contenuto e lo sviluppo del metodo INT viene qui di seguito proposto un protocollo esemplificativo di 30 sedute della durata di 90 minuti ciascuna. Bisogna fare attenzione che l'insieme dei 30 incontri tenga in considerazione le indicazioni al trattamento fornite (5-8 partecipanti). Si tratta, nell'esempio qui di seguito illustrato, di un gruppo omogeneo composto da partecipanti con precedenti esperienze di gruppo, con buone risorse e con deficit delle funzioni cognitive solo in poche aree. Nei gruppi eterogenei, composti da partecipanti con marcati deficit in numerose aree funzionali bisogna prevedere una durata del metodo INT più lunga e con eventuali altri contenuti terapeutici.

Ogni seduta è descritta brevemente e assegnata a uno dei 4 moduli (moduli A, B, C e D). Le singole unità d'intervento si possono sovrapporre. I contenuti della tematica, oggetto dell'intervento successivo, iniziano già durante la trattazione della tematica precedente. Gli esercizi da svolgere autonomamente e gli esercizi *in vivo* sono citati solo in alcuni punti a titolo di esempio.

Modulo A: velocità di elaborazione delle informazioni - attenzione/vigilanza - percezione delle emozioni (7 sedute)

Seduta 1: inizio del gruppo e introduzione dell'area funzionale velocità di elaborazione delle informazioni
- Breve panoramica sui contenuti del metodo INT, presentazione reciproca e formulazione delle regole di gruppo.
- Introduzione dell'area funzionale velocità di elaborazione delle informazioni.
- Promozione dell'auto-percezione attraverso i primi esercizi del CogPack (p.es. VISUMOTOR). Condivisione delle proprie conoscenze ed esperienze precedenti nell'utilizzo del computer - (Non fare pressioni! Tutti ce la possono fare!) - Incoraggiare l'aiuto reciproco attraverso *feedback* positivi.
Al termine di ogni esercizio si valutano i risultati e si rinforzano i miglioramenti.
- Giro di *feedback*: "L'esercizio è stato stimolante? Mi è piaciuto? Mi sono sentito veloce/lento?"
- Valutazione del proprio profilo cognitivo nell'area obiettivo d'intervento (foglio di lavoro).
- Flash finale: può essere svolto alla fine di ogni seduta ma non è necessario, pertanto non verrà riportato nella descrizione delle prossime sedute.

Seduta 2: introduzione delle aree funzionali velocità di elaborazione delle informazioni e attenzione/vigilanza
- Breve giro sullo stato d'animo di ciascuno. Quindi un riepilogo sintetico sulla prima seduta: come esercizio per la memoria vengono riassunti tutti i contenuti della seduta precedente. Questo esercizio aprirà tutti gli incontri! (Nella descrizione delle prossime sedute verrà pertanto omesso).
- La vigilanza quale fattore che influenza le capacità cognitive: stabilire un rapporto con la quotidianità e con se stessi attraverso la lettura di gruppo delle corrispondenti vignette. Introduzione degli esercizi al PC (Cog-Pack). Mi sono sentito vigile o stanco durante l'esercizio? Come cambierebbe la mia velocità, se mi sentissi più sveglio?

2

- Introduzione dell'area funzionale attenzione/vigilanza e lettura delle vignette corrispondenti.

Seduta 3: introduzione dei fattori che influenzano la velocità di elaborazione delle informazioni e l'attenzione/vigilanza

- L'*interesse* quale fattore che influenza le capacità cognitive: esercizio con quotidiani o riviste in cui i partecipanti scelgono un quotidiano o una rivista, lo sfogliano e osservano dove si fissa la loro attenzione, quindi si avvia una discussione che evidenzia i testi e le immagini, che hanno catturato l'interesse dei singoli partecipanti. Attivazione delle risorse!
- Il *ritmo circadiano* quale fattore che influenza le capacità cognitive - elaborazione del foglio di lavoro 3: i terapeuti forniscono un modello di una giornata tipo rispetto al grado di vigilanza; poi i partecipanti descrivono individualmente come si svolgono le loro giornate. In seguito, si lavora sui ritmi quotidiani e sulle situazioni individuali, in cui la stanchezza rappresenta una difficoltà. Sensibilizzazione ai desideri e alle possibilità di cambiamento.
- Introduzione di ulteriori fattori che influenzano le capacità cognitive quali i farmaci, la motivazione, lo stato d'animo e discussione di tali fattori con l'ausilio del materiale terapeutico.

Seduta 4: compensazione e ripristino delle aree funzionali velocità di elaborazione delle informazioni e attenzione/vigilanza

- Elaborazione di diverse strategie di *coping*, come ad esempio brevi pause, auto-esortazioni.
- Prime esperienze dei partecipanti nell'utilizzo delle strategie di *coping* attraverso esercizi di gruppo (materiale terapeutico: esercizio con le carte IPT ed esercizio con le carte sulla velocità).
- Stabilire un rapporto con la quotidianità negli ambiti di vita specifici casa, lavoro e tempo libero, tenendo in considerazione il ritmo individuale di sonno-veglia.
- Spostamento nella stanza dei computer e breve esercitazione al computer (15 minuti) sulle strategie di *coping* (CogPack: esercizi A COTTIMO, UFO, STELLE).
- Assegnazione di un esercizio da svolgere autonomamente (p.es. auto-osservazione in una delle aree di intervento).

Seduta 5: ripristino delle aree funzionali velocità di elaborazione delle informazioni e attenzione/vigilanza - introduzione dell'area funzionale percezione delle emozioni

- Discussione sull'esperienza fatta attraverso l'esercizio da svolgere autonomamente: analisi delle difficoltà e rinforzo dei successi ottenuti.
- Ripetizione degli esercizi al computer sulle strategie di *coping* dell'area terapeutica neurocognitiva (max 30 minuti); discussione sugli esercizi svolti: Come ho vissuto l'esercizio? È stato divertente? Noioso? Quanto sono stato

veloce e per quanto tempo sono riuscito a concentrarmi? Quali strategie di *coping* mi hanno aiutato?

- Verifica delle auto-valutazioni fatte all'inizio sulle capacità cognitive (p.es. foglio di lavoro 1 e 2).

- Ritorno nella stanza di gruppo: introduzione alla percezione delle emozioni attraverso i fogli informativi (modello del filtro della percezione, definizione delle emozioni di base) e le vignette (riferimento alla quotidianità e a se stessi).

- Autovalutazione delle proprie capacità nell'area d'intervento della percezione delle emozioni (foglio di lavoro).

Seduta 6: ripristino delle aree funzionali velocità di elaborazione delle informazioni e attenzione/vigilanza - compensazione dell'area funzionale percezione delle emozioni

- Identificazione delle strategie per la decodificazione delle emozioni (mimica, gestualità, comportamento) nell'ambito di una discussione di gruppo e completamento attraverso i fogli informativi.

- Decodificazione delle emozioni in tre livelli: utilizzare la serie di immagini di Ekman e il materiale proiettabile a disposizione. Nella discussione di gruppo è importante distinguere tra fatti oggettivi e supposizioni/affermazioni soggettive!

- Ripristino relativamente all'area terapeutica neurocognitiva: gli ultimi 15-30 minuti vengono utilizzati per ripetere gli esercizi al PC CogPack e/o gli esercizi delle carte (IPT, velocità). Verifica conclusiva della valutazione fatta inizialmente sulle proprie capacità relative alla percezione delle emozioni.

Seduta 7: ripristino nell'area funzionale percezione delle emozioni

- Esercizio delle carte per la costruzione di concetti emotivi.

- Ripristino: esercizio con il materiale proiettabile sulla decodificazione delle emozioni.

- Verifica dell'autovalutazione della propria capacità di prestazione nell'area di intervento.

- Esercizi da svolgere autonomamente (p.es. osservare l'espressione delle emozioni delle persone che ci stanno vicino nella quotidianità e prenderne nota).

Modulo B: apprendimento - memoria verbale e visiva - percezione sociale (6 sedute)

Seduta 8: introduzione e compensazione dell'area funzionale apprendimento e memoria

- Discussione dell'esperienza fatta dopo l'esercizio da svolgere autonomamente (percezione delle emozioni).

- Introduzione alla memoria verbale e visiva attraverso i fogli informativi (forme e contenuti della memoria, modello della memoria) e le corrispondenti vignette (riferimento a se stessi e alla quotidianità).

- Inizio della sottofase di compensazione: raccolta delle strategie di *coping* già utilizzate da parte dei partecipanti.

Seduta 9: compensazione e ripristino delle aree funzionali apprendimento e memoria

- Breve giro sullo stato d'animo di ciascuno e riepilogo sintetico della seduta precedente.
- Elaborazione di altre strategie di *coping* per migliorare la memoria attraverso i fogli informativi (memoria verbale, memorizzare contenuti testuali e di una conversazione, stratagemmi per memorizzare le sequenze numeriche e per utilizzare la memoria visiva, memoria prospettica) e loro utilizzo per la prima volta attraverso gli esercizi di gruppo.
- Spostamento nella stanza dei computer: esercizi sulle strategie di *coping* elaborate (CogPack) sui diversi contenuti della memoria (p.es. MEMORIZ-ZARE).

Seduta 10: ripristino dell'area funzionale apprendimento e memoria

- Svolgimento di ulteriori esercizi al PC CogPack (p.es. NUOVO-o-MENO, ARCHIVIO FOTO, PER STRADA, TESTIMONE, LEGGERE) con l'indicazione di individuare le strategie di *coping* che meglio si adattano a ciascuno. Agli esercizi al computer deve fare seguito una discussione dettagliata.
- In un secondo tempo vengono condotti esercizi di gruppo utilizzando il materiale a disposizione (p.es. memorizzare liste di concetti, nomi, numeri; esercizio "nuova identità"; ricordare informazioni testuali).
- Infine viene assegnato un esercizio da svolgere autonomamente a casa (p.es. ricordarsi i nomi dei vicini di casa).

Seduta 11: ripristino delle aree funzionali apprendimento e memoria - introduzione delle aree funzionali percezione sociale e assunzione di prospettiva

- Discussione dell'esperienza fatta dopo l'esercizio da svolgere autonomamente relativo alla memoria.
- Ripristino nell'area funzionale apprendimento e memoria (vedi seduta 10, parte seconda).
- Introduzione e definizione della percezione sociale e dell'assunzione di prospettiva (ToM) attraverso i fogli informativi (riconoscimento e valutazione di una situazione sociale, discriminazione tra fatti reali e supposizioni, mettersi nei panni degli altri) e le corrispondenti vignette (riferimento a se stessi e alla quotidianità).
- Auto-valutazione delle proprie capacità nell'area di intervento (foglio di lavoro).

Seduta 12: compensazione delle aree funzionali percezione sociale e assunzione di prospettiva

- Strategie per migliorare la percezione sociale in tre fasi sulla base delle diapositive del metodo IPT: raccolta delle informazioni, interpretazione e assegnazione di un titolo.
- Individuazione di un riferimento a se stessi e alla quotidianità delle situazio-

ni rappresentate, che possono anche essere messe in scena attraverso un *role-play* (Ho vissuto anche io situazioni simili? Cosa è successo? Come mi sono comportato?).

• Provare ad assumere la prospettiva delle persone raffigurate (Come si sente l'altro, Cosa pensa? Quali fatti supportano le mie ipotesi?).

• Nel caso in cui i partecipanti incontrino delle difficoltà nel rilevare le espressioni emotive contenute nelle immagini IPT, bisogna ripetere brevemente le strategie di decodificazione delle emozioni utilizzando il corrispondente materiale terapeutico (modulo A).

Seduta 13: compensazione e ripristino delle aree funzionali percezione sociale e assunzione di prospettiva

• Esercizio di gruppo sull'assunzione di prospettiva sociale utilizzando il corrispondente materiale terapeutico (allegati e materiale proiettabile con situazioni esemplificative e sull'assunzione di prospettiva con tre temi "acqua", "centro storico" e "montagne". Il gruppo viene diviso in due sottogruppi di cui uno descrive l'immagine obiettivo e l'altra deve identificare l'immagine descritta tra 20 immagini che raffigurano un tema simile).

• Analisi di sequenze di film (Di che cosa parla? Qual è il messaggio centrale della sequenza?).

• Ripetizione degli esercizi di percezione sociale con altre immagini IPT.

• Verifica dell'autovalutazione fatta all'inizio dell'area funzionale oggetto di intervento (foglio di lavoro).

Modulo C: ragionamento, problem solving e schemi sociali (8 sedute)

Seduta 14: introduzione delle aree funzionali ragionamento e problem solving

• Introduzione e definizione dell'area funzionale ragionamento (flessibilità cognitiva e costruzione del concetto) e *problem solving* (individuazione degli obiettivi e pianificazione) tramite i fogli informativi e le vignette (riferimento con la quotidianità e se stessi).

• Sottolineare come la velocità di elaborazione delle informazioni, l'attenzione e la memoria (moduli A e B) costituiscano un presupposto per il buon funzionamento delle capacità di ragionamento e di *problem solving*.

• Esercizi di gruppo per la dimostrazione e la raccolta di esperienze connesse con le aree funzionali oggetto d'intervento.

• Autovalutazione della propria competenza nell'area funzionale oggetto di intervento.

Seduta 15: introduzione e compensazione delle aree funzionali ragionamento e problem solving

• Identificazione dei fattori che influenzano il ragionamento e il *problem solving* (foglio informativo).

• Ostacoli alla realizzazione degli obiettivi in situazioni della quotidianità del partecipante.

- Elaborazione di strategie di *coping* per migliorare la realizzazione dell'obiettivo: modello del *problem solving* in 6 fasi (foglio informativo).
- Svolgimento di un ulteriore esercizio di gruppo nell'area funzionale oggetto di intervento (materiale terapeutico).
- Esercizio individuale per la realizzazione dell'obiettivo riguardo a un problema personale realisticamente risolvibile. Ogni partecipante definisce almeno un'area individuale problematica (definizione dell'obiettivo), sulla quale si lavora poi in gruppo. La strategia risolutiva elaborata nel gruppo viene messa in pratica nelle sedute successive e richiede una dettagliata discussione prima e dopo. Questo intervento si estende anche alle sedute seguenti.

Seduta 16: compensazione dell'area funzionale problem solving
- Discussione sulle strategie utilizzate per la realizzazione dell'obiettivo (analisi del problema, valutazione delle strategie alternative e scelta della migliore).
- Discussione sulle difficoltà individuali non ancora affrontate in gruppo ed elaborazione di strategie risolutive.

Seduta 17: compensazione e ripristino dell'area funzionale problem solving
- Discussione sulle strategie per la realizzazione dell'obiettivo messe in atto autonomamente (analisi del problema, valutazione delle strategie alternative e scelta della migliore).
- Elaborazione delle strategie per la pianificazione e realizzazione della soluzione scelta (foglio informativo) e loro utilizzo attraverso esercizi di gruppo (materiale terapeutico).
- Spostamento nella stanza dei computer: esercitazione delle strategie elaborate attraverso gli esercizi CogPack (p.es. BILANCIA, LABIRINTI).

Seduta 18: compensazione dell'area funzionale ragionamento - ripristino delle aree funzionali ragionamento e problem solving
- Discussione sulle strategie per la realizzazione dell'obiettivo messe in atto autonomamente (analisi del problema, valutazione delle strategie alternative e scelta della migliore).
- Elaborazione delle strategie di *coping*: esercizio "trovare le parole giuste" (costruzione del concetto).
- Attraverso gli esercizi di gruppo vengono fatte le prime esperienze nell'utilizzo delle strategie elaborate (materiale terapeutico).
- Spostamento nella stanza dei computer: esercitazione delle strategie di *coping* elaborate attraverso esercizi al PC CogPack (p.es. BILANCIA, LABIRINTI, ANAGRAMMI, PAROLE, TERMINI).

Seduta 19: ripristino delle aree funzionali ragionamento e problem solving - introduzione dell'area funzionale schemi sociali
- Discussione sulle strategie per la realizzazione dell'obiettivo messe in atto autonomamente (analisi del problema, valutazione delle strategie alternative e scelta della migliore).

- Esercitazione delle strategie individuate per la soluzione di problemi, pianificazione dell'azione e costruzione del concetto – alternando esercizi di gruppo ed esercizi al computer (esercizi CogPack svolti in due *team* o come "competizione" tra i due *team*).
- Verifica dell'autovalutazione fatta all'inizio dell'area funzionale oggetto di intervento (foglio di lavoro).
- Introduzione e definizione degli schemi sociali (regole e ruoli sociali) tramite i fogli informativi e le vignette corrispondenti (riferimento con la quotidianità e se stessi).
- Identificazione di una relazione tra gli schemi sociali e il ragionamento, il *problem solving* e la pianificazione dell'azione: gli schemi sociali comprendono le conseguenze sociali delle azioni e i pregiudizi.
- Auto-valutazione della propria competenza nell'area funzionale oggetto di intervento (foglio di lavoro).
- Tema pregiudizi e stigma: esperienze dei partecipanti.

Seduta 20: compensazione dell'area funzionale schemi sociali
- Discussione sulle strategie per la realizzazione dell'obiettivo messe in atto autonomamente (analisi del problema, valutazione delle strategie alternative e scelta della migliore).
- Identificazione delle regole e i ruoli sociali (foglio informativo: Come riconosco che non mi comporto in modo conforme alle regole?).
- Strategie per la gestione dello stigma: Come "difendersi dagli altri" (fogli informativi e fogli di lavoro). Svolgimenti di *role-play* sul tema.

Seduta 21: compensazione e ripristino dell'area funzionale schemi sociali
- Esercizi di gruppo sulla pianificazione e le conseguenze dell'azione sociale (materiale terapeutico sugli *script* sociali).
- Analisi degli schemi sociali attraverso la visione di spezzoni di film (violazione e rispetto delle regole sociali).
- Verifica della valutazione fatta all'inizio della propria competenza nell'area di intervento (foglio di lavoro).

Modulo D: memoria di lavoro, regolazione delle emozioni e stili di attribuzione (9 sedute)

Seduta 22: introduzione dell'area funzionale memoria di lavoro
- Introduzione e definizione della memoria di lavoro tramite il foglio di lavoro (memoria di lavoro come centrale di controllo del lavoro con la memoria, iperstimolazione, attenzione selettiva) e le vignette corrispondenti (riferimento con la quotidianità e se stessi).
- Identificazione di un rapporto tra la memoria di lavoro e le aree funzionali neurocognitive precedenti, che ne rappresentano un presupposto per la sua elaborazione (p.es. attenzione, memoria verbale e visiva).

2

- Auto-valutazione della propria competenza nell'area funzionale oggetto di intervento (foglio di lavoro).

Seduta 23: compensazione dell'area funzionale memoria di lavoro

- Strategie per affrontare problemi di distrazione e di sovrastimolazione (fogli informativi e di lavoro).
- Valutazione dei propri meccanismi d'azione automatici per superare il sovraccarico di stimoli interno ed esterno (calcolo dei costi-benefici, aiuti per prendere una decisione).
- Messa in pratica attraverso gli esercizi di gruppo delle nuove strategie di *coping* per affrontare problemi di distrazione (materiale terapeutico).
- Capacità di passare da un'azione all'altra: strategie per lasciare un'azione e passare a quella successiva (foglio di lavoro e altro materiale terapeutico).

Seduta 24: compensazione e ripristino dell'area funzionale memoria di lavoro

- Attenzione selettiva: strategie per ridurre la distrazione, anche durante una conversazione (fogli informativi e materiale terapeutico corrispondente). Esercitazione delle strategie attraverso lo svolgimento di *role-play*.
- Passaggio alla sottofase di ripristino: sono previsti blocchi di esercizi di gruppo (quali p.es. gli esercizi coi fiammiferi -strategie di apprendimento-; l'esercizio con le carte -flessibilità cognitiva-; eseguire contemporaneamente diverse attività -passare da un'attività all'altra- con materiale terapeutico; l'esercizio sulla percezione selettiva con serie di immagini e materiale terapeutico da combinare con gli esercizi al computer (CogPack: p.es. CERCARE, COLLEGARE, SOLDI, INTERFERENZA, COLORI E PAROLE).

Seduta 25: ripristino dell'area funzionale memoria di lavoro

- Prosecuzione della sottofase di ripristino avviata nella seduta 24: esercizi di gruppo e al computer in blocchi della durata di 20-30 minuti ciascuno con una discussione al termine di ciascun blocco.
- Verifica della valutazione fatta all'inizio della propria competenza funzionale nell'area di intervento (foglio di lavoro).
- In conclusione si avvia una discussione finalizzata alla preparazione dell'esercizio *in vivo* che verrà svolto in gruppo ma al di fuori dello spazio terapeutico e che si estenderà fino alla seduta successiva (che durerà più a lungo): il gruppo decide di fare una gita tutti insieme in un grande centro commerciale. Si definisce come obiettivo individuale, che ogni partecipante compili una lista di prodotti di suo interesse su cui raccogliere informazioni (p.es. tende per la cucina, abbigliamento, telefono cellulare, ecc.). Come secondo obiettivo, dovranno essere raccolte informazioni nel corrispondente reparto nonostante il sovraccarico di stimoli e dovrà essere rivolta la parola all'addetto competente per completare le informazioni.
- Questo esercizio *in vivo* può essere per alcuni partecipanti molto faticoso e fonte di marcato stress. Pertanto è fondamentale ricorrere ad una buona preparazione (p.es. anche attraverso lo svolgimento di un *role-play*) che prevede

appunti scritti da parte di ogni partecipante e anche eventuali supporti da parte dei terapeuti.

Seduta 26: esercizio in vivo nell'area funzionale memoria di lavoro
- Breve preparazione all'esercizio (vedi seduta 25).
- Visita del centro commerciale. Si formano dei sottogruppi sulla base dei reparti che si intendono visitare, ciascuno con un terapeuta. Si concorda un punto d'incontro in un posto tranquillo (p.es. vicino all'uscita, o nella caffetteria del centro commerciale). Nel caso in cui un partecipante abbia particolari difficoltà, il terapeuta lo supporterà affinché questi possa superare la situazione di stress.
- Al termine dell'esercizio, nell'ambito della medesima seduta o durante la seduta successiva, si avvia una discussione dettagliata di gruppo (Ho raggiunto l'obiettivo? Come sono riuscito a gestire i problemi di distrazione e di sovraccarico di stimoli? Che cosa ho pensato, come mi sono sentito? Ho provato molto stress?).

Seduta 27: introduzione e compensazione dell'area funzionale stile di attribuzione
- Introduzione e definizione dello stile di attribuzioni tramite il foglio di lavoro (attribuzione causale e conclusioni/conseguenze, attribuzioni causali esterne ed interne) e le corrispondenti vignette (riferimento con la quotidianità e se stessi).
- Auto-valutazione della propria competenza nell'area funzionale oggetto di intervento (foglio di lavoro).
- Discussione di gruppo sui possibili fattori che influenzano gli stili di attribuzione individuale (foglio informativo).
- Verifica del proprio stile di attribuzione e delle sue conclusioni/conseguenze (foglio di lavoro, fogli informativi).
- Riattribuzione: sviluppo di stili di attribuzione alternativi e confronto delle corrispondenti conclusioni/conseguenze con quelle precedenti (esercizio di gruppo).

Seduta 28: ripristino dell'area funzionale stile di attribuzione
- Riattribuzione in 4 situazioni diverse: spiegazione delle cause di un evento senza interazione con predefinite ipotesi, nell'ambito di un'interazione con ipotesi predefinite, nell'ambito di un'interazione senza ipotesi predefinite, spiegazione delle cause di un evento dal punto di vista degli osservatori.
- Esercitazioni di gruppo sulle attribuzioni sociali utilizzando gli allegati corrispondenti e gli spezzoni dei film.
- Verifica della valutazione fatta all'inizio della propria competenza funzionale nell'area di intervento (foglio di lavoro).

Seduta 29: introduzione e compensazione dell'area funzionale regolazione delle emozioni
- Introduzione e definizione della "regolazione delle emozioni" tramite il foglio di lavoro (modello della vulnerabilità-stress, modello della regolazio-

ne delle emozioni) e le corrispondenti vignette (riferimento alla quotidianità e a se stessi).

- Auto-valutazione della propria competenza nell'area funzionale oggetto di intervento (foglio di lavoro).
- Identificare una relazione tra la regolazione delle emozioni e le aree funzionali neurocognitive e di cognizione sociale viste nei moduli precedenti, nelle quali erano emersi il carico emotivo e le situazioni stressanti come aspetti messi da parte per essere poi affrontati nel modulo D.
- Auto-valutazione delle proprie abilità di gestione dello stress e delle situazioni emotive difficili da affrontare (foglio di lavoro).
- Elaborazione e prima esercitazione in gruppo delle strategie di *coping* per la regolazione delle emozioni e la gestione dello stress (fogli informativi).
- Esercizio da svolgere autonomamente tra una seduta e la successiva: applicazione delle strategie di *coping* apprese a situazioni concrete della quotidianità dei singoli partecipanti.

Seduta 30: ripristino dell'area funzionale regolazione delle emozioni e conclusione del gruppo int
- Discussione sull'esercizio svolto autonomamente (Dove ci sono stati problemi? Cosa potrei cambiare delle mie strategie?).
- Ulteriori esercizi in gruppo delle strategie di *coping* per regolazione delle emozioni e la gestione dello stress.
- Conclusione del gruppo INT: breve ricapitolazione dei contenuti trattati durante il gruppo INT. Dove è stato possibile sperimentare nuove strategie di *coping*? Come sono cambiate le abilità relative alle aree funzionali affrontate nei quattro moduli? (fogli di lavoro).
- Giro di *feedback* sull'esperienza INT sia da parte dei terapeuti sia dei partecipanti.
- Come si prosegue? Indicazioni sulle possibili evoluzioni terapeutiche davanti ad un caffè e ad una fetta di torta.

2.5   Creazione della motivazione, delle relazioni e dinamiche di gruppo

2.5.1   Creazione della motivazione e delle relazioni

I pazienti affetti da schizofrenia sono spesso poco o per nulla motivati alle cure e quindi anche alla partecipazione a programmi terapeutici di gruppo. Per questo motivo la gestione del rapporto con i singoli pazienti e con il gruppo è molto importante e richiede particolari competenze, che verranno descritte brevemente in questo paragrafo.

E' necessario che il terapeuta principale del gruppo INT mantenga una stretta collaborazione con gli psichiatri referenti dei partecipanti al gruppo.

La partecipazione al gruppo INT è subordinata ad alcuni colloqui preliminari individuali, che si svolgono nel mese precedente l'inizio del gruppo. Il numero di colloqui necessari è generalmente compreso tra 1 e 5 e la durata di ciascuno di essi è di 30-45 minuti. Il numero dei colloqui dipende dal livello di motivazione del partecipante; in caso di bassi livelli di motivazione il terapeuta avrà bisogno di più tempo per coglierne le ragioni e per poter creare la motivazione necessaria alla partecipazione al gruppo. E' importante rispettare la durata dei colloqui (30-45 minuti) al fine di non sovraccaricare di informazioni l'interessato e di evitare una stimolazione emotiva troppo onerosa. Nei colloqui preliminari si affrontano inizialmente contenuti positivi, orientati al riconoscimento delle risorse. In seguito potranno invece essere affrontate anche tematiche emotivamente più impegnative, evitando comunque di parlare di deficit.

Gli obiettivi dei colloqui preliminari sono i seguenti:
1. Trasmettere fiducia e speranza, rafforzare la motivazione intrinseca al cambiamento
2. Identificare e descrivere le risorse
3. Accogliere e nello stesso tempo promuovere
4. Costruire una buona relazione terapeutica
5. Chiarire, informare, prendere decisioni insieme
6. Promuovere la *self-efficacy* e il senso di indipendenza

Trasmettere fiducia e speranza, rafforzare la motivazione intrinseca al cambiamento

La disponibilità al cambiamento si realizza quando una persona riacquista la speranza, che una situazione apparentemente senza via d'uscita possa trasformarsi in un'esperienza positiva. Per questo motivo il terapeuta dovrebbe illustrare la possibilità di cambiamento positivo attraverso la strategia dei piccoli e realistici passi, risvegliando così la speranza nei partecipanti. Ogni paziente presenta generalmente una motivazione intrinseca (al cambiamento) per qualche area della propria vita, essa deve poter essere percepita e rinforzata (p.es. stare di più assieme agli altri, imparare una professione, vivere in modo indipendente, ecc.). La motivazione intrinseca può essere favorita attraverso il colloquio con il terapeuta e diventare anche obiettivo dell'intervento terapeutico INT. In questo modo si creano nell'interessato pensieri come, ad esempio, "Quando finirò il gruppo INT, sarò più capace di stare in contatto con gli altri".

Identificare e descrivere le risorse

Ogni essere umano possiede delle risorse indipendentemente dalla gravità del suo disturbo psichico o della sua malattia. Le risorse devono solo essere attivate e rese percepibili e questo è uno dei compiti che il terapeuta è chiamato a svolgere. Le risorse possono essere, ad esempio: fare passeggiate, svolgere delle attività, aiutare gli altri, assumere piccoli compiti, voler imparare qualcosa. Sulla base della nostra esperienza, l'attivazione delle risorse si realizza al meglio se si instaura una buona relazione terapeutica già all'inizio dell'intervento INT, ma anche durante fasi critiche del percorso terapeutico, in momenti di tensione e di

2

conflitti, che spesso peraltro rafforzano e rendono più profondo e solido il rapporto terapeutico. Il rapporto terapeutico è perciò da considerarsi aspetto complementare.

Accogliere e nello stesso tempo promuovere/costruire una buona relazione terapeutica

I partecipanti sia nei colloqui preliminari sia durante le sedute di gruppo, dovrebbero avere la sensazione di essere pienamente accettati dai terapeuti come soggetti e quindi come persone nella propria unicità. Modalità di comunicazione positive, in grado di valorizzare la relazione (come p.es. "Il colloquio motivazionale " di Miller e Rollnick, 2009) permettono il raggiungimento di tale obiettivo. Esse sono alla base di un solido rapporto terapeutico di gruppo, all'interno del quale diventa possibile sperimentare in sicurezza i primi passi verso il cambiamento. Nella terapia di gruppo questo atteggiamento di base favorisce in modo particolare la coesione del gruppo. L'atteggiamento terapeutico qui descritto non è propriamente una tecnica terapeutica, ma rappresenta piuttosto, una modalità etica di base per entrare in contatto con i pazienti.

Chiarire, informare, prendere decisioni insieme

Una modalità di conduzione dei colloqui terapeutici aperta e basata sulla piena disponibilità a fornire tutte le informazioni richieste contribuisce alla creazione di un rapporto terapeutico valido e solido. I partecipanti al gruppo vengono informati in dettaglio sia nei colloqui preliminari che durante le sedute di gruppo degli obiettivi e delle fasi che andranno ad affrontare e vengono attivamente coinvolti nelle relative decisioni da prendere per raggiungere tali obiettivi. Per questo motivo è importante che il terapeuta sia in grado di fornire a ciascun partecipante le informazioni in modo chiaro e trasparente, tenendo in considerazione le capacità emotive e lo spazio decisionale che può aspettarsi da ciascuno. A tale scopo, inoltre, può essere utile suddividere gli obiettivi in obiettivi terapeutici a breve, medio e lungo termine (vedi anche capitolo 4), comunicando in modo dettagliato e chiaro gli obiettivi a breve termine, in modo che essi siano effettivamente comprensibile e condivisi.

Promuovere la self-efficacy e il senso di indipendenza

Durante i colloqui preliminari il terapeuta sottolinea che la partecipazione al gruppo INT si propone di realizzare un maggiore senso di fiducia nelle proprie capacità di raggiungere degli obiettivi (*self-efficacy*) (p.es. "realizzare i propri desideri e obiettivi") e di indipendenza (p.es. "minor bisogno degli operatori della salute mentale"). Il livello di motivazione dei partecipanti deve essere mantenuto alto anche dopo che il paziente ha accettato di entrare a far parte del gruppo (magari dopo aver partecipato a una "seduta di prova"). Questo si realizza da un lato attraverso l'atteggiamento e le competenze tecniche dei terapeuti nel modulare correttamente il livello di strutturazione da conferire alle sedute (vedi sotto) e dall'altro attraverso la struttura organizzativa stessa in cui il metodo INT è stato concepito. Gli interventi terapeutici sono stati progettati infatti in modo tale da poter rispondere ad esigenze diversificate (grazie anche alla disponibilità di materiale terapeutico molto vario), consentire un adattamento dei contenuti terapeutici al livello di stress tollerato e alle capacità dei partecipanti (contenimento degli errori), tenere in considerazione le esigenze di scelta dei partecipanti nella maggior parte degli interventi individuali e anche la necessità che gli esercizi siano in sintonia con la quotidianità dei partecipanti. Tali aspetti si sono dimostrati essere vantaggiosi per l'incremento e il mantenimento della motivazione. Inoltre, è importante sottolineare ancora una volta che la conduzione del metodo INT, oltre alle tecniche terapeutiche sopra definite, presuppone l'atteggiamento di base dei terapeuti appena descritto. Questo atteggiamento terapeutico di base favorisce infatti un buon livello di motivazione e un rapporto terapeutico solido e costruttivo a medio-lungo termine. In questo senso si sconsiglia di utilizzare il metodo INT avvalendosi solo di alcuni esercizi nell'ambito di un numero ristretto di sedute.

2.5.2 Dinamiche di gruppo

La conduzione di gruppi per soggetti schizofrenici richiede particolari abilità ai terapeuti del gruppo. Ad esempio potrebbe essere utile, in alcune fasi, inserire esercizi con un elevato livello di strutturazione ed eventualmente anche utilizzare uno stile terapeutico direttivo allo scopo di costruire un buona atmosfera e quindi anche un'ottima coesione di gruppo. Questo è particolarmente vero all'inizio di un gruppo, quando i partecipanti non si fidano ancora molto gli uni degli altri. Il livello di strutturazione, l'ansia, la motivazione e il livello di vigilanza dei partecipanti (variabili indipendenti) devono essere viste in stretta correlazione con la corrispondente struttura (variabile indipendente) che di volta in volta predomina nel gruppo. In base alle nostre esperienze cliniche con gruppi di soggetti schizofrenici possiamo formulare le seguenti considerazioni (vedi Fig. 2.30).

Un gruppo lavora in modo ottimale (nel senso dell'elaborazione dei compiti e dei temi; la motivazione è la più alta possibile) quando il livello di ansia è molto basso, il livello di vigilanza è medio, i temi proposti ai partecipanti sono di loro interesse, il livello di strutturazione da conferire alle sedute è adeguato alle esigenze del gruppo (livello di strutturazione ottimale). Nel caso in cui invece il livello d'ansia all'interno del gruppo è alto (richiesta eccessiva), si osservano generalmente livelli di vigilanza alti e non correlati al compito. Le resistenze dei membri a partecipare al gruppo (motivazione) possono essere rilevanti. Il livello di strutturazione è insufficiente. Al contrario in un gruppo condotto con livelli di strutturazione troppo alti, dove il grado di ansia tende ad essere molto basso (o meglio troppo basso), è possibile che si verifichino delle resistenze alla collaborazione, che i partecipanti si annoino e che la motivazione sia troppo bassa (richiesta insufficiente). Il livello di partecipazione al gruppo si trova molto vicino allo zero. Il terapeuta deve perciò, attraverso una precisa osservazione e percezione di ciò che è accaduto nel gruppo, provare ad agire sui seguen-

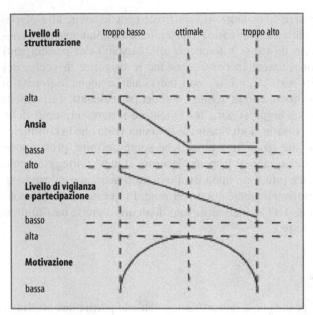

Fig. 2.30 Livelli di ansia, partecipazione e motivazione correlati al livello di strutturazione in gruppi di soggetti con disturbi psicotici

ti 4 ambiti: motivazione, ansia, livello di vigilanza e partecipazione e livello di strutturazione. Egli, ad esempio, può modulare il livello di strutturazione da conferire agli interventi nei seguenti modi:

- attraverso uno stile di conduzione direttivo e orientato al compito
- rivolgendosi ai membri del gruppo chiamandoli per nome
- evitando lunghi silenzi
- descrivendo le modalità di svolgimento degli esercizi
- stabilendo le regole di gruppo
- rinforzando tutti i contributi dei partecipanti
- facendo frequenti riassunti
- trattando temi più generali che personali
- evitando di fare interpretazioni
- rendendo prevedibile lo svolgimento del gruppo.

Ogni seduta di gruppo può essere suddivisa in 3 fasi:
1. Fase di riscaldamento
2. Fase di lavoro
3. Fase conclusiva

Durante la prima fase che ha una durata di circa 5-10 minuti il terapeuta deve cercare di creare nel gruppo un'atmosfera rilassata e serena in modo che i partecipanti possano sentirsi a proprio agio per lavorare sui temi e sugli esercizi proposti. A tal fine è utile dedicare i primi minuti di ciascuna seduta a un breve resoconto dei temi dell'incontro, per dare poi la parola brevemente a ogni partecipante affinché questi possa descrivere al gruppo il proprio stato d'animo. Durante la fase di lavoro i terapeuti introducono i temi scelti per l'incontro e li elaborano. Infine durante la fase conclusiva il terapeuta affronta eventuali tematiche che necessitano di ulteriori chiarimenti o situazioni problematiche che si sono create durante la seduta e che non sono state risolte. Ciò può essere realizzato dando uno sguardo retrospettivo riassuntivo che sappia mettere in risalto le parti positive dei temi trattati nell'incontro. Allo stesso tempo il terapeuta può motivare a una corretta partecipazione i membri del gruppo fornendo loro un'anteprima della successiva seduta. Le tecniche di "restituzione e riformulazione in positivo" si sono dimostrate particolarmente utili e preziose per creare una buona atmosfera di gruppo. Il terapeuta è chiamato a riformulare in senso positivo le situazioni problematiche portate dai partecipanti, sottolineando gli aspetti negativi come aspetti che potrebbero essere migliorati. Inoltre nel caso in cui vengano trattati problemi personali, può essere utilizzato lo *"sharing"* (condivisione) in cui gli altri partecipanti descrivono i propri vissuti e la propria esperienza in situazioni analoghe. Questa strategia oltre a ridurre il disagio dell'interessato favorisce la formazione di un clima collaborativo e di una buona coesione di gruppo.

Bibliografia

Baddeley AD (1986) So denkt der Mensch. Droemer-Knaur, München

Barch D, Carter C (2005) Amphetamine improves cognitive function in medicated individuals with schizophrenia and in healthy volunteers. Schizophrenia Research 77(1):43–58

Bäuml J, Pitschel-Walz G (2008) Psychoedukation bei schizophrenen Erkrankungen, 2. Aufl. Schattauer, Stuttgart

Bäuml J, Pitschel-Walz G, Berger H, Gunia H, Heinz A, Juckel G (2010) Arbeitsbuch PsychoEdukation bei Schizophrenie, 2. Aufl. Schattauer, Stuttgart

Ekman P, Friesen WV (1976) Pictures of facial affect. Consulting Psychologists Press, Palo Alto, CA

Ekman P (1993) Facial expression and emotion. American Psychologist 48(4):384–392

Green MF, Nuechterlein KH (2004) The MATRICS initiative: developing a consensus cognitive battery for clinical trials. Schizophrenia Research 72:1–3

Green MF, Olivier B, Crawley JN, Penn DL, Silverstein S (2005) Social cognition in schizophrenia: Recommendations from the Measurement and Treatment Research to Improve Cognition in Schizophrenia New Approaches Conference. Schizophrenia Research 31:882–887

Groß JJ (1998) The emerging Field of Emotion Regulation: An Integrative Review. Review of General Psychology 2:271–299

Groß JJ, Thompson RA (2007) Emotion regulation: Conceptual foundations. In: Groß JJ (Hrsg) Handbook of emotion regulation. Guilford Press, New York, S. 3–24

Hodel, B. (1998). Einschätzung von „Emotionsfotos": Auswertung der Daten. Unveröffentlichtes Arbeitspapier. Universitätslinik und Poliklinik für Psychiatrie Bern, Schweiz.

Kern RS, Liberman RP, Kopelowicz A, Mintz J, Green MF (2002) Applications of errorless learning for improving work performance in persons with schizophrenia. American Journal of Psychiatry 159(11):1921–1926

Kern RS, Green MF, Mintz J, Liberman RP (2003) Does 'errorless learning' compensate for neurocognitive impairments in the work rehabilitation of persons with schizophrenia? Psychological Medicine 33(3):433–442

2

Kern RS, Green MF, Mitchell S, Kopelowicz A, Mintz J, Liberman RP (2005) Extensions of errorless learning for social problem-solving deficits in schizophrenia. American Journal of Psychiatry 162:513–519

MATRICS Assessment, Inc. (2006). Matrics consensus cognitive battery (MCCB). Retrieved from http://www.matricsinc.org/MCCB.htm#1 (May, 2009).

Medalia A, Thysen J (2008) Insight into neurocognitive dysfunction in schizophrenia. Schizophrenia Bulletin 24:1221–1230

Miller WR, Rollnick S (2009) Motivierende Gesprächsführung, 3. Aufl. Lambertus, Freiburg

Müller DR, Roder V (2008) Empirical evidence for group therapy addressing social perception in schizophrenia. In: Teiford JB (Hrsg) Social perception: 21st century issiues and challenges. Nova Science Publishers, New York, S. 51–80

Müller DR, Roder V (2010) Integrated Psychological Therapy (IPT) and Integrated Neurocognitive Therapy (INT). In: Roder V, Medalia A (Hrsg) Neurocognition and Social Cognition in Schizophrenia Patients. Basic Concepts and Treatment. Karger, Basel, S. 118–144

Müller DR, Roder V (2012) Integrierte Neurokognitive Therapie. Kognitionen als Interventionsziel bei schizophren Erkrankten. Neurologie & Psychiatrie 14(4):57–63

Nakagami E, Xie B, Hoe M, Brekke JS (2008) Intrinsic motivation, neurocognition and psychosocial functioning in schizophrenia: testing mediator and moderator effects. Schizophrenia research 105:95–104

Nuechterlein KH, Barch DM, Gold JM, Goldberg TE, Green MF, Heaton TE (2004) Identification of separable cognitive factors in schizophrenia. Schizophrenia Research 72:29–39

Olbrich R (1996) Computer based psychiatric rehabilitation: current activities in Germany. European Psychiatry 11:60–65

Olbrich R (1998) Computergestutzte psychiatrische Rehabilitation. Psychiatrische Praxis 25(3):103–104

Olbrich R (1999) Psychologische Verfahren zur Reduktion kognitiver Defizite. Erfahrungen mit einem computergestutzten Trainingsprogramm. Fortschritte der Neurologie Psychiatrie 67(2):74–76

Roder V, Brenner HD, Kienzle N, Hodel B (1988) Integriertes Psychologisches Therapieprogramm (IPT) für schizophrene Patienten. Psychologie Verlags Union, München

Roder V, Brenner HD, Kienzle N (2002) Integriertes Psychologisches Therapieprogramm für schizophren Erkrankte (IPT, 5. Aufl. Beltz, Weinheim

Roder V, Brenner HD, Kienzle N (2008a CE29) Integriertes Psychologisches Therapieprogramm bei schizophren Erkrankten IPT, 6. Aufl. Beltz, Weinheim

Roder V, Zorn P, Pfammatter M, Andres K, Brenner HD, Müller DR (2008b) Praxishandbuch zur Verhaltenstherapeutischen Behandlung schizophren Erkrankter, 2. Aufl. Huber, Bern

Roder V, Müller DR, Brenner HD, Spaulding WD (2010) Integrated Psychological Therapy (IPT) for the treatment of neurocognition, social cognition, and social competencies in schizophrenia patients. Hogrefe, Göttingen

Roder V, Müller DR, Schmidt SJ (2011) Effectiveness of the Integrated Psychological Therapy (IPT) for schizophrenia patients: a research up-date. Schizophrenia Bulletin 37(2):71–79

Schank RC, Abelson R (1977) Scripts, Plans, Goals, and Understanding. Earlbaum Assoc, Hillsdale, NJ Velligan DI, Kern RS, Gold JM (2006) Cognitive rehabilitation for schizophrenia and the putative role of motivation and expectancies. Schizophrenia Bulletin 32:474–485

Condizioni per l'attuazione del programma terapeutico – applicazioni e indicazioni

3

D.R. Müller, V. Roder

In questo capitolo vengono illustrate le condizioni per l'attuazione e l'applicazione clinica del metodo INT nei diversi contesti istituzionali. Più precisamente vengono fornite informazioni generali per la programmazione di un gruppo INT, descritte le competenze richieste ai terapeuti ed il percorso formativo necessario, specificate le caratteristiche dei partecipanti e le modalità di formazione del gruppo. Infine, vengono discusse le indicazioni al trattamento con il metodo INT, precisate le caratteristiche diagnostiche e cliniche che permettono di scegliere l'inserimento nel programma terapeutico riabilitativo INT rispetto all'inserimento in un gruppo di Terapia Psicologica Integrata IPT (Roder et al., 2008a, 2010) o in un gruppo Casa, Lavoro e Tempo libero (CLT) (Roder et al., 2008b).

3.1 Condizioni istituzionali

Le infrastrutture generali necessarie all'applicazione e all'avvio di un gruppo INT sono già state prese in esame nel paragrafo 2.1 (stanza per lo svolgimento del gruppo, computer, materiale terapeutico). Qui di seguito verranno indicate le strutture e i servizi psichiatrici più adatti all'applicazione del metodo INT.

3.1.1 Servizi e strutture psichiatriche

Il metodo INT è stato principalmente applicato in contesti ambulatoriali e in strutture riabilitative semiresidenziali e residenziali: l'equivalente in Italia dei Centri di Salute Mentale, dei Centri Diurni e delle strutture riabilitative residenziali.

Il metodo INT deve essere parte integrante di un progetto di cura, che può essere proposto anche durante un ricovero, purché il paziente risponda ai requisiti richiesti (vedi sotto).

3

3.1.2   A proposito di integrazione tra servizi

All'interno dei servizi territoriali di salute mentale è spesso difficile, in un arco temporale breve, riuscire a reclutare un numero di pazienti sufficienti per raggiungere la dimensione ideale per un gruppo INT, che è tra i 5 e gli 8 partecipanti. I terapeuti responsabili dell'organizzazione di nuovi gruppi INT devono considerare la possibilità di includere nel gruppo pazienti provenienti anche da strutture diverse da quelle dove si terrà il gruppo.

Una stretta collaborazione tra psichiatri e psicologi dello stesso dipartimento di salute mentale permette senza dubbio un'ottimizzazione delle risorse e dell'offerta terapeutico-riabilitativa. Nell'esperienza di Berna, dove il metodo INT è stato concepito ed applicato, molti partecipanti percorrono fino a 60 km per partecipare ai gruppi INT, aspetto che presuppone alti livelli di motivazione e buone aspettative sia da parte dei pazienti che dei loro medici di riferimento. La realizzazione di gruppi composti da partecipanti provenienti da strutture diverse esige una buona collaborazione tra l'equipe dei terapeuti del metodo INT e l'equipe della struttura di appartenenza del paziente (come p.es. lo psichiatra di riferimento, lo psicologo, gli infermieri e gli educatori/terapisti della riabilitazione). In tali realtà di gruppo i partecipanti all'inizio dell'intervento terapeutico ovviamente non si conoscono e pertanto è richiesto un ulteriore sforzo da parte dei terapeuti per promuovere una buona relazione terapeutica nel contesto del gruppo e per favorire la sua coesione (vedi paragrafo 2.5).

Anche la generalizzazione ed il trasferimento degli effetti del programma terapeutico INT alla vita quotidiana dei partecipanti -parte fondamentale del metodo INT- vengono ottimizzati se si realizza una buona integrazione con l'equipe curante, che può supportare il paziente nell'applicazione delle abilità apprese nel proprio contesto di vita.

3.1.3   Gruppo chiuso o gruppo aperto

I vantaggi derivanti dalla conduzione di interventi terapeutici in gruppi chiusi sono evidenti: tutti i partecipanti iniziano e concludono l'esperienza di gruppo insieme, ricevendo quindi la stessa quantità e qualità di informazioni e di stimoli per l'apprendimento delle strategie di *coping*, che metteranno in pratica durante le sedute. Questo comporta una coesione di gruppo migliore e più stabile. L'offerta di gruppi chiusi è generalmente ciclica: alla conclusione di un gruppo fa seguito l'inizio del successivo. Un paziente eleggibile per il metodo INT, a gruppo avviato, verrà inserito in una lista d'attesa per il gruppo successivo. Gruppi chiusi rappresentano la prima scelta sia per quel che concerne la cura che la ricerca.

Nei contesti terapeutico-riabilitativi residenziali e semiresidenziali può però essere spesso offerto solo un numero limitato di gruppi chiusi, sia per questioni legate alla disponibilità delle risorse, sia per problemi organizzativi. Per tali ragioni il metodo INT viene anche proposto nell'ambito di gruppi aperti, dove l'ingresso e l'uscita di un partecipante sono possibili in ogni momento. La conduzione del metodo INT in gruppi aperti comporta diversi svantaggi sia per i conduttori sia per i partecipanti: la coesione di gruppo è bassa e difficile, vi è una notevole eterogeneità riguardo al livello di informazioni e di abilità presentate dai partecipanti e il clima e le dinamiche del gruppo durante ogni ingresso ed uscita sono messi a dura prova. Nel capitolo 2 sono state descritte delle strategie per la selezione dei pazienti, che permettono di limitare le potenziali difficoltà sopra descritte. Alcuni esempi sono i colloqui preliminari all'ingresso nel gruppo, le sedute di prova, le regole del gruppo e, durante lo svolgimento del gruppo INT, il mantenimento di un elevato livello di strutturazione delle sedute e la ripetizione dei contenuti affrontati nell'ambito dell'intervento terapeutico (p.es. il tema della percezione delle emozioni trattato nel modulo A sarà ricapitolato all'inizio del modulo B e del modulo D). I gruppi aperti sono in linea di massima più impegnativi per i terapeuti, soprattutto per quel che concerne la gestione delle dinamiche e dei processi di gruppo. Un possibile compromesso tra la scelta di un gruppo chiuso e di uno aperto può essere rappresentato da gruppi semi-aperti, in cui l'ingresso è possibile solo in una determinata fase, ossia quando la composizione del gruppo è stabile. In generale, all'interno di un progetto terapeutico individuale, dovrà essere stabilito un numero minimo di sedute a cui partecipare (vedi capitolo 4). Il tasso di *drop-out* è inferiore rispetto ai gruppi aperti.

3.2   Caratteristiche dei pazienti

Il metodo INT, come precedentemente sottolineato, è concepito per il trattamento ambulatoriale, residenziale o semiresidenziale del paziente schizofrenico. Esso si rivolge a pazienti con diagnosi di schizofrenia o di disturbo schizoaffettivo (in accordo con i criteri diagnostici del DSM-IV-TR; ICD-10) in una fase di stabilizzazione del quadro clinico. Pazienti in una fase acuta o post-acuta della malattia, pazienti cronici, con un basso livello di funzionamento globale e una marcata sintomatologia negativa potrebbero essere troppo stimolati e affaticati da questo tipo di intervento.

Un ulteriore criterio di inclusione è rappresentato dalla presenza di deficit cognitivi, così come definiti nell'iniziativa MATRICS, nelle sue sette aree (Nuechterlein et al., 2004; Green et al., 2005). È importante notare che difficilmente potranno essere selezionati partecipanti con problemi in tutte le suddette aree. L'eterogeneità dei profili cognitivi dei partecipanti, nell'ambito delle differenti aree funzionali oggetto d'intervento del metodo INT, deve essere tenuta presente in quanto può richiedere modalità di trattamento differenziato. Per questo motivo, se possibile, è consigliabile la formazione di gruppi omogenei dal punto di vista cognitivo. Inoltre, è consigliabile evitare di includere nel gruppo soggetti con deficit cognitivi ma con diagnosi diverse da quelle sopra indicate (p.es. pazienti affetti da disturbi affettivi con o senza sintomi psicotici), in quanto il processo di riabilitazione cognitiva di questi soggetti è generalmente molto più breve rispetto a quello dei pazienti schizofrenici e anche le dinamiche di gruppo e le modalità di conduzione sono differenti.

Per quel che riguarda, invece, gli aspetti socio-demografici e clinici non è richiesta omogeneità: soggetti giovani con una breve storia di malattia e pazienti più anziani possono far parte dello stesso gruppo INT. Anche pazienti che presentano sintomi positivi persistenti in assenza di una sintomatologia negativa marcata, possono essere inclusi nel gruppo INT, purché i sintomi positivi non compromettano la capacità di stare nel gruppo e di interagire con gli altri. L'attenzione del metodo INT è volta al miglioramento e all'ottimizzazione delle prestazioni cognitive; il trattamento dei deliri e delle allucinazioni è comunque da delegare allo psichiatra di riferimento. Come sopra ricordato, i pazienti con una grave sintomatologia negativa e quindi, per esempio, appiattiti dal punto di vista affettivo e ritirati socialmente potrebbero non trovare giovamento dalla partecipazione a questo intervento di gruppo, ma essere invece adatti per la terapia psicologica integrata (IPT; Roder et al., 2008a, 2010) (vedi paragrafo sull'IPT).

3.3   Formazione del gruppo

Il metodo INT viene condotto preferibilmente in gruppi con un numero di partecipanti compreso tra 5 e 8. Generalmente gruppi con una numerosità superiore agli 8 partecipanti non sono solo più difficili da condurre, ma possono anche creare problemi per il raggiungimento di una buona coesione di gruppo e per una gestione ottimale dei processi di gruppo. Inoltre richiedono l'impiego di maggiori infrastrutture (p.es. una dotazione superiore di computer). Gruppi piccoli con meno di 5 partecipanti rischiano, invece, di raggiungere facilmente la dimensione critica dei 3 partecipanti, in occasione dell'assenza di qualche membro del gruppo o in caso di *drop out*.

L'omogeneità del gruppo deve essere rispettata soprattutto per quanto riguarda il livello di intelligenza (QI intorno o superiore a 90) e la diagnosi di schizofrenia o disturbo schizoaffettivo. Soggetti con un livello intellettivo inferiore o con patologie cerebrali organiche rischiano di non essere in grado di affrontare le difficoltà previste dal metodo INT. Anche la comorbidità con l'uso o la dipendenza da sostanze rappresenta una controindicazione alla partecipazione ai gruppi INT, in quanto l'area della dipendenza non è contemplata in nessuna parte del programma. Per quanto concerne le variabili sesso ed età è, invece, da preferire una composizione eterogenea del gruppo.

Pazienti di lingua straniera possono essere inclusi nel gruppo, solo se le competenze linguistiche siano tali da permettere la comprensione degli interventi e del materiale terapeutico. Traduzioni da parte di pazienti che parlano la stessa lingua e che partecipano al gruppo sono possibili, ma spesso ostacolano i processi di gruppo. Invece, soggetti che presentano difficoltà nella lettura e nella scrittura possono essere supportati dai coterapeuti o dagli altri partecipanti al gruppo.

3.4 Terapeuti

La conduzione del metodo INT richiede delle buone competenze da parte dei terapeuti che generalmente sono due: un terapeuta principale e un coterapeuta. Il terapeuta principale conduce le sedute e dovrebbe avere una conoscenza approfondita del metodo e degli interventi terapeutici strutturati. Inoltre, per ottimizzare la qualità della conduzione del gruppo si raccomanda una supervisione da parte di un terapeuta esperto dei quattro moduli del metodo INT e delle tecniche di regolazione del grado di strutturazione. La conoscenza dei processi e delle dinamiche di gruppo nonché una buona capacità di conduzione di gruppi costituiscono un prerequisito allo svolgimento del ruolo di terapeuta.

Il metodo INT si avvale di diversi interventi di tipo cognitivo-comportamentale, pertanto è richiesto che i terapeuti abbiano una sufficiente competenza nelle tecniche cognitivo-comportamentali. I partecipanti sono posti al centro di un intervento che si propone di favorire la riflessione su di sé, di migliorare la capacità di ragionamento, di sviluppare un atteggiamento orientato all'obiettivo, di implementare la gestione delle emozioni e l'uso di strategie di *coping* che consentano a ciascuno di migliorare la propria qualità di vita. Il metodo INT in questa prospettiva è quindi da considerarsi anche come approccio psicoterapeutico e non è da ridurre ad un "*training cognitivo*", come spesso viene invece denominato in lingua inglese. Il metodo INT comprende, nella sottofase di ripristino, una serie di esercizi che permettono di meglio acquisire le abilità affrontate nei diversi moduli, il cui miglioramento è anche affidato alla gestione delle dinamiche e dei processi di gruppo. In questo senso il metodo INT si differenzia dagli interventi classici di rimedio cognitivo, spesso basati principalmente su esercizi computerizzati, e pertanto richiede che i terapeuti abbiano conoscenze psicoterapeutiche approfondite per essere in grado di applicarlo correttamente.

3.5 Indicazioni differenziali tra IPT e CLT

Il metodo INT costituisce un ulteriore sviluppo del sottoprogramma cognitivo della terapia psicologica integrata (IPT; Roder et al., 2008a, 2010). I cinque sottoprogrammi IPT integrano interventi di rimedio cognitivo con interventi finalizzati al miglioramento delle abilità e della competenza sociale in un approccio terapeutico di tipo gerarchico (vedi capitolo 1). Anche gli ultimi due sottoprogrammi IPT, abilità sociali e risoluzione dei problemi interpersonali (*training sociale*), sono stati ulteriormente sviluppati e hanno dato vita al programma strutturato per la riabilitazione del paziente schizofrenico nelle aree casa, lavoro

3

e tempo libero (CLT; Roder et al., 2008b). Si pone ora la questione di come i tre approcci INT, IPT e CLT possano convivere e interagire tra di loro e quali siano i criteri da adottare per individuare il percorso di cura più adatto a ciascun paziente.

3.5.1 INT

Le condizioni, trattate in questo capitolo, per una corretta applicazione del metodo INT possono essere riassunte come segue: il metodo INT si rivolge a pazienti affetti da schizofrenia, in regime ambulatoriale, di residenzialità o semiresidenzialità, in una fase stabilizzata del disturbo, con deficit in diverse delle aree funzionali neurocognitive e/o di cognizione sociale (MATRICS). E' richiesta pertanto, un'approfondita valutazione del paziente, che permetta di formulare una diagnosi dettagliata e, laddove possibile, anche una valutazione psicologica, cognitiva (incluso il quoziente intellettivo), delle competenze linguistiche e una pianificazione del trattamento individuale (vedi anche capitolo 4). È inoltre necessario che i partecipanti abbiano un sufficiente livello di motivazione alla partecipazione ad un programma terapeutico interattivo, che prevede, per lo svolgimento degli esercizi, molte relazioni e scambi con gli altri partecipanti, così come è fondamentale che vi sia un discreto livello di conoscenza delle problematiche legate alla malattia. A differenza degli approcci di tipo psicoeducativo in questo caso non sono in primo piano la diagnosi e la comprensione della malattia; l'attenzione è, invece, rivolta alla percezione del proprio funzionamento cognitivo. Sintomi positivi moderati persistenti, sintomi negativi non troppo marcati e l'età non costituiscono, in linea di principio, un criterio di esclusione alla partecipazione ad un gruppo INT, a condizione che essi non pregiudichino in modo significativo la capacità di stare nel gruppo, in relazione a eccessiva ansia ed incompetenza sociale.

Il metodo INT è stato applicato con successo su pazienti giovani al primo episodio di malattia e anche in fase prodromica del disturbo. Gli esercizi al computer si sono dimostrati essere motivanti anche nei partecipanti più anziani e meno esperti nell'uso del computer. Peraltro scarse competenze nell'uso del PC non hanno rappresentato alcun ostacolo per l'adesione al programma.

Il metodo INT costituisce quindi un intervento di rimedio cognitivo scientificamente validato da applicare ambulatoriamente, in strutture residenziali o semiresidenziali, che può preparare i pazienti ad ulteriori interventi terapeutici specifici quali il training sulle abilità sociali, la terapia cognitiva per sintomi positivi persistenti, i programmi psicoeducazionali e la terapia familiare.

3.5.2 IPT

Per pazienti anziani, con un alto livello di cronicizzazione e con un significativo deterioramento cognitivo, la terapia psicologica integrata (IPT) offre un'alternativa molto efficace al metodo INT. Gli esercizi altamente strutturati previsti nel metodo IPT nei sottoprogrammi di riabilitazione cognitiva, così poco carichi rispetto al metodo INT, dal punto di vista del contenuto emotivo, rendono questo intervento particolarmente adatto a questa tipologia di pazienti. Il metodo IPT è risultato essere, in un campione di pazienti di mezza età ed anziani, significativamente più efficace rispetto ad un trattamento standard condotto su un campione di controllo (Müller et al., 2013). I risultati di oltre tre decenni di ricerche sul metodo IPT, hanno indicato una graduale riduzione dei sintomi negativi (Roder et al., 2006a, 2011; Müller et al., 2007; Müller e Roder, 2008), risultati coerenti con l'esperienza clinica di numerosi utenti IPT. Inoltre, il metodo IPT è efficace anche nei pazienti in fase post-acuta, gravemente cronici, poco motivati ai trattamenti riabilitativi e con elevati livelli di ansia sociale e da prestazione. Pazienti con gravi deficit sia cognitivi che sociali possono giovarsi degli interventi terapeutici previsti nei sottoprogrammi di cui consta il metodo IPT. Esso, accanto al training cognitivo, prevede interventi sia sulla comunicazione verbale sia sulle abilità sociali e sul *problem solving* interpersonale, particolarmente adatti ai pazienti con scarso funzionamento sociale.

3.5.3 CLT

Alla base del concetto di *recovery* funzionale (vedi capitolo 1) ci sono come obiettivi terapeutici il miglioramento di tre aree specifiche, che consentono il raggiungimento di una vita autonoma; si tratta della casa, del lavoro e del tempo libero, che peraltro costituiscono anche l'oggetto di intervento dei tre moduli del metodo CLT. I moduli casa e lavoro si rivolgono specificamente a pazienti stabilizzati e sufficientemente motivati al cambiamento della loro situazione nell'area oggetto del modulo (p.es. lasciare una comunità a media protezione per andare a vivere in un appartamento protetto) o soggetti disponibili a lavorare sulle strategie di risoluzione dei problemi in ambito lavorativo o relativo alla residenzialità. Il modulo tempo libero si propone invece di favorire lo sviluppo di un atteggiamento più attivo e l'acquisizione delle abilità necessarie alla pianificazione e alla realizzazione di attività del tempo libero. Quest'ultimo modulo comporta minori sforzi per i partecipanti, associandosi generalmente a minori livelli di stress, e pertanto permette l'inserimento anche di pazienti non del tutto stabilizzati dal punto di vista clinico. Tutti e tre i moduli CLT favoriscono significativi miglioramenti delle competenze sociali (Roder et al., 2001, 2002) ed in particolare è stato osservato che buoni livelli di motivazione predicono la risposta positiva al trattamento (Roder et al., 2006b; Müller e Roder, 2005). E' importante tenere in considerazione che il metodo CLT, per essere efficace, richiede che i partecipanti non presentino deficit cognitivi così marcati da impedire l'acquisizione delle abilità previste dai moduli. In caso di deficit cognitivi può essere utile proporre prima un gruppo IPT come preparazione alla partecipazione ad uno dei moduli CLT.

3

Bibliografia

Green MF, Olivier B, Crawley JN, Penn DL, Silverstein S (2005) Social cognition in schizophrenia: Recommendations from the Measurement and Treatment Research to Improve Cognition in Schizophrenia New Approaches Conference. Schizophrenia Research 31:882-887

Müller DR, Roder V (2005) Social skills training in recreational rehabilitation of schizophrenia patients. American Journal of Recreational Therapy 4(3): 11-19

Müller DR, Roder V (2008) Empirical evidence for group therapy addressing social perception in schizophrenia. In: Teiford, JB (ed) Social perception: 21st century issues and challenges. Nova Science Publishers, New York, pp 51-80

Müller DR, Roder V, Brenner HD (2007) Effektivität des Integrierten Psychologischen Therapieprogramms (IPT). Eine Meta-Analyse über 28 unabhängige Studien. Nervenarzt 78(1)62-73

Müller DR, Schmidt SJ, Roder V (2013) Integrated Psychological Therapy (IPT): effectiveness in schizophrenia inpatient settings related to patients'age. American Journal of Geriatric Psychiatry 21(3):231-41

Nuechterlein KH, Barch DM, Gold JM, Goldberg TE, Green MF, Heaton TE (2004) Identification of separable cognitive factors in schizophrenia. Schizophrenia Research 72:29-39

Roder V, Brenner HD, Müller D, Reisch T, Lächler M, Zorn P, Guggenbühl R, Schröder S, Christen C, Schmidl F, Jenull B (2001) Effekte neuer kognitiv-behavioraler Therapieprogramme zur Verbesserung spezifischer sozialer Fertigkeiten bei schizophren Erkrankten: Eine kontrollierte Studie. Nervenarzt 72(9):709-716

Roder V, Brenner HD, Müller D, Lächler M, Zorn P, Reisch T, Bösch J, Bridler R, Christen C, Jaspen E, Schmidl F, Schwemmer V (2002) Development of specific social skills training programmes for schizophrenia patients: Results of a multicentre study. Acta Psychiatrica Scandinavica 105:363-371

Roder V, Müller DR, Mueser KT, Brenner HD (2006a). Integrated Psychological Therapy (IPT) for schizophrenia: Is it effective? Schizophrenia Bulletin 32(suppl 1):81-93

Roder V, Müller DR, Zorn P (2006b) Therapieverfahren zu sozialen Fertigkeiten bei schizophren Erkrankten in der Arbeitsrehabilitation. Vorteile des Aufbaus arbeitsspezifischer gegenüber unspezifischer sozialer Fertigkeiten. Zeitschrift für Klinische Psychologie und Psychotherapie 35:256-266

Roder V, Brenner HD, Kienzle N (2008a) Integriertes Psychologisches Therapieprogramm bei schizophren Erkrankten IPT (6., überarbeitete Aufl.). Beltz, Weinheim

Roder V, Zorn P, Pfammatter M, Andres K, Brenner HD, Müller DR (2008b) Praxishandbuch zur Verhaltenstherapeutischen Behandlung schizophren Erkrankter, 2. Auflage. Huber, Bern

Roder V, Müller DR, Brenner HD, Spaulding WD (2010) Integrated Psychological Therapy (IPT) for the treatment of neurocognition, social cognition, and social competencies in schizophrenia patients. Hogrefe, Göttingen

Roder V, Müller DR, Schmidt SJ (2011) Effectiveness of the Integrated Psychological Therapy (IPT) for schizophrenia patients: a research up-date. Schizophrenia Bulletin 37(suppl 2):71-79

Strumenti diagnostici per la pianificazione del trattamento e la valutazione dell'efficacia della terapia

4

V. Roder, S.J. Schmidt

Nella cura e nella riabilitazione del disturbo schizofrenico una concettualizzazione sufficientemente elaborata dei casi clinici a livello del singolo individuo è di solito possibile solo per un numero limitato di pazienti. All'interno della concettualizzazione del caso sono da comprendere i seguenti aspetti: la descrizione sistematica e standardizzata delle risorse e dei problemi individuali (*Cosa riescono a fare bene le persone interessate? Quali sono i loro problemi quotidiani?*), l'indagine diagnostica (p.es. test diagnostici, psicopatologia), l'anamnesi e un conseguente piano di trattamento a breve, medio e lungo termine. Una buona concettualizzazione del caso condotta con attenzione aiuta il terapeuta nella pianificazione della cura e del percorso riabilitativo, evita la ripetizione di "errori" fatti in precedenza e minimizza un approccio caratterizzato da "tentativi ed errori". Ad esempio, un accurato monitoraggio degli interventi farmacologici o socioterapeutici può impedire ad un paziente, che cinque anni prima aveva ricevuto senza successo un determinato farmaco o una terapia occupazionale, di confrontarsi oggi di nuovo con quelle stesse forme di trattamento. Nel caso specifico del gruppo INT, inoltre, non ha alcun senso inserire un paziente senza valutare in precedenza i problemi e le risorse nell'area neurocognitiva e nella cognizione sociale, così come non ha senso che venga inserito in un gruppo INT in un più ampio piano di cura e di riabilitazione, senza un'accurata analisi del caso. È opportuno che tutti gli operatori coinvolti nel gruppo di lavoro, con le proprie specifiche competenze (p.es. psicologo, tecnico della riabilitazione psichiatrica, assistente sociale, medico, terapista occupazionale), si riuniscano a intervalli regolari (p.es. ogni 6-8 settimane) e si scambino informazioni sul progetto di cura a breve, medio e lungo termine e stabiliscano strategie per superare le eventuali problematiche. Dopo che i terapeuti hanno stabilito questi (potenziali) obiettivi di trattamento, è necessario fare un "colloquio" con ogni paziente, durante il quale vengono presi in considerazione anche i bisogni e le aspettative dell'interessato (viene quindi valutata la "motivazione al cambiamento"). Gli obiettivi concordati nel corso del colloquio verranno registrati in forma scritta e in modo vincolante. Essi si applicheranno per le 6-8 settimane successive.

V. Roder, D.R. Müller, *INT-Terapia neurocognitiva integrata nel trattamento della schizofrenia*, **225**
DOI: 10.1007/978-88-470-5734-0_4, © Springer-Verlag Italia 2015

4

La necessità di una concettualizzazione del caso prepara il punto di partenza, che guiderà il terapeuta nell'approccio al processo diagnostico-terapeutico, le cui parti determinanti sono descritte in sintesi di seguito.

4.1 Concettualizzazione del caso: approccio diagnostico-terapeutico

Per l'elaborazione dell'approccio diagnostico-terapeutico il terapeuta deve tener conto: delle dichiarazioni del paziente durante l'autodescrizione; delle informazioni esterne ottenute da parenti, amici, medico; dell'osservazione fatta dallo stesso terapeuta; dei dati emersi dai test (p.es. batteria MATRICS), dalle interviste standardizzate (p.es. Positive and Negative Syndrome Scale, PANSS), dai questionari (p.es. Eppendorf Schizophrenia Inventory, ESI) e da altri documenti che contengano la storia clinica del paziente.

Approccio al processo diagnostico-terapeutico

a) Analisi del problema
  1. Comportamenti ed esperienze di vita non problematiche (risorse)
  2. Descrizione delle aree problematiche
    • Indicatori comportamentali
    • Funzionamento cognitivo
    • Stato emotivo
    • Particolari per la descrizione del problema
  3. Analisi delle condizioni che alimentano il comportamento problematico e formulazione di ipotesi
    • Antecedenti
    • Conseguenze
    • Ipotesi
  4. Analisi delle motivazioni
    • In merito alle aree problematiche
      - Discrepanze tra l'autodescrizione e la descrizione esterna
      - Motivazioni del paziente al cambiamento
    • Motivazione generale
      - Obiettivi personali (di riabilitazione) dei pazienti
      - Eventuali amplificatori
  5. Relazioni sociali attuali
    • Interne alla comunità terapeutica
    • Esterne alla comunità terapeutica

b) *Background* **socio-culturale**
  1. Analisi di sviluppo (peculiarità nell'infanzia, adolescenza e famiglia, che potrebbero essere legati al problema)

2. *Recenti cambiamenti di vita "life events"* (p.es. perdita del partner; perdita del posto di lavoro)

c) **Classificazione diagnostica**
   1. *Psicodiagnostica*
   2. *Psicopatologia (DSM-IV-Diagnosi ecc.)*
   3. *Caratteristiche somatiche* (caratteristiche dell'organismo, che possono essere associate ai problemi)

d) **Storia del problema e del trattamento**
   1. *Procedure psico e socio-terapeutiche*
   2. *Trattamento farmacologico*

e) **Progetto terapeutico**
   1. *Selezione dei metodi terapeutici*
   2. *Tempi e contenuti del piano*

4.2   Analisi del problema

4.2.1   Comportamenti ed esperienze di vita non problematiche (risorse)

Come è stato più volte evidenziato nel capitolo 2, i pazienti con schizofenia hanno difficoltà nella costruzione di motivazione di relazioni a lungo termine. Pertanto, non viene di solito considerato come obiettivo prioritario al primo contatto con un potenziale paziente da inserire in un gruppo INT, ad esempio, effettuare una precisa anamnesi del problema per lo sviluppo di un approfondimento del caso; dovrebbe, invece, essere instaurata una buona alleanza terapeutica, che motivi l'interessato ad andare dal "suo" terapeuta e, quindi, a frequentare un gruppo INT. Per raggiungere tale obiettivo si pianificano in genere numerose sedute (fino a 5 o più). I contenuti di queste sedute si concentrano in primo luogo sulle risorse del paziente (p.es. *Cosa sa fare bene? Quali sono i suoi interessi?*). È meglio evitare contenuti stressanti. La relazione offerta dal terapeuta deve essere caratterizzata dall'interesse, dall'attenzione positiva, dall'accettazione e da una conversazione attiva. Sono, pertanto, da evitare le seguenti tecniche di intervista:

- smentire quanto detto dal paziente ("Tre minuti fa lei mi ha detto l'esatto contrario")
- riflettere (chiedere al paziente di ritornare su alcuni punti)
- fare silenzio
- valutare ("Io penso che sia sbagliato che lei fino ad oggi non abbia imparato una professione")

- interpretare e fare libere associazioni ("Lei fa scivolare la sedia avanti e indietro. È solo nervoso o sta collegando la nostra conversazione a un'esperienza precedente? Mi racconti")
- chiedere dello stato d'animo

Lo stile terapeutico a questo punto del programma può essere definito "complementare", volto cioè a completare o a sostenere la volontà e le idee del paziente. Questi "dati" ottenuti direttamente dai colloqui con i pazienti saranno poi da integrare agli altri raccolti in precedenza (vedi sopra "anamnesi esterna", osservazione, ecc.).

Dopo queste sedute iniziali, gli incontri successivi tra terapeuta e paziente si focalizzeranno sull'analisi del problema reale, attraverso la descrizione delle aree problematiche.

4.2.2 Descrizione delle aree problematiche

Di fondamentale importanza all'interno del processo diagnostico-terapeutico si trova l'analisi esatta del comportamento e del problema. Essa costituisce la condizione preliminare per la successiva pianificazione della terapia e dell'intervento terapeutico-comportamentale scelto. Richiede inoltre una considerazione del comportamento su più livelli e anche un'analisi delle relative condizioni all'interno di un contesto. Le fonti di informazione per una completa analisi del comportamento e del problema, saranno l'auto-descrizione e le informazioni fornite da coloro che ruotano attorno al paziente. Va tuttavia sottolineato che spesso, per i sintomi della malattia, si deve dare un peso maggiore alla descrizione da parte di fonti esterne. Il terapeuta che guida la conversazione utilizza al meglio le informazioni acquisite nella fase iniziale, chiedendo al paziente in quale delle aree precedentemente discusse ci potrebbe essere ancora "bisogno di apportare miglioramenti" (*Tutti possono imparare a... Non si finisce mai di imparare... Si può sempre migliorare...*"). Questo stile di comunicazione rende, infatti, possibile l'apertura di molti pazienti e una risposta ai loro problemi.

In una prima fase si procederà alla valutazione specifica, alla descrizione del problema momentaneo e delle difficoltà del paziente. Ogni area del problema verrà registrata in dettaglio e verrà operazionalizzata in un'ulteriore fase all'interno di indicatori comportamentali. Inoltre, lo stile cognitivo e le emozioni corrispondenti verranno registrate su ciascun indicatore. Per precisione sarà necessario includere anche la descrizione del problema e la registrazione della frequenza di insorgenza, l'intensità e la durata di un particolare comportamento.

4.2.3 Analisi delle condizioni che alimentano il comportamento problematico e formulazione di ipotesi

Di seguito si propone un'analisi delle condizioni che possono determinare l'insorgere di un comportamento problematico. Per ogni comportamento dovrebbero essere individuati gli eventi scatenanti (antecedenti). Questi eventi scatenanti potrebbero essere una determinata situazione ambientale, oppure derivare da processi cognitivi o stati emotivi alterati. Tuttavia, nei pazienti con schizofrenia, spesso per problemi comportamentali non possono essere ritrovati precisi antecedenti. Nella fase successiva all'analisi, saranno descritte le conseguenze dei problemi comportamentali, sia per il paziente, che per il suo ambiente. Dalla conoscenza delle circostanze di attivazione e di mantenimento (antecedenti e conseguenti) si potrebbero interrompere specifici comportamenti disfunzionali, attraverso interventi INT nelle aree neurocognitiva e di cognizione sociale. Infine, si cercherà di formulare ipotesi, le quali dovranno chiarire le cause di ciascuna area problematica. Queste ipotesi dovrebbero essere logicamente derivate da indicatori comportamentali e da processi cognitivi ed emotivi.

4.2.4 Analisi delle motivazioni

Un'analisi completa del problema comprende anche un'analisi della motivazione. Come già ripetutamente sottolineato sopra, spesso la scarsa motivazione alla terapia e la scarsa disponibilità alla collaborazione sono un problema fondamentale tra i pazienti con schizofrenia. In primo luogo, sarà necessario confrontare l'autodescrizione e la descrizione esterna del problema. Le discrepanze saranno evidenziate da un esame critico e dalla considerazione di tutti i dati ottenuti in precedenza (in particolare valutando le ipotesi effettuate) e dai processi cognitivi del paziente, e avranno luogo considerando due diversi livelli: il primo di identificazione e di descrizione del problema ed il secondo di attribuzione della causa da cui è sorto il problema. Nel caso in cui vi fosse una piena corrispondenza tra i due livelli dell'autodescrizione e della descrizione esterna, si potrebbe ipotizzare la presenza di una maggiore motivazione del paziente verso il cambiamento. Se, al contrario, non vi fosse nessun accordo tra le due descrizioni, sarebbe più probabile la presenza di una scarsa motivazione alla terapia. Bisogna inoltre tenere in considerazione che la motivazione alla terapia di un paziente può dipendere anche dalla gravità del problema (intuizione, repressione, negazione, ecc.), da una precedente esperienza funzionale nel tentativo di risolverlo o di affrontarlo e, in gran parte, da esperienze relazionali positive con i terapeuti. Durante la pianificazione del trattamento per poter tenere in considerazione le prospettive e le aspettative del paziente sarà necessario chiedere i suoi obiettivi a breve e a lungo termine (desideri di cambiamento, obiettivi di vita, ecc.). Per i pazienti con un basso livello di motivazione e di attivazione si consiglia un'indagine mirata volta all'identificazione di elementi facilitatori il raggiungimento degli obiettivi della terapia (p. es. fare una passeggiata con qualcuno, essere invitato per un caffè, andare al cinema).

4.2.5 Relazioni sociali attuali

Un ulteriore aspetto da tenere in considerazione nell'analisi del problema è la rete sociale in cui il paziente è inserito. Dovranno essere raccolte tutte le infor-

4

mazioni riguardanti le relazioni sociali più significative dei pazienti sia all'interno, che all'esterno dell'ospedale. In alcune circostanze, sarà necessario includere alcune persone nel processo di terapia, ad esempio nella parte di lavoro relativa alla cognizione sociale, per aumentare le probabilità di successo del trattamento. Potranno anche essere svolti giochi di ruolo da ciascuna delle persone chiave del paziente, da un coterapeuta o da altri membri in un gruppo INT, per svolgere, ad esempio, esercizi di attribuzione o esercizi mentali (per ulteriori approfondimenti si veda il capitolo 2).

L'analisi del problema sarà poi completata dal *background* socio-culturale, dalla classificazione diagnostica e dalla raccolta della storia del problema e del trattamento.

4.3   *Background* socio-culturale: analisi di sviluppo e recenti cambiamenti di vita (*life events*)

Attraverso l'analisi del *background* socio-culturale potranno essere comprese le difficoltà attualmente esistenti e i problemi del paziente derivati dalla sua storia di vita, ma anche dovuti ai cambiamenti all'interno del suo ambiente di vita. Una volta presi in considerazione questi aspetti, sarà possibile fornire al paziente altre esperienze e condizioni di apprendimento, incoraggiandolo a provare comportamenti nuovi e funzionali all'interno della relazione terapeutica.

4.4   Classificazione diagnostica

La psicodiagnostica permette di indagare in modo oggettivo importanti aree della personalità e delle prestazioni di un paziente. Queste aree includono altre informazioni necessarie alla scelta del tipo e del livello del metodo psicoterapeutico o riabilitativo selezionato e possono rendere possibile un ottimale processo di cambiamento coordinato dalle esigenze e dai bisogni individuali del soggetto. Dato che gravi deterioramenti delle funzioni cognitive e i deficit comportamentali sono sintomi nucleari della schizofrenia, potranno essere utilizzati test e interviste standardizzati per la misurazione del livello di funzionamento neurocognitivo, della cognizione sociale e del comportamento sociale.

Le Tabelle 4.1 e 4.2 forniscono una rassegna selettiva degli strumenti di misurazione descritti.

Dal momento che l'interesse tematico di questo libro è rivolto all'area cognitiva, per approfondimenti relativi alla valutazione standardizzata del comportamento sociale si rinvia ad altre fonti (si veda p.es. Roder et al., 2008b, capitolo 6). A questo proposito si consiglia ad esempio l'ELADEB-Test del gruppo di lavoro di Pomini (2011), che rende possibile la misurazione del livello delle funzioni sociali e tiene anche in considerazione gli obiettivi individuali di terapia del paziente.

Tabella 4.1 Strumenti per la valutazione neurocognitiva

Strumento	Direttiva	Variabili operative
Standard Progressive Matrices, SPM (Raven, 1971)	Test	Potenziale intellettivo in generale, spirito di osservazione e pensieri chiari
Trail Making Test A, TMT- A	Test	Rapidità nell'elaborazione delle informazioni
Digit Symbol (Wechsler Adult Intelligence Scale - Revised, WAIS-R)	Test	Rapidità nell'elaborazione delle informazioni
Controlled Oral Word Association Test, COWAT (Benton e Hamsher, 1978)	Test	Rapidità nell'elaborazione delle informazioni
Continuous Performance Test, CPT (Rosvold et al., 1956; Versione UCLA: Nuechterlein e Asarnow, 1992)	Test al computer	Capacità di prestare attenzione prolungata, vigilanza e impulsività, errori di attenzione
Span of Apprehension Test, SPAN (Estes e Taylor, 1964; Versione UCLA: Nuechterlein e Asarnow, 1992)	Test al computer	Attenzione selettiva, intervallo della capacità di prestare attenzione
Stroop Color Word Test (Stroop, 1935)	Test	Attenzione selettiva e capacità di cogliere un determinato stimolo resistendo all'interferenza di un altro stimolo contemporraneo distraente
Trail Making Test B, TMT- B	Test	Flessibilità cognitiva e *working memory*
California Verbal Learning Test, CVLT (Delis et al., 1987)	Test	Memoria verbale e apprendimento
Wechsler Memory Scale, WMS (Wechsler, 1987)	Test	Memoria verbale e visuospaziale
Wisconsin Card Sorting Test, WCST (Heaton, 1981, Versione computerizzata: Loong, 1989)	Test al computer	Flessibilità del pensiero, capacità di astrazione, perseveranza, formazione concettuale
Tower of Hanoi Test (Loong, 1988)	Test al computer	Processi complessi della memoria, risoluzione astratta di problemi, apprendimento procedurale

La descrizione della psicopatologia e una diagnosi effettuata secondo i criteri dell'ICD-10 o DSM-IV-TR saranno utili a completare i dati raccolti. Essi sono particolarmente significativi in previsione di una possibile terapia farmacologi-

Tabella 4.2 Strumenti per la valutazione della cognizione sociale

Strumento	Direttiva	Variabili operative
Picture of Facial Affect, PFA (Ekman e Friesen, 1976; Wölwer et al., 1996)	Test al computer	Percezione delle emozioni
Face Emotion Identification Task, FEIT (Kerr e Neale, 1993)	Test	Percezione delle emozioni
Bell - Lysaker Emotion Recognition Task, BLERT (Bell et al., 1997)	Test	Percezione delle emozioni
Mayer - Salovey- Caruso Emotional Intelligence Test, MSCEIT (Mayer et al., 2003)	Test & Test al computer	Percezione delle emozioni
Half - Profile of Nonverbal Sensitivity, PONS (Rosenthal et al., 1979)	Test	Percezione sociale
Social Cue Recognition Test, SCRT (Corrigan e Green, 1993)	Test	Percezione sociale
Reading the Mind in the Eyes (Baron-Cohen et al., 2001)	Questionario	*Theory of Mind*
Hinting Task (Corcoran et al., 1995)	Test	*Theory of Mind*
Social Component Sequencing Task-Revised, SCST-R (Corrigan e Addis, 1995; Vauth et al., 2004)	Test al computer	Schemi sociali/conoscenze sociali
Ambiguous Intentions Hostility Questionnaire, AIHQ (Combs et al., 2007)	Questionario	Attribuzioni sociali

ca. Appropriate rassegne per gli strumenti di misurazione si trovano, ad esempio, in Roder et al., 2008a, nel capitolo 6.

È inoltre importante valutare, anche attraverso una raccolta anamnestica accuratamente eseguita, se determinate esperienze di vita e comportamenti problematici possono essere ricondotti a cause organiche.

4.5   Storia del problema e del trattamento

Un altro elemento da prendere in considerazione nel processo diagnostico-terapeutico riguarda la storia del problema e dei precedenti trattamenti del paziente in campo farmacologico, psicoterapeutico e riabilitativo. In questo modo è possibile, ad esempio, raccogliere informazioni su alcuni modelli di interventi terapeutici non andati a buon fine, per evitarne la ripetizione, e descrivere la storia evolutiva del problema nelle condizioni di trattamento in corso. Nella raccolta del background socio-culturale, quindi, l'anamnesi del problema gioca un ruolo fondamentale, per quanto riguarda gli interventi terapeutici che si sono succeduti.

4.6   Progetto terapeutico

Dopo l'analisi del problema e la raccolta di tutti gli ulteriori dati disponibili (p.es. *background* socio-culturale, storia di trattamento, test, questionari, autovalutazione e valutazione esterna), sarà elaborato il piano terapeutico. Questo sarà formato da stadi definiti sia dal punto di vista contenutistico, sia dal punto di vista temporale, ed eventualmente sarà rappresentato graficamente. Il piano di intervento nell'ulteriore proseguo, nel senso di una «terapia come processo di risoluzione del problema», deve costantemente essere rivisto e modificato. Le singole fasi di intervento saranno individualizzate secondo i problemi del paziente, i suoi bisogni, le risorse, le opportunità e la sua situazione sociale e familiare. Ciò richiederà da parte del terapeuta sia la conoscenza dettagliata della situazione e dei problemi del paziente, che una conoscenza psicologica approfondita e la padronanza delle tecniche cognitivo-comportamentali di base per i pazienti con schizofrenia. Possibili punti di partenza per ulteriori azioni possono essere derivati dal confronto con i pazienti, così come dal confronto con il personale sanitario o con persone appartenenti all'ambiente del paziente.

Il punto di partenza per ogni intervento è la creazione di un modello plausibile per la definizione e la risoluzione di un problema. Con la presentazione di un modello adeguato si può gradualmente ottenere che il paziente percepisca la necessità di avere una spiegazione dei suoi problemi. Raggiungere questo *"insight"* avrebbe una notevole importanza per la motivazione durante il processo di terapia. Dall'altro lato, fornendo un modello preciso si garantisce anche una maggior trasparenza nell'approccio terapeutico. Questi due aspetti - i bisogni del paziente e la trasparenza nel processo di terapia - costituiscono un presupposto fondamentale per l'assunzione di responsabilità da parte del paziente, per una successiva efficiente «autogestione».

Nella pianificazione del trattamento con pazienti schizofrenici, tuttavia, si deve tenere presente, che a causa della frequente mancanza di riferimento alla realtà questa trasparenza non può essere sempre conseguita. Soprattutto nei pazienti al primo episodio e nei pazienti con una lunga durata della malattia con persistenti sintomi residuali, nella nostra esperienza è spesso difficile stabilire obiettivi terapeutici molto dettagliati, al fine di coinvolgere i pazienti in tutte le fasi di pianificazione del trattamento. Sempre partendo dalla nostra esperienza clinica, è possibile ipotizzare la seguente relazione: più è grave la malattia, maggiore sarà la disgregazione sociale e minore potrà essere il coinvolgimento del paziente nell'individuazione di obiettivi a medio e lungo termine della terapia e, quindi, anche nella pianificazione. In questo caso, è necessario che i terapeuti prendano le opportune decisioni, guidati da ragionevoli principi etici e da un'azione responsabile.

4

In particolare nella strutturazione dell'intervento, è ritenuta importante la selezione di specifiche aree problematiche ed il loro trattamento. Ogni area del problema sarà affrontata utilizzando metodi terapeutici ben definiti. Il passo successivo, sarà quello di organizzare il processo terapeutico dal punto di vista temporale e contenutistico. Per la sua complessità un settore problematico spesso si potrà estendere a più fasi di trattamento, ovvero saranno presenti sia obiettivi immediati, che obiettivi difficilmente realizzabili. In ognuna delle fasi saranno utilizzati diversi metodi cognitivo-comportamentali. Per ragioni di semplicità del processo terapeutico non dovrebbero essere formulate più di tre o quattro fasi.

Gli obiettivi del trattamento a breve termine (fase 1, eventualmente anche fase 2) si dovranno basare principalmente sulla motivazione della persona coinvolta rispetto al cambiamento. Solo in questo modo si potrà sviluppare un rapporto di collaborazione e di fiducia tra paziente e terapeuta. Nella fase iniziale della terapia dovranno essere formulati solo quegli obiettivi la cui realizzazione può essere accettata come realistica e che, quindi, permetteranno al paziente un precoce successo. Proseguendo con l'intervento si potranno poi definire e realizzare obiettivi, verso cui i pazienti inizialmente non erano del tutto motivati, ma che sembrano essere importanti per l'intero percorso riabilitativo – necessari al raggiungimento di uno stile di vita più indipendente. È importante che il paziente sia incluso nell'intero processo di pianificazione. Inoltre, è necessario che i contenuti e gli obiettivi di ogni livello di intervento siano discussi nel dettaglio con il paziente. Qualora gli obiettivi di un passo siano stati raggiunti, possono essere applicati altri metodi nella fase successiva. Nel caso in cui il paziente si trovi in uno stadio della terapia dal quale non riesce ad avanzare, sarà necessario ripetere la fase precedente oppure modificare gli obiettivi e i metodi di trattamento.

Bibliografia

Baron-Cohen S, Wheelwright S, Hill J, Raste Y e Plumb I (2001) The "Reading the Mind in the Eyes". Test revised version: a study with normal adults, and adults with Asperger syndrome or high-functioning autism. Journal of Child Psychology and Psychiatry 42 (2):241–251

Bell M, Bryson G e Lysaker P (1997) Positive and negative affect recognition in schizophrenia: a comparison with substance abuse and normal control subjects. Psychiatry Research 73 (1-2):73–82

Benton A e Hamsher K (1978) Multilingual Aphasia Examination. AJA Associates, Iowa City.

Combs DR, Penn DL, Wicher M e Waldheter E (2007). The Ambiguous Intentions Hostility Questionnaire (AIHQ): A new measure for evaluating hostile social-cognitive biases in paranoia. Cognitive Neuropsychiatry 12 (2):128-143

Corcoran R, Mercer G e Frith CD (1995) Schizophrenia, symptomatology and social inference: investigating theory of mind in people with schizophrenia. Schizophrenia Research 17(1):5–13

Corrigan PW e Addis IB (1995) The effects of cognitive complexity on a social sequencing task in schizophrenia. Schizophrenia Research 16(2):137–144

Corrigan PW e Green MF (1993) Schizophrenic patients' sensitivity to social cues: the role of abstraction. American Journal of Psychiatry 150(4):589–594

Delis DC, Kramer JH, Kaplan E, Ober BA (1987) California verbal learning test manual. The Psychological Corporation, San Antonio, Texas.

Ekman P e Friesen WV (1976) Pictures of facial affect. Consulting Psychologists Press, Palo Alto, CA

Estes WK, Taylor HA (1964) A detection method and probabilistic models for assessing information processing from brief visual displays. Proc Natl Acad Sci 52: 446-454.

Heaton RK (1981) Wisconsin Card Sorting Test. Odessa: Psychological Assessment Resources, Inc.

Kerr SL e Neale JM (1993) Emotion perception in schizophrenia: specific deficit or further evidence of generalized poor performance. Journal of Abnormal Psychology 102 (2):312–318

Loong J (1988) The Tower of Hanoi. La Luna Court, San Luis Obispo: Wang Neuropsychological Laboratory

Loong J (1989) Wisconsin Card Sorting Test (WCST), Computerized version. San Luigi Obispo, CA, Wang Neuropsychological Laboratory

Mayer JD, Salovey P, Caruso DR e Sitarenios G (2003) Measuring emotional intelligence with the MSCEIT V2.0. Emotion 3(1):97-105

Nuechterlein KH e Asarnow RF (1992) Manual and Computer Program for the UCLA Continuous Performance Test: Version 5.01A

Oswald WD e Roth E (1978) Der Zahlen-Verbindungs-Test (ZVT). Göttingen: Hogrefe

Pomini V, Reymond C, Golay P, Fernandez S e Grasset F (2011) ELADEB - Echelles lausannoises d´auto-évaluation des difficultés et des besoins. Unité de réhabilitation, Prilly, Suisse

Raven JC (1971) Standard progressive matrices (SPM). Lewis & Co, London

Reitan RM (1958) Validity of the Trail making test as an indicator of organic brain damage. Percept Mot Skills 8:271-276.

Roder V, Brenner HD e Kienzle N (2008a) Integriertes Psychologisches Therapieprogramm bei schizophren Erkrankten (IPT), 6. überarbeitete Auflage. Beltz, Weinheim

Roder V, Zorn P, Andres K, Pfammatter M e Brenner HD (2008b) Praxishandbuch zur verhaltenstherapeutischen Behandlung schizophren Erkrankter. 2. überarbeitete Auflage. Huber, Bern

Rosenthal R, Hall JA, DiMatteo MR, Rogers PL e Acher D (1979) Sensitivity to Nonverbal Communication: The PONS Test. Johns Hopkins Univ Press, Baltimore

Rosvold HE, Mirsky AF, Sarason I, Bransome Jr ED e Beck LH (1956) A Continuous Performance Test of Brain Damage. Journal of Consulting Psychology 20:343-350

Stroop JR (1935) Studies of interference in serial verbal reactions. J Exp Psychol 18:643-662.

Vauth R, Rusch N, Wirtz M e Corrigan PW (2004) Does social cognition influence the relation between neurocognitive deficits and vocational functioning in schizophrenia? Psychiatry Research 128(2):155-65

Wechsler D (1981) The Wechsler Adult Intelligence Scale – Revised (WAIS-R) Manual. The Psychological Corporation: New York.

Wechsler D (1987) Wechsler Memory Scale. Revised Manual. Psychological Corporation, Harcourt Brace Jovanovich, New York

Wölwer, W., Streit, M., Polzer, U. & Gaebel, W. (1996). Facial affect recognition in the course of schizophrenia. European Archives of Psychiatry and Clinical Neuroscience, 246 (3), 165–170.

Il metodo INT è stato valutato in uno studio multicentrico randomizzato condotto in Svizzera, in Germania e in Austria[1], che è stato supportato dalla Schweizerischen Nazionaldonds (Numero del progetto: 3200-B 0 108 133). Hanno preso parte allo studio complessivamente 169 pazienti con le seguenti caratteristiche: diagnosi di schizofrenia o di disturbo schizoaffettivo, secondo i criteri diagnostici dell' ICD-10 o del DSM-IV-TR; in trattamento ambulatoriale o semiresidenziale; età compresa tra i 18 e i 50 anni; durata di malattia superiore ai due anni; quoziente intellettivo superiore a 80 (Reduzierter Wechsler-Intelligenztest, WIP); assenza di episodi psicotici acuti in atto; assenza di alterazioni cerebrali organiche; anamnesi negativa per abuso e dipendenza da sostanze. I partecipanti ($n=169$), sono stati assegnati casualmente al gruppo INT ($n=86$) o al gruppo di controllo ($n=83$). Il gruppo che non ha partecipato all'INT ha ricevuto un trattamento standard (*Treatment-As-Usual* - TAU), senza interventi terapeutici di gruppo specifici. La fase di trattamento con il metodo INT si è composta di 30 sedute, della durata di 90 minuti ciascuna, con frequenza bisettimanale per un periodo di 15 settimane. Il metodo INT è un metodo volto principalmente al miglioramento delle funzioni neurocognitive e di cognizione sociale e, secondariamente, alla riduzione della sintomatologia e al miglioramento del funzionamento psicosociale (vedi paragrafo 2.1.). Per valutare i due gruppi, è stata somministrata una batteria di test

[1] Ringraziamo i seguenti centri per la partecipazione allo studio: Ospedale Psichiatrico Universitario di Zurigo (Dr.med A Theodoridou.), Centro di Psichiatria Biel (Dr.med A Rausch), Università Psichiatrica e Policlinico di Berna, Ospedale Bielefeld, Dipartimento di Psichiatria e Psicoterapia di Bethel (Prof. Dr.med M Driessen, Dipl.-Psych C Barenbrock), Centro di Riabilitazione per i Disturbi Psichici Peiting-Herzogsägmühle (Dr.phil. S Queri.; Dr.med. A Gabrecht) ARBEWE Centro di Riabilitazione di Norimberga (Dipl.-Psych. A Baumann e G Fischer), Centro di Riabilitazione Vitos Eltville

mirata alla valutazione delle aree sopra menzionate, all'inizio del trattamento (*baseline*, T1), al termine del trattamento (dopo 15 settimane, T2) e dopo ulteriori 37 settimane (*follow-up*, T3). L'assegnazione dei pazienti a uno dei due gruppi è avvenuta in cieco.

5.1 Risultati

I 169 partecipanti arruolati nello studio avevano un'età media di 34 anni e una durata media di malattia di 10 anni. La maggior parte dei pazienti era di sesso maschile (69%), celibe (72%), viveva da solo o in un appartamento condiviso (60%) e svolgeva un lavoro protetto (37%). Al *baseline*, il gruppo INT e il gruppo TAU non hanno mostrato differenze significative per quanto riguarda l'età, il sesso, il livello di istruzione, il quoziente intellettivo, la durata della malattia, la presenza di sintomi e l'assunzione di farmaci antipsicotici (dosi equivalenti di clorpromazina). Rispetto al gruppo TAU, il gruppo INT ha ottenuto, come mostrato dalle valutazioni testali, prestazioni significativamente migliori nell'area della neurocognitività (attenzione, velocità di elaborazione delle informazioni, memoria verbale, ragionamento e *problem solving*) e della cognizione sociale (percezione delle emozioni e schemi sociali). Inoltre, sono stati osservati significativi miglioramenti della sintomatologia negativa e del livello di funzionamento psicosociale. Questi effetti terapeutici sono persistiti per un periodo superiore ad un anno (Müller et al., 2015). L'effetto del trattamento (*effect size*, ES) è stato calcolato separatamente per il gruppo INT e per il gruppo TAU (Cohen, 1988). Al termine del trattamento il metodo INT ha mostrato da piccoli a medi errori standard ES per l'area della neurocognitività (ES=0.38) e della cognizione sociale (ES=0.26) e grandi ES per la sintomatologia negativa (ES=0.75) e il livello di funzionamento psicosociale (ES=0.6). Questi effetti hanno mostrato un andamento stabile fino all'ultima rilevazione, un anno dopo l'inizio della terapia (ES=0.26 fino a 1.00). Le Figure 5.1, 5.2, 5.3 e 5.4. mostrano gli *effect size* osservati nel gruppo INT al termine del trattamento (T1-T2) e dopo un anno (T1-T3) per tutte le aree indagate. Questi risultati sono in linea con quelli di una meta-analisi che riporta un effetto degli interventi di rimedio cognitivo stabile nel tempo, con ES da piccoli a moderati sulla cognitività e sul livello di funzionamento psicosociale (Müller et al., 2007; Roder et al., 2011; Wykes et al., 2011).

Il basso tasso di *drop-out*, pari all'11%, e l'alto tasso di partecipazione, superiore all'80%, sono inoltre testimonianza di una buona accettazione del metodo INT da parte dei partecipanti.

Il metodo INT rappresenta, quindi, un programma terapeutico integrato di rimedio cognitivo basato su prove di efficacia, che evidenziano una generalizzazione degli effetti della terapia anche alla sintomatologia e al livello di funzionamento psicosociale.

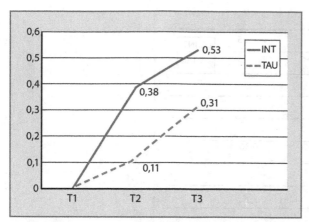

Fig. 5.1 ES per l'area della neurocognitività per il gruppo INT e per il gruppo TAU. Variabili neurocognitive considerate: attenzione, velocità di elaborazione delle informazioni, memoria verbale e visiva, memoria di lavoro, ragionamento e *problem solving*
T1: *baseline*, T2: dopo la terapia/dopo 17 settimane, T3: dopo 37 settimane

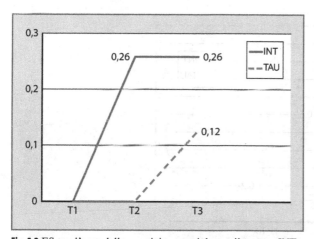

Fig. 5.2 ES per l'area della cognizione sociale per il gruppo INT e per il gruppo TAU.
Variabili considerate per la cognizione sociale: percezione delle emozioni, schemi sociali, stili di attribuzione.
T1: *baseline*, T2: dopo la terapia/dopo 17 settimane, T3: dopo 37 settimane

5

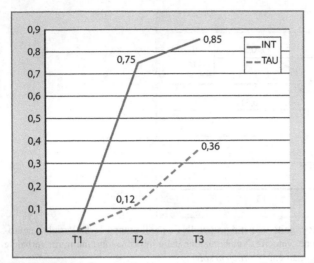

Fig. 5.3 ES per la sintomatologia negativa per il gruppo INT e per il gruppo TAU.
T1: *baseline*, T2: dopo la terapia/dopo 17 settimane, T3: dopo 37 settimane

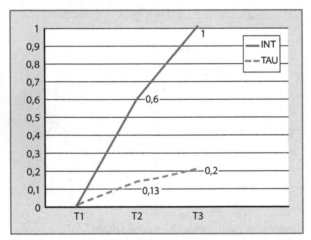

Fig. 5.4 ES per il funzionamento psicosociale per il gruppo INT e per il gruppo TAU.
T1: *baseline*, T2: dopo la terapia/dopo 17 settimane, T3: dopo 37 settimane

Bibliografia

Cohen J (1988) Statistical Power Analysis for the Behavioral Sciences, 2. Aufl. Lawrence Erlbaum
    Associates Hillsdale

Müller DR, Schmidt SJ, Roder V (2015) One-year randomized controlled trial and follow-up Integrated Neurocognitive Therapy for Schizophrenia outpatients. Schizophrenia Bulletin DOI: 10.1093/schbul/sbu223

Müller DR, Roder V e Brenner HD (2007) Effektivität des Integrierten Psychologischen Therapieprogramms für schizophren Erkrankte. Eine Metaanalyse über 28 unabhängige Studien. Der Nervenarzt 78:62-73

Roder V, Müller DR e Schmidt SJ (2011) Effectiveness of Integrated Psychological Therapy (IPT) for Schizophrenia Patients: A research Update. Schizophrenia Bulletin 27 (2):71-79

Wykes T, Huddy V, Cellard C, McGurk SR e Czobor P (2011) A Meta-Analysis of Cognitive Remediation for Schizophrenia: Methodology and Effect Sizes. American Journal of Psychiatry 168(5):472-485

Materiale terapeutico per i quattro moduli

6

D.R. Müller, S.J. Schmidt, V. Roder

EXTRAS ONLINE Il materiale terapeutico presentato nel capitolo 2 per i quattro moduli del metodo INT (moduli A, B, C e D) è scaricabile dalla piattaforma online Springer Extra Materials all'indirizzo http://extra.springer.com (password: 978-88-470-5734-0). Il materiale terapeutico è costituito da:

1 Fogli informativi
2 Fogli di lavoro
3 Illustrazioni cliniche (vignette)
4 Allegati
5 Materiale proiettabile

6.1 Fogli informativi

Tabella 6.1 Fogli informativi

N.	Titolo del foglio informativo	Modulo	Pagine da stampare
1	Sintesi dei contenuti terapeutici e degli obiettivi del metodo di gruppo INT	A	1
2	Prestazioni e stato d'animo	A, D	1
3	Come posso diventare più veloce e concentrarmi meglio?	A, C	1
4	Qualità del sonno e stile di vita	A, C	1
5	Come posso concentrarmi meglio durante il lavoro?	A, C	1
6	Modello del filtro della percezione	A, B, C	1
7	Come posso riconoscere le emozioni altrui?	A, B, C	1

continua →

V. Roder, D.R. Müller, *INT-Terapia neurocognitiva integrata nel trattamento della schizofrenia*, **243**
DOI: 10.1007/978-88-470-5734-0_6, © Springer-Verlag Italia 2015

6

Tabella 6.1 (cont.)

N.	Titolo del foglio informativo	Modulo	Pagine da stampare
8	Spesso un gesto dice più di 1000 parole!	A, B, C	1
9	Memoria	B, C	1
10	Contenuti della memoria	B, C	1
11	Stratagemmi per memorizzare: chiedere, ripetere e annotarsi tutto	B, C	1
12	Stratagemmi per memorizzare: utilizzare i sensi	B, C	1
13	Stratagemmi per memorizzare più concetti	B, C	1
14	Stratagemmi per memorizzare i numeri	B, C	1
15	Stratagemmi per memorizzare appuntamenti o eventi futuri	B, C	2
16	Percepire una situazione	B	1
17	Le supposizioni non sono uguali ai fatti!	B	1
18	Mettersi nei panni di qualcun altro	B	1
19	Possibili aiuti per potersi meglio mettere nei panni degli altri	B	1
20	Penso, dunque sono	C	1
21	Pensare, ragionare una faccenda per il cervello	C	1
22	Che cosa influenza la nostra capacità di ragionare e di risolvere i problemi nella quotidianità?	C	1
23	Difficoltà a raggiungere un obiettivo	C	1
24	Fasi per la realizzazione di un obiettivo	C	1
25	Come realizzare un'azione complessa? Attraverso piccoli passaggi intermedi dell'azione	C	1
26	Come posso trovare le parole giuste?	C	1
27	Regole e ruoli sociali	C	1
28	Come riconosco che non mi comporto in modo conforme alle regole?	C	1
29	Riuscire a difendersi: più facile a dirsi che a farsi	C	2

continua →

Tabella 6.1 (cont.)

N.	Titolo del foglio informativo	Modulo	Pagine da stampare
30	Lavorare in modo efficace con la memoria	D	1
31	Costi e benefici del cambiamento del comportamento	D	1
32	Strategie per ridurre le distrazioni durante lo svolgimento di azioni	D	1
33	Dirigere la propria attenzione	D	1
34	Distrazioni durante una conversazione	D	1
35	È colpa mia o è colpa degli altri? Attribuzione causale interna o esterna	D	1
36	Che cosa può influenzare la mia capacità di identificare le cause (attribuzione causale)?	D	1
37	Vulnerabilità e stress	D	1
38	Come posso controllare al meglio le mie emozioni?	D	1
39	Strategie per verificare il proprio stile di attribuzione causale	D	1
40	Escursione in montagna	D	1
41	Gestione del proprio stress	D	1
42	Come posso regolare al meglio le mie emozioni?	D	1

6.2 Fogli di lavoro

Tabella 6.2 Fogli di lavoro

N.	Titolo del foglio di lavoro	Modulo	Pagine da stampare
1	Quanto sono veloce?	A	1
2	In che modo riesco a concentrarmi?	A	1
3	Grado di vigilanza e velocità/capacità di prestare attenzione	A	1
4	Le mie strategie utili per l'area…	A, B, C, D	1
5	Esercizio da svolgere autonomamente	A, B, C, D	1

continua →

6

Tabella 6.2 (cont.)

N.	Titolo del foglio di lavoro	Modulo	Pagine da stampare
6	Qual è la mia capacità di riconoscere le emozioni degli altri?	A	1
7	Com'è la mia memoria?	B	1
8	La mia lista di cose da fare	B	1
9	Il mio piano settimanale	B	1
10	Si ricorda ancora ...?	B	13
11	Quanto sono capace di capire cosa sta succedendo in una situazione o in una conversazione?	B	1
12	Come sono le mie capacità di ragionare nella vita di tutti i giorni?	C	1
13	Com'è la mia capacità di risolvere i problemi?	C	1
14	Il mio obiettivo personale	C	1
15	Cala il sipario su una diva del cinema; il furto in classe; il bolide scomparso; il borsellino della mamma	C	4
16	Come mi adatto alle regole sociali?	C	1
17	Con quali strategie mi difendo?	C	1
18	Come "lavoro con la mia memoria" nella vita di tutti i giorni?	D	1
19	Ero troppo distratto	D	1
20	Flessibilità: riuscire a passare da un'attività a quella successiva	D	1
21	Come comprendo ciò che succede nel quotidiano?	D	1
22	Come affronto lo stress? In che modo sono in grado di regolare le mie emozioni?	D	1
23	Analisi delle attribuzioni causali spontanee	D	1
24	Verifica della mia attribuzione causale	D	1

6.3 Illustrazioni cliniche (vignette)

Tabella 6.3 Illustrazioni cliniche (vignette)

N.	Titolo	Modulo	Pagine da stampare
1	C'era una volta una mattina…	A	1
2	Più tardi, lo stesso giorno…	A	1
3	Lo scorso venerdì al lavoro…	A	1
4	Appuntamento al Caffè…	A	1
5	Un giorno da dimenticare!	B	1
6	Una telefonata per Daniel	B	1
7	Ieri in un ristorante italiano…	B	1
8	L'appuntamento dal medico dimenticato	B	1
9	Vernissage	B	1
10	Di nuovo al Caffè Adonis	B	1
11	Un film - due riassunti	C	1
12	Come organizzarsi per andare al cinema	C	1
13	In bicicletta al Caffè Adonis	C	1
14	L'altro giorno all'osteria	D	1
15	Tra un lavoro e l'altro in officina	D	1
16	Davvero una bella giornata!	D	1
17	Questa volta è andato tutto bene!	D	1

6.4 Allegati

Tabella 6.4 Allegati

N.	Titolo/descrizione dell'allegato	Modulo	Pagine da stampare
1	Esercizio delle carte (IPT, 1. sottoprogramma, Roder et al. 1988, 2008a, 2010)*	A, B, C	1
2	Esercizio delle carte sulla velocità	A, B, C, D	12

continua →

6

Tabella 6.4 (cont.)

N.	Titolo/descrizione dell'allegato	Modulo	Pagine da stampare
3	Esercizio dei cartoncini sullo stato d'animo e la concentrazione	A	2
4	Decodificazione delle emozioni - livello 1: espressioni del viso** (Paul Ekman, 1993)	A	2
5	Esercizio con i cartoncini "costruzione di concetti emotivi"	A, C	9
6	Liste di parole e numeri	B	5
7	Esempi di conversazione	B	8
8	Memoria - esercizio di conversazione "Nuova Identità"	B	2
9	Percezione sociale - Complessità cognitiva della serie di immagini A*** (Roder et al. 2002, 2008)	B	7
10	Percezione sociale - frasi per l'assunzione di prospettiva	B	3
11	Esercizio di gruppo con i fiammiferi	C	1
12	Problem solving	C	22
13	Pianificazione di un'azione	C	30
14	10 differenze tra le 2 immagini	D	6
15	Parole intrecciate	D	3
16	Sudoku	D	6
17	Errori ortografici!	D	3
18	Esercizio di suddivisione in 2 categorie	D	2
19	Spiegazione delle cause di un evento senza interazione diretta; ipotesi predefinita	D	8
20	Spiegazione delle cause di un evento nell'ambito di un'interazione; ipotesi predefinita	D	8
21	Spiegazione delle cause di un evento nell'ambito di un'interazione; senza ipotesi predefinita	D	11

* I diritti d'autore sono del primo Autore citato (ordinabile su roder@sunrise.ch)
** I diritti d'autore sono degli Autori citati (ordinabile su www.paulekman.com)
*** I diritti d'autore sono del primo Autore citato (ordinabile su roder@sunrise.ch)

6.5   Materiale proiettabile

Tabella 6.5 Materiale proiettabile

N.	Titolo/Descrizione	Modulo	Pagine da proiettare*
1	Modello del filtro: percezione e memoria	A	1
2	Percezione delle emozioni - livello 2: gestualità e mimica	A	10
3	Percezione delle emozioni - livello 3: sequenze emozionali	A	3
4	Modello della memoria	B	1
5	Si ricorda ancora la strada?	B	24
6	Esercizio sull'assunzione di prospettiva	B	90
7	Serie di immagini *script* sociali I	C	61
8	Serie di immagini *script* sociali II	C	19
9	Serie di percezione selettiva	D	9
10	Fumetti di attribuzione sociale	D	2

Pagine stampate in base al numero di film di proiezione elettronici

6.6　Appendice

6.6.1　Fogli informativi

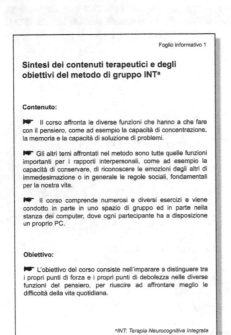

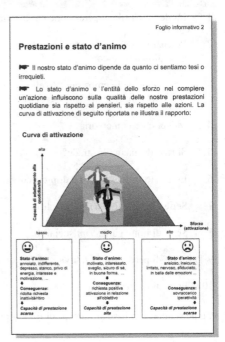

Foglio informativo 1 Sintesi dei contenuti terapeutici e degli obiettivi del metodo di gruppo INT

Foglio informativo 2 Prestazioni e stato d'animo

Foglio informativo 3

Come posso diventare più veloce e concentrarmi meglio?

Le seguenti strategie hanno dato buoni risultati e possono pertanto essere di aiuto:

Effetto diretto sulla velocità e sulla capacità di prestare attenzione:

☞ *Esercitarsi ripetutamente:* in questo modo le attività da svolgere entrano a far parte della routine e quindi vengono percepite come facili ("L'esercizio rende maestri").

☞ *Evitare distrazioni:* concentrarsi sull'attività o il compito da svolgere, richiamare sempre alla mente l'obiettivo e il contenuto dell'attività (ripetersi mentalmente frasi come: "Il mio compito è quello di ..." o "Ora voglio concentrarmi solo ed esclusivamente sul mio compito" o annotarsi l'obiettivo e il contenuto dell'attività che si sta svolgendo).

☞ *Fare una breve pausa al momento giusto:* un lavoro breve, ma intenso e veloce, deve essere sempre seguito da una pausa ("Ora voglio e sono autorizzato a prendermi una breve pausa").

☞*Motivare se stesse:* proporsi di fare qualcosa, ricompensarsi dopo un'attività svolta, fare qualcosa di piacevole.

☞*Riduzione dell'ansia per l'attività:* iniziare con attività semplici, in cui ci si sente sicuri di sé. Suddividere il compito in obiettivi intermedi e orientarsi su di essi ("Nel prossimo quarto d'ora mi propongo di raggiungere questo obiettivo").

☞ ....

Misure preventive (effetto indiretto):

☞ *Aumentare la vigilanza:* sviluppare la motivazione e l'interesse nei confronti dell'attività da svolgere.

☞ *Riposarsi sufficientemente:* regolare il ritmo sonno-veglia.

☞ ....

Foglio informativo 3 Come posso diventare più veloce e concentrarmi meglio?

Foglio informativo 4

Qualità del sonno e stile di vita

Una buona **qualità del sonno** è un presupposto fondamentale per la salute, il benessere e la concentrazione. La stanchezza durante il giorno può derivare da una negativa qualità del sonno durante la notte.

Il concetto di **igiene del sonno** definisce tutte le abitudini di vita, che promuovono una buona qualità di sonno. I presupposti sono una condotta di vita sana e una buona alimentazione. L'osservanza di queste poche "regole" aiuta la maggior parte delle persone ad ottenere un sonno più riposante.

☞ **Caffeina:** Bevande contenenti caffeina come il caffè, il tè, la coca-cola e i farmaci soggetti a prescrizione medica o i prodotti da banco che contengono caffeina, generalmente non dovrebbero essere assunti 3-4 ore prima di coricarsi.

☞ **Nicotina:** anche la nicotina è una sostanza stimolante, che disturba la qualità del sonno e può interrompere il riposo notturno a causa dei sintomi di astinenza. Le sigarette e alcuni farmaci contengono una notevole quantità di nicotina. I fumatori, che rinunciano al loro vizio, si addormentano più velocemente e di notte si svegliano più raramente, una volta superati i sintomi dell'astinenza.

☞ **Alcool:** L'alcool riduce l'attività cerebrale. L'assunzione di alcool prima di andare a dormire favorisce, in un primo tempo, l'addormentamento, ma nel corso della notte, conduce a interruzioni del sonno. Una "sonnolenza" prima di addormentarsi può causare risvegli, incubi e mal di testa mattutini.

☞ **Sport:** Praticare sport regolarmente favorisce il sonno. Mentre le attività sportive la mattina non influiscono sul sonno notturno, le stesse attività potrebbero disturbare il sonno, se l'intervallo di tempo trascorso tra esse e l'orario in cui si va a dormire è troppo breve.

☞ **Ambiente del sonno:** Un comodo letto e una stanza buia sono presupposti importanti per una buona qualità del sonno. Sono utili anche una stanza fresca, ma non fredda, e aria fresca. I disturbi causati da forti fonti di luce nella camera da letto possono essere facilmente eliminati, ad esempio utilizzando tende scure e lampade crepuscolari. I rumori possono essere ridotti con l'aiuto di musica di sottofondo a basso volume o tappi per le orecchie.

☞ **Alimentazione:** I pasti completi appena prima di coricarsi dovrebbero essere evitati così come pasti molto abbondanti e ricchi di cibi poco digeribili, perché potrebbero comportare difficoltà nell'addormentamento o durante il sonno notturno. Il latte e tutti i suoi derivati contengono triptofano, una sostanza che favorisce il sonno, e sono particolarmente adatti per un piccolo spuntino serale.

Foglio informativo 4 Qualità del sonno e stile di vita

Foglio informativo 5

Come posso concentrarmi meglio durante il lavoro?

Concentrarsi al lavoro per un lungo periodo di tempo su un compito può essere molto faticoso, soprattutto se l'attività è monotona. Quando siamo stanchi, cominciamo a fare le cosiddette "pseudo-pause", che rappresentano una distrazione e una diminuzione della concentrazione. È perciò importante fare delle pause consapevoli per riuscire a mantenere la giusta energia e concentrazione. Le seguenti strategie si sono rivelate utili per stabilire delle pause utili ed efficaci:

☞ **Brevi interruzioni:** durata ca. 20-30 secondi, non lasciare il posto di lavoro, utilizzare come un aiuto strutturale:
- stiracchiarsi (collo, schiena, gambe, braccia)
- girovagare 30 secondi
- massaggiarsi da soli il collo
- chiudere gli occhi e contare fino a 30
- guardare fuori dalla finestra e osservare le nuvole
- muovere le mani
- bere un po' d'acqua, ecc.

☞ **Mini-pause:** durata ca. 3-5 minuti (ca. ogni ora)
- rimanere sul posto di lavoro, respirare profondamente un paio di volte
- riposare la testa sulla scrivania o sulle ginocchia
- alzarsi dal posto di lavoro e prendere una boccata di aria fresca

☞ **Pausa caffè:** durata ca.15-20 minuti, lasciare il posto di lavoro (dopo ca. 2 ore di lavoro).

☞ **Pause di recupero:** durata ca.1- 2,5 ore (dopo ca. 3-5 ore di lavoro).

Molte persone si sentono distratte dai propri pensieri a causa della stanchezza accumulata nello svolgimento di un compito di lunga durata. Tali "pseudo-pause" mentali sono un ostacolo per la concentrazione. In questo caso possono essere utili i cosiddetti "esercizi di attenzione" come brevi interruzioni:

☞ **Rivolgere la propria percezione verso l'esterno:** spesso, quando siamo stanchi, rivolgiamo la nostra attenzione verso l'interno, inseguendo ogni pensiero, anche quelli non importanti per quel momento. In questo caso, è utile cercare di rivolgere la percezione verso l'esterno, ad esempio, osservando il colore e la forma degli oggetti che si trovano sul posto di lavoro o la struttura della stanza. È importante limitarsi alla descrizione (rotondo, quadrato, bianco, nero, spigoloso, ecc.), e non occuparsi della valutazione (bello, brutto, misero, aderente, fresco, accogliente, confortevole, ecc.).

Foglio informativo 5 Come posso concentrarmi meglio durante il lavoro?

Foglio informativo 6

Modello del filtro della percezione

☞ Noi percepiamo con tutti e cinque i nostri sensi: noi *vediamo, udiamo, odoriamo, tocchiamo e gustiamo*.

☞ Ciò che noi percepiamo, dipende dalla nostra memoria e dalle esperienze in essa contenute. In altre parole: le nostre esperienze passate determinano come noi oggi percepiamo.

☞ La nostra capacità di percezione è selettiva. Ciò che noi percepiamo, viene poi filtrato. La selezione delle informazioni, che noi percepiamo, dipende da diversi fattori (*filtri*). Tali filtri sono: il nostro stato d'animo, i sentimenti, le emozioni, i nostri interessi, il nostro livello di vigilanza e di attenzione, i nostri atteggiamenti e tratti di personalità e il grado di attivazione momentaneo di quel filtro. La nostra percezione dipende inoltre da quanto è importante per noi una certa cosa in una determinata situazione.

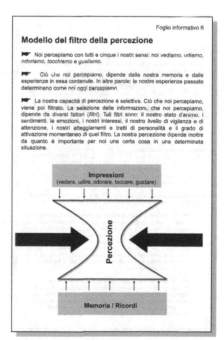

Foglio informativo 6 Modello del filtro della percezione

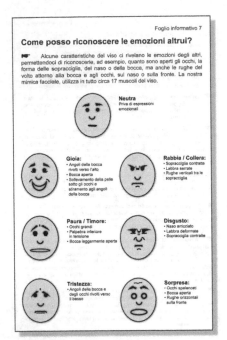

Foglio informativo 7

Come posso riconoscere le emozioni altrui?

☞ Alcune caratteristiche del viso ci rivelano le emozioni degli altri, permettendoci di riconoscere, ad esempio, quanto sono aperti gli occhi, la forma delle sopracciglia, del naso o della bocca, ma anche le rughe del volto attorno alla bocca e agli occhi, sul naso o sulla fronte. La nostra mimica facciale, utilizza in tutto circa 17 muscoli del viso.

Neutra
Priva di espressioni emozionali

Gioia:
• Angoli della bocca rivolti verso l'alto
• Bocca aperta
• Sollevamento della pelle sotto gli occhi e stiramento agli angoli della bocca

Rabbia / Collera:
• Sopracciglia contratte
• Labbra serrate
• Rughe verticali tra le sopracciglia

Paura / Timore:
• Occhi grandi
• Palpebra inferiore in tensione
• Bocca leggermente aperta

Disgusto:
• Naso arricciato
• Labbra deformate
• Sopracciglia contratte

Tristezza:
• Angoli della bocca e degli occhi rivolti verso il basso

Sorpresa:
• Occhi spalancati
• Bocca aperta
• Rughe orizzontali sulla fronte

Foglio informativo 7 Come posso riconoscere le emozioni altrui?

Foglio informativo 8

Spesso un gesto dice più di 1000 parole!

☞ Gestualità e mimica sono quegli elementi che accompagnano l'espressione del proprio stato emotivo attraverso il linguaggio del corpo.

☞ Con i nostri gesti e la nostra mimica mandiamo un segnale all'ambiente; la gestualità è un mezzo di comunicazione.

☞ I nostri gesti rivelano come siamo in una determinata situazione (p.es. quando incontriamo un cane che abbaia)
- cosa proviamo (p.es. paura),
- cosa pensiamo (p.es. "Il cane vuole mordermi"),
- le nostre reazioni corporee (p.es. ci si ferma il respiro, sudiamo, il cuore batte velocemente),
- le nostre reazioni comportamentali (p.es. ci irrigidiamo o facciamo qualche passo indietro).

☞ Un gesto è composto dalla mimica, dalla postura e dalla posizione del corpo, delle braccia, delle mani e delle dita.

☞ Posizione del corpo: tutte le volte che ci pieghiamo in avanti (p.es. per mostrare affetto o per aggredire), piuttosto che retrocediamo o ci sporgiamo indietro (p.es. per mostrare ansia e insicurezza, ma anche ripugnanza) o ce ne stiamo ritti in piedi o seduti (p.es. per esprimere sicurezza in se stessi), mandiamo un segnale diverso agli altri.

☞ Braccia: i seguenti esempi di posizione delle braccia permettono di esprimere diversi stati d'animo: allunghiamo le braccia in avanti (p.es. può voler dire "Stop, non avvicinarti troppo a me!" o "Ho paura di te"), le estendiamo lateralmente ("Vieni tra le mie braccia, mi piaci"), le incrociamo ("Non ho alcun interesse!"), le lasciamo distese lungo il nostro corpo ("Ho dei dolori"), le appoggiamo sui fianchi ("Qui il capo sono io!") o piuttosto le lasciamo cadere dietro di noi ("Non sono un pericolo per te, ma sono molto interessato a ciò che dici").

☞ Mani e dita: i seguenti esempi mostrano gesti che vengono facilmente compresi dagli altri: il pollice teso verso l'alto ("OK!") o verso il basso ("pollice verso"), alzare solo il dito medio ("insulto volgare"), solo l'indice ("indicazione"), l'indice e il medio insieme ("Vittoria!" se a V o "Pace" se unite), o l'indice e il mignolo ("fare le corna"), fare il pugno ("minaccia"), stendere la mano aperta ("chiedere l'elemosina"), premere le mani piatte una contro l'altra ("supplicare" o "pregare"), mani tese in avanti ("stop!"), premere la punta dell'indice contro il pollice ("è fantastico!").

Foglio informativo 8 Spesso un gesto dice più di 1000 parole!

Foglio informativo 9

Memoria

Prestazioni della memoria: Quando utilizziamo la memoria, il processo si può articolare in tre parti:

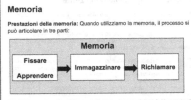

Se abbiamo percepito qualcosa, lo fissiamo (apprendimento). Una parte di questo, ciò che noi abbiamo fissato brevemente, viene memorizzata. Ad esempio, se abbiamo appreso qualcosa, questo si collega con altri contenuti nella memoria. Il resto va perso, perché, essendo la memoria di ogni uomo limitata, immagaziniamo solo ciò che è importante. Nel caso in cui vogliamo ricordarci di qualcosa o utilizzare ciò che abbiamo appreso, richiamiamo i contenuti immagazzinati della memoria.

Forme di memoria: Ci sono diverse forme di memoria. Nella vita di tutti i giorni distinguiamo di solito tra la memoria a breve e a lungo termine.

☞ La memoria a breve termine comprende tutte quelle parti della memoria, che permettono la memorizzazione delle informazioni per un tempo fino a un massimo di 20 secondi. La sua capacità di ricezione è molto limitata (5-9 contenuti come parole, numeri, ecc.), per cui questo tipo di memoria inizia a selezionare ciò che vogliamo conservare per il futuro e ciò che verrà eliminato. I contenuti possono essere memorizzati anche per più di 20 secondi nella memoria a breve termine attraverso ad esempio la ripetizione del contenuto da apprendere.

☞ La memoria a lungo termine, al contrario, contiene tutto ciò che un uomo sa. Qui il nuovo viene collegato e paragonato al vecchio, e organizzato in modo tale da poter essere richiamato nuovamente in futuro. Qui vengono memorizzati anche gli eventi e le esperienze, che generano le nostre capacità: ad esempio, il saper guidare un'auto o il saper parlare inglese.

Foglio informativo 9 Memoria

Foglio informativo 10

Contenuti della memoria

Nella nostra memoria vengono immagazzinati tutti quei contenuti diversi tra loro, che percepiamo con i cinque sensi (vista, udito, olfatto, tatto, gusto). In questo modo impariamo quali odori ci piacciono, cosa gustiamo volentieri, qual è il nostro colore preferito, quali suoni non ci piacciono o quali esperienze tattili apprezziamo. Ora vogliamo occuparci più in dettaglio dei seguenti contenuti della memoria:

☞ Lingua: la maggior parte delle informazioni, che memorizziamo, sentite o lette, sono basate anche sulla lingua. La lingua è un legante: possiamo parlare con gli altri, leggere e ascoltare. Anche la nostra formazione scolastica è basata su concetti linguistici, la matematica stessa non esisterebbe senza un linguaggio. A molte persone riesce particolarmente difficile ricordarsi i nomi.

☞ Numeri: nella nostra quotidianità, oggigiorno, molte informazioni si basano sui numeri, o meglio sulle successioni di numeri: numeri civici, pulsantiere dei piani in ascensore, calendari, date di nascita, numeri di telefono, codici delle carte di credito e altro. Siamo quindi costretti a tenere conto dei numeri nell'organizzazione e pianificazione della quotidianità. Alla maggior parte delle persone riesce tuttavia più difficile ricordarsi i numeri rispetto alle parole.

☞ Liste di parole: chi non ricorda la difficoltà a scuola per imparare nuove parole, o i versi di una poesia astratta o le liste di vocaboli in una lingua straniera da imparare a memoria o l'insegnante di biologia che richiedeva di acquisire termini tecnici? Anche nella quotidianità siamo spesso costretti a memorizzare liste o elenchi di parole, per poi richiamarli alla mente in un secondo momento, come ad esempio la lista della spesa.

☞ Immagini: quando incontriamo una persona conosciuta o familiare, la riconosciamo dal viso, qualche volta dai vestiti che indossa o perfino dal modo di camminare. Quindi, nella nostra memoria sono memorizzate anche immagini di persone e di luoghi.

☞ Avvenimenti futuri: può sembrare una contraddizione il fatto di ricordarsi degli avvenimenti futuri! Nella nostra quotidianità, tuttavia, è molto importante ricordarsi di una visita medica, di un appuntamento, del compleanno del proprio partner o dell'inizio di un nuovo lavoro.

Foglio informativo 10 Contenuti della memoria

Foglio informativo 11

Stratagemmi per memorizzare: chiedere, ripetere e annotarsi tutto

Ci sono diverse possibilità per riuscire a ricordarsi meglio le cose. È valido il principio fondamentale secondo cui la ricettività della nostra memoria è limitata. Generalmente riusciamo a conservare le informazioni nella memoria a breve termine per 20 secondi. Dopodiché diventa più difficile (memoria a lungo termine) e tendiamo a dimenticare nuovamente le informazioni.

Importante: Ogni persona ha una possibilità limitata di recepire informazioni. Perciò, è sempre utile e intelligente, annotarsi le informazioni, presupponendo di averle comprese in modo corretto. Per essere certi di ciò, è utile ripetere con proprie parole le informazioni raccolte e richiederle nuovamente laddove ci fossero state difficoltà di comprensione.

☞ A casa o sul posto di lavoro, tenete sempre pronto accanto al telefono un blocco per gli appunti con una matita, per poter annotare subito le informazioni.

☞ Portate sempre con voi un quadernetto per gli appunti, che potete utilizzare nelle conversazioni importanti. Esistono anche dispositivi elettronici per prendere appunti.

☞ Chiedere nuovamente: in una conversazione (anche telefonica), chiedete nuovamente le informazioni che non avete compreso bene fino a quando non siete sicuri di averle capite correttamente e quindi siete in grado di annotarle su un foglio.

☞ In un appuntamento con il medico, ad esempio, ripetete le informazioni che riguardano la modalità di assunzione delle medicine. Annotatevi ogni cosa o lasciate che il medico lo faccia al posto vostro.

☞ Al lavoro ripetete gli ordini del capo e annotateveli.

Foglio informativo 11 Stratagemmi per memorizzare: chiedere, ripetere e annotarsi tutto

---

Foglio informativo 12

Stratagemmi per memorizzare: utilizzare i sensi

Quando non è possibile annotarsi qualcosa immediatamente, si può ricorrere ad alcuni stratagemmi che permettono di tenere meglio una cosa a mente. Anzitutto, è fondamentale provare a concentrarsi in modo consapevole sul "ricordarsi" ("Ora voglio ricordarmi questa cosa!"). Cercate, inoltre, di utilizzare i sensi:

☞ Ripetete l'informazione mentalmente o pronunciatela ad alta voce:

☞ Durante una telefonata, ad esempio ripetete mentalmente l'informazione da memorizzare (un numero di telefono o un indirizzo, una data, ecc.) o ditela nuovamente ad alta voce. Quando ne avete la possibilità, ripetete l'informazione un paio di volte dentro di voi, fino a quando sarà possibile scriverla.

☞ Ripetete mentalmente, ad esempio, il nome di una persona che avete incontrato per la prima volta o pronunciate più volte, durante la conversazione, il suo nome: "Ma certo, signor Rossi, questa cosa è davvero interessante. Qual è la sua opinione a riguardo, signor Rossi? Arrivederci signor Rossi."

☞ Cercate di associare a una melodia il concetto che dovete ricordarvi.

☞ Createvi un'immagine interna dell'informazione:

☞ Durante una telefonata, ad esempio, provate a chiudere gli occhi e a immaginarvi l'informazione (un numero di telefono o un indirizzo, una data, ecc.) scritta su una lavagna.

☞ Createvi un'immagine da associare al nome di una persona che avete appena conosciuto. Ad esempio, pensate ad una persona tra i vostri conoscenti che ha lo stesso nome (p.es. Mario Colombo è il vicino con la barba lunga ...., o si chiama come il mio collega Mario Stella).

☞ Mettete in una relazione concreta il concetto o il nome da ricordare con qualcosa di particolare e createvi un'immagine interna: ad esempio, il signor Spinaci è il nome di una verdura, la signora Colombo è come la moglie di Cristoforo Colombo il Signor Pini ricorda una foresta di montagna piena di pigne. Più assurda è l'immagine, più è facile che il concetto si imprima nella mente.

☞ Associate i concetti con parti del corpo o oggetti familiari: ad esempio, quanti giorni ha ogni mese dell'anno, può essere contato – se si fa il pugno – sulle nocche e sugli spazi tra un dito e l'altro: il primo mese (gennaio) sulla prima nocca ha 31 giorni, il secondo mese tra le nocche ha 30 giorni, il terzo ha 31 giorni e così via. L'unica eccezione è costituita da febbraio, che ha solo 28 o 29 giorni.

Foglio informativo 12 Stratagemmi per memorizzare: utilizzare i sensi

---

Foglio informativo 13

Stratagemmi per memorizzare più concetti

A volte è necessario ricordarsi più parole insieme, per esempio quando si ha a che fare con elenchi o con la lista della spesa (probabilmente quest'ultimo è il più frequente nella vita di tutti i giorni). Se non potete annotarvi le parole, per esempio, della lista della spesa o volete riuscire a imparare a memoria una lista di parole, si può ricorrere a una serie di strategie per l'apprendimento, che si adattano particolarmente bene a queste situazioni:

☞ Raggruppare gli oggetti da acquistare: dal momento che la nostra capacità di ricordare è limitata ed è difficile ricordare più di 5-9 oggetti diversi, spesso è essere utile raggruppare in una categoria più oggetti simili tra loro. In questo modo, possiamo ricordarci solamente di 3-4 categorie. Mentre facciamo la spesa possiamo raggruppare, per esempio, le bevande (latte, succo d'arancia, coca-cola), la frutta e la verdura (cetrioli, patate, mele, banane) e gli alimenti di base (burro, zucchero, farina, pane).

☞ Associare oggetti con luoghi: può essere d'aiuto anche immaginarsi gli oggetti da acquistare in base alla loro solita dislocazione in casa. Pensate, quindi, di camminare per casa, seguendo il vostro istinto, ad esempio dalla camera da letto (rivista sul comodino) al bagno (dentifricio, sapone per la doccia, schiuma da barba), da lì vi spostate nel corridoio (pile nell'armadio) per arrivare in cucina (pane, bevande, yogurt) e giungere infine in soggiorno (candele).

☞ Mettere insieme in una storia le parole: Generalmente riusciamo a ricordarci meglio le liste di parole, se sono collegate le une alle altre in una storia inventata: la lista della spesa "mele, banane, dentifricio, latte, maglione, strofinacci" può, ad esempio, essere messa insieme nella seguente storia: "Mio marito a volte si comporta proprio come una scimmia, in una mano tiene una banana, nell'altra una mela. Indossa il maglione e i pantaloni con delle tascone da cui escono il latte e il dentifricio e con lo strofinaccio si fa una sciarpa alquanto buffa. Ora capisco perché quando vado a fare la spesa mi chiedono sempre, come sta mio marito." Più la storia è comica e insensata, più le parole si imprimono facilmente nella mente.

☞ Comporre una parola con le iniziali dei termini da ricordare: con la lettera iniziale di ogni parola della lista si può costruire una nuova parola o una frase: ad esempio, dalle iniziali di questi ingredienti "Carne, Olio, Ravioli, Salvia, Arance, Rapanelli, Insetticida" si forma la parola C-O-R-S-A-R-I.

Foglio informativo 13 Stratagemmi per memorizzare più concetti

---

Foglio informativo 14

Stratagemmi per memorizzare i numeri

Alla maggior parte delle persone riesce più difficile ricordarsi i numeri piuttosto che le parole. Chi non ha mai dimenticato almeno una volta un numero di telefono, la data della propria carta di credito o il giorno del compleanno di una persona cara? Anche in questo caso ci sono una serie di strategie di apprendimento che ci possono aiutare a ricordare i numeri:

☞ Raccogliere le serie di numeri in 2, 3 o 4 unità: questo metodo viene utilizzato nella vita di tutti i giorni per lo più per ricordare e scrivere i numeri di telefono. Se inventiamo un numero di telefono internazionale svizzero di Berna, come ad esempio 0041312548312, e dobbiamo scriverlo, lo suddivideremo in questo modo: 0041 (prefisso della Svizzera) 31 (prefisso di Berna) 254 (prefisso del quartiere) 83 12 (due singoli numeri a due cifre). Le cifre inizialmente erano 13, in questo modo sono diventate 5 numeri più facili da ricordare.

☞ Associazione numero-melodia: Questa strategia di apprendimento viene utilizzata di tanto in tanto negli spot pubblicitari.

☞ Associazioni numero-parola: quando si devono ricordare lunghe serie di numeri, come ad esempio il codice della carta di credito o il codice fiscale, può essere utile tradurre le singole cifre in parole, più facili da immaginare rispetto ai numeri. Particolarmente adatte sono le parole, che hanno rima con il numero, o che hanno un suono simile o un significato personale: il codice 27368 diventa "Il Bue (2= due) mette (3=sette) in treno (3=tre) il mio piano (6=abito al sesto piano) otto (8=otto) ."

☞ Immaginarsi i numeri in un'immagine interna: come abbiamo già imparato per la memorizzazione di parole, anche le serie di numeri possono essere immaginate scritte su una lavagna o su una porta o su un'insegna luminosa.

☞ Associazione numero-immagine: a ogni numero compreso tra 0 e 9 viene assegnata un'immagine: ad esempio, 0= palla o uovo; 2=gemelli o cigno; 3=triciclo; 4=tavolo o sedia con 4 gambe; 5=mano con 5 dita; 6=dado o cubo con 6 facce; 7=sette nani o la settimana con 7 giorni; 8=clessidra o pista da corsa dei bambini; 9=bowling o birilli.

Foglio informativo 14 Stratagemmi per memorizzare i numeri

Foglio informativo 15a

Stratagemmi per memorizzare appuntamenti o avvenimenti futuri (1ª parte)

Generalmente siamo costretti a pianificare la nostra quotidianità per non rischiare di lasciarci sfuggire appuntamenti, compleanni o l'anniversario di matrimonio dei genitori o una visita dal medico. La nostra memoria viene utilizzata anche per organizzare gli avvenimenti futuri. Ci sono alcuni modi, che forse conoscete già e che potrebbero aiutarvi a ricordare meglio le cose in futuro:

☛ **Servitevi di un'agenda:**

☛ Portate sempre con voi la vostra agenda. Non deve essere nè troppo grande, nè troppo piccola, ma deve essere di dimensioni tali da poterci annotare le informazioni più importanti.
☛Anche i dispositivi elettronici come il telefono cellulare possono essere utilizzati come agenda.
☛Controllate ogni giorno la vostra agenda: associate un'attività che svolgete regolarmente con ciò che è appuntato sull'agenda, ad esempio, dopo il risveglio, al mattino con caffè e colazione.
☛Utilizzate un foglietto come promemoria, per non dimenticarvi gli appuntamenti (p.es. lo potete appendere sullo specchio in bagno o sulla porta di casa).
☛Annotatevi tutti gli appuntamenti: con l'indicazione del nome, luogo, eventuale numero di telefono, brevi osservazioni (p.es. "parlare con il medico degli effetti collaterali").
☛Scrivete anche sul calendario i numeri di telefono e gli indirizzi di tutte le persone con cui avete a che fare nella vita privata o professionale (p.es. amici, conoscenti, famigliari, medici, colleghi di lavoro, ecc.).

☛ **A casa usate un calendario:**

☛Scegliete un calendario abbastanza grande, in cui ci sia spazio sufficiente per scrivere gli appuntamenti su ogni singolo giorno.
☛ Appendete il calendario in un posto ben visibile (p.es. in cucina o accanto alla porta di casa).
☛ Prendetevi regolarmente del tempo per organizzarvi e riportare gli impegni sul calendario (p.es. fare il programma della settimana sempre la domenica sera): verificate gli appuntamenti della settimana successiva. Sono segnati anche sull'agenda?
☛Inserite nel calendario i nuovi appuntamenti con tutto l'anticipo possibile. In questo modo, il calendario è sempre aggiornato. Il bordo di un calendario è utile anche per annotare i numeri di telefono usati più frequentemente o in generale quelli più importanti.

Foglio informativo 15a Stratagemmi per memorizzare appuntamenti o avvenimenti futuri (1ª parte)

Foglio informativo 15b

Stratagemmi per memorizzare appuntamenti o avvenimenti futuri (2ª parte)

☛ **Utilizzate una bacheca per appendere i foglietti degli appunti:**

☛ È utile collocare la bacheca nello stesso posto in cui è affisso il calendario.

☛ Annotatevi su un foglietto di volta in volta, come promemoria, le cose che volete ricordare e appendetele sulla bacheca. Ad esempio:

☛ Liste della spesa
☛ Nomi di farmaci, dosi e indicazioni per l'assunzione
☛ Faccende che volete o dovete ancora sbrigare

☛ Disponete i foglietti secondo l'ordine di priorità: ad esempio, nella parte superiore della bacheca, le cose che volete fare per prime. Nella parte inferiore le cose, che avete programmato di svolgere a più lungo termine.

☛ In alternativa, al posto della bacheca si può utilizzare la *porta del frigorifero* e i foglietti degli appunti possono essere fissati con delle calamite.

Foglio informativo 15b Stratagemmi per memorizzare appuntamenti o avvenimenti futuri (2ª parte)

Foglio informativo 16

Percepire una situazione

☛ **Interpretazione di ciò che è stato percepito:** osservare gli altri comunicare tra loro e nello stesso tempo esprimere emozioni e sentimenti, manifestandoli tramite gesti e modalità di comportamento, è utile per comprendere il più velocemente possibile di cosa tratta una determinata situazione. Ciò è particolarmente importante, se vogliamo partecipare a una conversazione. È necessario, inoltre, interpretare correttamente le informazioni che percepiamo e arrivare il più velocemente possibile al punto. In questo ci aiutano la nostra esperienza, l'aver memorizzato situazioni simili, e le nostre capacità intellettuali.
☛ **Il tutto è qualcosa di più della somma delle sue parti:** quando viviamo una situazione o anche, ad esempio, osserviamo una fotografia di una situazione, possiamo ottenere informazioni relative a diverse parti di un'immagine intera. ??? Se, ad esempio, qualcuno ride, è differente, se lo fa in relazione a un pensiero divertente o in relazione a un gesto di un'altra persona. Nell'interpretazione di un'immagine, partendo dalle diverse parti che la compongono, dobbiamo costruire anche un'immagine complessiva, come in un puzzle:

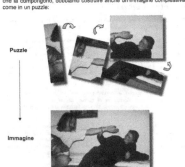

Puzzle

Immagine

Foglio informativo 16 Percepire una situazione

Foglio informativo 17

Le supposizioni non sono uguali ai fatti!

☛ **Supposizioni:** Ciò che percepiamo con i nostri sensi, è spesso influenzato dalle nostre esperienze personali e dalle aspettative. Molte volte vediamo e sentiamo, quello che vogliamo vedere e sentire. Se, ad esempio, vediamo due persone, che fanno qualcosa insieme, molte volte tendiamo a lasciarci condurre molto velocemente dalle nostre supposizioni nell'interpretazione di ciò che stanno facendo. In questo modo, tuttavia, corriamo il pericolo di interpretare la situazione in modo errato.

☛ **Fatti:** Orientarsi e basarsi per prima cosa sui fatti è, quindi, vantaggioso. I fatti sono ciò che esiste veramente, ciò che anche tutti gli altri riconoscerebbero e descriverebbero esattamente allo stesso modo. I fatti sono oggetti, ad esempio, un tavolo, una sedia, un'auto, le persone o i loro vestiti. Se due persone parlano tra loro, sono definiti fatti anche gli occhi sbarrati, la bocca aperta o il braccio o il dito protesi.

☛ **Differenza tra supposizioni e fatti:** Per riconoscere che cosa è oggettivo in una situazione e per comprendere di che cosa essa tratta, è importante fare una distinzione tra i fatti e le proprie supposizioni. Esempio: nell'immagine sottostante sono raffigurate due persone. Che cosa sta succedendo tra le due persone rappresentate? Quali sono i fatti, dove facciamo delle supposizioni ai fini dell'interpretazione? Cosa sta indicando l'uomo?

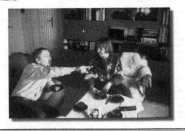

Foglio informativo 17 Le supposizioni non sono uguali ai fatti!

Foglio informativo 18

Mettersi nei panni di qualcun altro

Quando abbiamo a che fare con gli altri, vogliamo scambiarci o vogliamo leggere qualcosa che è stato scritto da qualcun altro, dobbiamo prima orientarci sugli altri. In questi casi ci aiuta la nostra **esperienza**, a cui possiamo attingere. Inoltre, dobbiamo essere in grado di **metterci nei panni degli altri**, per capire cosa **in quel momento essi stanno pensando e sentendo**. Questo è importante, ad esempio, nel guardare, leggere e ascoltare:

☞ **Guardare:** Se ci mettiamo a guardare gli altri, ad esempio mentre praticano uno sport, solitamente vogliamo capire più in dettaglio cosa stanno facendo, altrimenti diventerebbe subito noioso. In una partita di calcio, ad esempio, ci potremmo chiedere per quale motivo l'attaccante corre verso la porta avversaria a zig-zag e non direttamente, vedendo un compagno di squadra che vuole passargli la palla. Per capire ciò, è utile metterci nei panni del giocatore che sta correndo a zig-zag. Magari sta pensando, che rischierebbe il fuorigioco, se corresse avanzando dritto verso la porta avversaria. In altre parole, deve attenersi alle regole (del calcio). È quindi importante **capire le regole**, quando si guarda una partita di calcio. Anche a scuola accadeva una cosa simile: più sapevamo cosa un insegnante pretendeva da noi, meno problemi avevamo!

☞ **Leggere:** durante la lettura di un romanzo, per riuscire a seguire la storia, dobbiamo involontariamente inserirci nel racconto e metterci nei panni dei personaggi coinvolti. Per capire meglio questo concetto, pensiamo ai fumetti: durante la loro lettura, dobbiamo spesso immedesimarci nel racconto, perché le singole immagini dei fumetti sono in successione continua una dopo l'altra e qualche volta non è ben chiaro quale immagine segua l'altra. Il vantaggio di un libro è il fatto di poter leggere più volte ogni pagina o paragrafo. Il libro può poi essere messo da parte e ripreso in seguito. Inoltre nella lettura **l'esercizio della ripetizione** ci aiuta. Impariamo meglio a comprendere un testo.

☞ **Ascoltare:** quando qualcuno ci racconta qualcosa o ascoltiamo gli altri che parlano tra di loro, a volte è difficile riuscire a seguire ciò che viene detto. In queste situazioni dobbiamo farci subito un'immagine di ciò che è appena stato detto, altrimenti poi è troppo tardi. Se, ad esempio, qualcuno ci racconta le sue vacanze e descrive la sua esperienza, noi proviamo, partendo dal racconto, a crearci un'immagine interna di ciò che l'altro ci riferisce e ha provato durante l'esperienza. Proviamo, quindi, a **metterci nei panni degli altri** e a **riassumere con parole nostre ciò che è stato detto**. Nel fare ciò prendiamo in considerazione anche la **mimica facciale, i gesti e il tono di voce**, che gli altri hanno utilizzato.

Foglio informativo 18 Mettersi nei panni di qualcun altro

Foglio informativo 19

Possibili aiuti per potersi meglio mettere nei panni degli altri

☞ **Per prima cosa, attenersi ai fatti!** Dovremmo sempre accertarci, che le nostre supposizioni o interpretazioni riescano a essere dimostrate dai fatti o dalla realtà. I fatti potrebbero essere:

- Cosa viene detto o cosa è scritto (contenuto di ciò che è stato detto o scritto)
- Come qualcosa viene detto (il tono e volume della voce, la scelta delle parole dette o scritte)
- Comportamenti non verbali (la gestualità, la mimica, il contatto oculare, i movimenti, la postura)
- Dove e quando qualcosa viene detto o scritto (il luogo, le persone presenti)
- Regole da applicare (secondo cui si svolge il gioco o secondo cui anche noi agiamo)

☞ **Come agirei in questa situazione, cosa penserei e proverei?** Provare a calare se stessi nella situazione degli altri.

☞ **Ho già vissuto, visto o sentito qualcosa di simile?** Attingere alle proprie esperienze.

☞ **Riassumere con parole proprie ciò che è stato detto!**

☞ **Farsi un'immagine interna!** Quando qualcuno ci racconta qualcosa, può essere utile crearsi un'immagine interna o un film mentale, in cui accade quello che ci viene riferito dagli altri.

☞ **Esercitarsi!** Più proviamo a metterci nei panni degli altri, come ad esempio nella lettura, più ci riesce facile.

☞ ....

☞ ....

☞ ....

Foglio informativo 19 Possibili aiuti per potersi meglio mettere nei panni degli altri

---

Foglio informativo 20

Penso, dunque sono

Ogni uomo pensa. La capacità di pensare rappresenta una parte fondamentale del nostro essere. Quando vediamo, udiamo, odoriamo qualcosa o abbiamo l'intenzione di fare qualcosa, ci preoccupiamo. È difficile non pensare, per esempio quando siamo da soli, sdraiati nel letto e abbiamo tirato le coperte fin sopra la testa.

☞ Quando pensiamo, usiamo le nostre esperienze e il sapere appreso, conservato nella memoria, per classificare in modo corretto nuove percezioni sensoriali o un improvviso pensiero lampo (idea). In altre parole: noi dobbiamo **classificare e definire**, per verificare se la novità che è appena stata percepita si adatta a ciò che noi già conosciamo o sappiamo.

☞ Quando pensiamo, costruiamo per lo più parole o frasi, ma a volte ci immaginiamo anche qualcosa. Il pensiero è in un certo qual modo il linguaggio del nostro spirito. **Il pensiero esige una grande flessibilità:** quando, ad esempio, parliamo con qualcuno, siamo costretti a trovare immediatamente le parole giuste. Questo processo è influenzato positivamente o negativamente dal nostro stato d'animo e dalle emozioni che percepiamo.

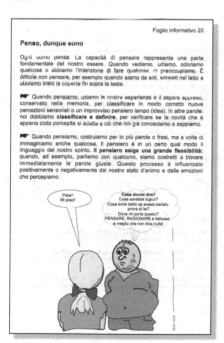

Foglio informativo 20 Penso, dunque sono

Foglio informativo 21

Pensare, ragionare una faccenda per il cervello

Le parole e i concetti sono memorizzati nella nostra memoria come un modello reticolato di nodi. I concetti che più facilmente si associano, sono collegati direttamente l'uno all'altro, i concetti diversi, invece, sono più distanti e piuttosto indipendenti l'uno dall'altro. Il concetto di banana, ad esempio, ha un legame molto forte con mela, scimmia e giallo rispetto a piatto, cucina e bianco (vedi illustrazione sottostante).

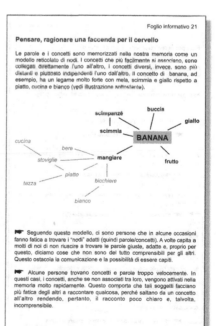

☞ Seguendo questo modello, ci sono persone che in alcune occasioni fanno fatica a trovare i "nodi" adatti (quindi parole/concetti). A volte capita a molti di noi di non riuscire a trovare le parole giuste, adatte e, proprio per questo, diciamo cose che non sono del tutto comprensibili per gli altri. Questo ostacola la comunicazione e la possibilità di essere capiti.

☞ Alcune persone trovano concetti e parole troppo velocemente. In questi casi, i concetti, anche se non associati tra loro, vengono attivati nella memoria molto rapidamente. Questo comporta che tali soggetti facciano più fatica degli altri a raccontare qualcosa, perché saltano da un concetto all'altro rendendo, pertanto, il racconto poco chiaro e, talvolta, incomprensibile.

Foglio informativo 21 Pensare, ragionare una faccenda per il cervello

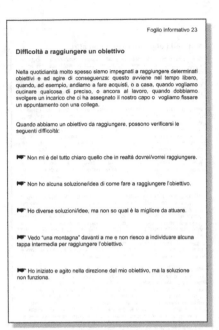

Foglio informativo 22

Che cosa influenza la nostra capacità di ragionare e di risolvere i problemi nella quotidianità?

Nella quotidianità facciamo a volte due tipi di esperienze: in alcune situazioni ci riesce facile ragionare, riconosciamo il problema velocemente e altrettanto rapidamente troviamo un modo per risolverlo; in altre situazioni, pur facendo un grande sforzo, ci sentiamo bloccati. Per quale motivo accade ciò?

Quanto riusciamo a ragionare e a risolvere i problemi nella vita di tutti i giorni, spesso dipende da diversi fattori, che sono in relazione con noi stessi o con la situazione e l'ambiente. Questi fattori possono essere ad esempio:

☞ Il **carico emotivo**, che dipende dalla situazione: più siamo coinvolti in un problema, più è importante per noi la sua soluzione e più è difficile risolverlo (vicinanza-distanza rispetto al problema).

☞ Il nostro **stato d'animo** influenza la capacità di ragionamento e di risoluzione dei problemi: se siamo troppo nervosi e tesi, spesso facciamo più fatica e non riusciamo a concentrarci bene. Succede la stessa cosa, quando non abbiamo alcuna voglia o interesse, anche perché la nostra capacità di prestare attenzione è piuttosto scarsa. Generalmente funzioniamo meglio dal punto di vista del ragionamento quando siamo un po' tesi ed eccitati, ma non troppo.

☞ Una **vita molto stressata** riduce la nostra capacità di pensare e di ideare soluzioni. Lo stress può provenire da noi stessi ("Oggi sono stato molto nervoso per tutto il giorno", "Mi metto sotto pressione da solo") o dall'ambiente che ci circonda (sovraccarico di stimoli, scadenze imminenti che mi ha fissato il capo, ecc.)

☞ Quanto bene riusciamo a ragionare in una determinata situazione e a risolvere un problema, dipende anche da come riusciamo a **concentrarci** in quel momento, da quanto siamo abili e **veloci** ad elaborare le informazioni necessarie e da quanto riusciamo a usare bene la nostra **memoria**.

☞ Altro possibile fattore: ......

☞ Altro possibile fattore: ......

Foglio informativo 22 Che cosa influenza la nostra capacità di ragionare e di risolvere i problemi nella quotidianità?

Foglio informativo 23

Difficoltà a raggiungere un obiettivo

Nella quotidianità molto spesso siamo impegnati a raggiungere determinati obiettivi e ad agire di conseguenza: questo avviene nel tempo libero, quando, ad esempio, andiamo a fare acquisti, o a casa, quando vogliamo cucinare qualcosa di preciso, o ancora al lavoro, quando dobbiamo svolgere un incarico che ci ha assegnato il nostro capo o vogliamo fissare un appuntamento con una collega.

Quando abbiamo un obiettivo da raggiungere, possono verificarsi le seguenti difficoltà:

☞ Non mi è del tutto chiaro quello che in realtà dovrei/vorrei raggiungere.

☞ Non ho alcuna soluzione/idea di come fare a raggiungere l'obiettivo.

☞ Ho diverse soluzioni/idee, ma non so qual è la migliore da attuare.

☞ Vedo "una montagna" davanti a me e non riesco a individuare alcuna tappa intermedia per raggiungere l'obiettivo.

☞ Ho iniziato e agito nella direzione del mio obiettivo, ma la soluzione non funziona.

Foglio informativo 23 Difficoltà a raggiungere un obiettivo

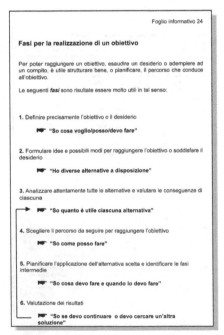

Foglio informativo 24

Fasi per la realizzazione di un obiettivo

Per poter raggiungere un obiettivo, esaudire un desiderio o adempiere ad un compito, è utile strutturare bene, o pianificare, il percorso che conduce all'obiettivo.

Le seguenti *fasi* sono risultate essere molto utili in tal senso:

1. Definire precisamente l'obiettivo o il desiderio

☞ "So cosa voglio/posso/devo fare"

2. Formulare idee e possibili modi per raggiungere l'obiettivo o soddisfare il desiderio

☞ "Ho diverse alternative a disposizione"

3. Analizzare attentamente tutte le alternative e valutare le conseguenze di ciascuna

☞ "So quanto è utile ciascuna alternativa"

4. Scegliere il percorso da seguire per raggiungere l'obiettivo

☞ "So come posso fare"

5. Pianificare l'applicazione dell'alternativa scelta e identificare le fasi intermedie

☞ "So cosa devo fare e quando lo devo fare"

6. Valutazione dei risultati

☞ "So se devo continuare o devo cercare un'altra soluzione"

Foglio informativo 24 Fasi per la realizzazione di un obiettivo

---

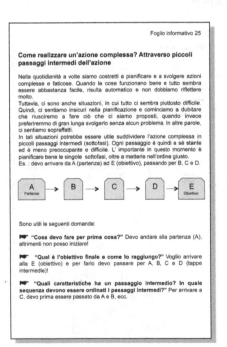

Foglio informativo 25

Come realizzare un'azione complessa? Attraverso piccoli passaggi intermedi dell'azione

Nella quotidianità a volte siamo costretti a pianificare e a svolgere azioni complesse e faticose. Quando le cose funzionano bene e tutto sembra essere abbastanza facile, risulta automatico e non dobbiamo riflettere molto.

Tuttavia, ci sono anche situazioni, in cui tutto ci sembra piuttosto difficile. Quindi, ci sentiamo insicuri nella pianificazione e cominciamo a dubitare che riusciremo a fare ciò che ci siamo proposti, quando invece preferiremmo di gran lunga svolgerlo senza alcun problema. In altre parole, ci sentiamo sopraffatti.

In tali situazioni potrebbe essere utile suddividere l'azione complessa in piccoli passaggi intermedi (sottofasi). Ogni passaggio è quindi a sé stante ed è meno preoccupante e difficile. L' importante in questo momento è pianificare bene le singole sottofasi, oltre a metterle nell'ordine giusto.

Es. : devo arrivare da A (partenza) ad E (obiettivo), passando per B, C e D.

A Partenza → B → C → D → E Obiettivo

Sono utili le seguenti domande:

☞ **"Cosa devo fare per prima cosa?"** Devo andare alla partenza (A), altrimenti non posso iniziare!

☞ **"Qual è l'obiettivo finale e come lo raggiungo?"** Voglio arrivare alla E (obiettivo) e per farlo devo passare per A, B, C e D (tappe intermedie)!

☞ **"Quali caratteristiche ha un passaggio intermedio? In quale sequenza devono essere ordinati i passaggi intermedi?"** Per arrivare a C, devo prima essere passato da A e B, ecc.

Foglio informativo 25 Da un'azione complessa a piccoli passaggi intermedi dell'azione

Foglio informativo 26

Come posso trovare le parole giuste ?

Quando vogliamo dire qualcosa direttamente a qualcuno o desideriamo prendere parte a una conversazione, ci può capitare di far fatica a trovare le parole giuste. A volte, accade lo stesso quando scriviamo una lettera o vogliamo confidarci con qualcuno. Ci mancano proprio le parole!

Le seguenti strategie sono risultate utili per trovare meglio e più rapidamente le parole giuste:

☞ **L'esercizio rende maestri:** se ci rendiamo conto di avere delle difficoltà, diventa faticoso esprimerci. In questi casi, quindi, abbiamo la tendenza a rimanere in silenzio o a tirarci indietro per non essere costretti a dire qualcosa. Siamo fedeli al motto: chi non dice o non scrive nulla, non può nemmeno fare qualcosa di sbagliato! Ma con questa tattica dello struzzo (che mette la testa sotto la sabbia quando avverte il pericolo) spesso otteniamo l'effetto contrario. Più ci tiriamo indietro e non diciamo nulla, più ci isoliamo e quindi più diventerà difficile riuscire a dire qualcosa in futuro, quando invece lo desidereremo. Perciò è importante rimanere in gioco ed esercitarsi. L'esercizio ci dà sicurezza e fiducia in noi stessi.

☞ **Chiarire l'obiettivo:** spesso può anche essere utile riflettere su cosa vorremmo in realtà dire o scrivere. A tal proposito è utile anche riflettere sulle aspettative degli altri in merito al contenuto di ciò che diciamo o scriviamo. Tuttavia, è importante distinguere, tra ciò che supponiamo solamente, ciò che gli altri si aspettano da noi, e ciò che viene presentato realmente come un fatto. Spesso esiste una grossa differenza tra le nostre supposizioni spontanee e ciò che è oggettivamente presente, i dati di fatto.

☞ **Raccogliere le idee:** spesso ci risulta difficile anche mettere insieme i diversi dettagli e le idee che vogliamo condividere, in modo tale che il nostro interlocutore capisca ciò che vogliamo comunicargli. Può essere utile raccogliere i dettagli raggruppandoli o organizzandoli in categorie (p.es. pasta, pane, salsiccia e verdure sono tutti prodotti alimentari; fare jogging, giocare a calcio e nuotare sono invece attività sportive o del tempo libero). In questo modo possiamo ordinare meglio i nostri pensieri e orientarci nella conversazione.

☞ **Verificare, se qualcosa è adatto al tema:** se proviamo a pensare per categorie o a raccogliere le idee, è possibile riuscire a verificare al meglio, se qualcosa è adatto o meno al tema della conversazione. Ad esempio, se si sta parlando dei diversi prodotti alimentari, come carne, pasta, ecc., le osservazioni su una partita di calcio non si adattano particolarmente bene a quei contesto.

Foglio informativo 27

Regole e ruoli sociali

Tutte le volte che nella vita di tutti i giorni abbiamo a che fare con altre persone, le nostre azioni vengono determinate anche dalle **regole sociali**. Sappiamo, senza rifletterci troppo a lungo, cosa dobbiamo o cosa ci è permesso fare e quali comportamenti non si addicono a un dato contesto. Tutti noi agiamo automaticamente. In altre parole, conosciamo le norme e i divieti che regolano la nostra convivenza. Ad essa non appartengono solo le regole conosciute da tutti e stabilite dalla legge, come ad esempio "non si può rubare" o "è necessario rispettare le norme di circolazione", ma anche regole meno evidenti e riconoscibili, ad esempio come ci si comporta in un ristorante, quando si va a fare la spesa o durante una conversazione.

☞ Le regole sociali definiscono la nostra convivenza con le altre persone!

Le regole sociali verso cui ci orientiamo potrebbero tuttavia variare. A seconda del **ruolo sociale** in cui non ci troviamo anche le regole cambiano. Ad esempio, di norma un alunno di dieci anni non può permettersi di fare le stesse cose che fa l'insegnante o un adulto. Se l'insegnante sta spiegando qualcosa alla classe, è generalmente irrispettoso che un alunno lo interrompa. Quindi, in quell'occasione, l'insegnante punisce disciplinarmente l'alunno che chiacchiera ad alta voce. Differenze simili possono essere osservate anche sul lavoro; il capo ha un ruolo completamente diverso rispetto a un qualsiasi altro lavoratore subordinato. Quindi sia l'alunno che il lavoratore devono riflettere a lungo su come ricoprire il loro ruolo. Questo viene fatto automaticamente. Entrambi i casi – nel rapporto alunno-insegnante e lavoratore-capo – sono accomunati dal fatto che, nel loro ruolo, l'alunno e il lavoratore si sentono "piccoli", mentre l'insegnante e il capo si sentono "grandi". Nella quotidianità, tuttavia, viviamo anche situazioni opposte: se qualcuno ci chiede un'informazione o un favore, chi chiede il favore è "piccolo", mentre noi siamo "grandi", perché il richiedente vuole qualcosa, che noi potremmo dargli o meno. Infine, parliamo anche con i colleghi (di scuola o di lavoro), i vicini di casa o i membri della famiglia senza che qualcuno di loro si aspetti qualcosa da noi. Quindi siamo allo stesso livello del nostro interlocutore; entrambi siamo uguali e abbiamo esattamente lo stesso ruolo.

☞ Le regole sociali dipendono dai ruoli sociali che in quel momento occupiamo!

Foglio informativo 26 Come posso trovare le parole giuste?

Foglio informativo 27 Regole e ruoli sociali

Foglio informativo 28

Come riconosco che non mi comporto in modo conforme alle regole?

Le regole sociali determinano la convivenza tra le persone, senza che ci si debba rifletterre troppo a lungo. Questo accade in modo semplice e senza costi, anche quando le regole vengono interpretate in modo diverso. La violazione di alcune regole può comportare esperienze di stress ed emozioni spiacevoli. In altre parole, il comportamento non conforme alle regole produce carichi emotivi, che sarebbe meglio poter evitare. Tali condizioni di stress emotivo riescono ad essere evitati o per lo meno ridotti, quando riconosciamo per tempo l'incombente violazione delle regole. I seguenti punti potrebbero aiutare a tal riguardo:

☞ **Ascoltare le proprie emozioni/sentimenti:** Generalmente ci accorgiamo, quando siamo insicuri o se ci stiamo comportando "correttamente". Ci rendiamo anche conto, quando ci siamo comportati "scorrettamente". In tali circostanze ci sentiamo insicuri, tristi e possiamo sentirci ansiosi. Oppure andiamo in collera, perché pensiamo di non aver capito per l'ennesima volta la situazione. Queste emozioni si accompagnano spesso a manifestazioni fisiche quali tachicardia, sudorazione o malessere generale.

☞ **Prestare attenzione alle reazioni degli altri:** Spesso riusciamo anche a capire dalle reazioni degli altri, se il nostro comportamento è inadeguato alle esigenze della situazione. Possiamo orientarci in base alle espressioni del volto, ai gesti o ancora tenendo conto di come gli altri ci parlano. Qualcuno scuote la testa, alza le braccia, o non dice più nulla? Ma attenzione: di tanto in tanto capita a tutti di violare delle regole interpersonali! Accade anche che qualcuno le violi intenzionalmente per puro divertimento.

☞ **Identificare le regole:** A volte è utile anche riflettere su cosa ci si aspetta da se stessi e dagli altri in quella determinata situazione. Secondo quali regole stiamo giocando? Spesso tali pensieri sono accessibili, tuttavia, quando siamo troppo sollecitati dal punto di vista emotivo può essere invece molto difficile. Quindi, dobbiamo per prima cosa calmarci, magari allontanarci dalla situazione per qualche istante per poi ritornarci.

☞ **Altre strategie:** ...

Foglio informativo 29a

Riuscire a difendersi: più facile a dirsi che a farsi (1ª parte)

Purtroppo, a volte, accade che le persone con problemi psichiatrici vengano escluse (**stigmatizzazione**). Ciò comporta che alcuni soggetti abbiano paura di come gli altri reagiscono, quando vengono a sapere dei loro problemi psichici.

Supponiamo che Peter sia stato ricoverato in un reparto psichiatrico per tre settimane. Quando torna a casa, la sua vicina gli chiede dove è stato per tutto questo tempo. Cosa può fare Peter in questa situazione, cosa potrebbe dirle?

Non esiste alcuna ricetta universale per risolvere i problemi, ad esempio per gestire quello di Peter, e cioè come egli possa comportarsi in una situazione come quella descritta. Ognuno deve decidere per sé. Non tutti riescono a rispondere subito a una domanda di questo tipo. Tuttavia, potrebbe essere utile provare a riflettere almeno una volta sulle possibili strategie da adottare. I propri problemi dovrebbero essere condivisi *apertamente* o è meglio difendersi da domande troppo personali? E, vale per qualsiasi persona o è soggettivo?

Qui di seguito vengono riportate le strategie che Peter potrebbe adottare:

☞ **Dire le cose come stanno:** Peter racconta dove è stato nelle ultime tre settimane, qual è stato il motivo del ricovero o come ora riesce ad affrontare meglio i suoi problemi. L'ultimo punto è molto importante e spesso viene dimenticato: "Ora riesco a trattare meglio i miei problemi!"

☞ **Scappare:** Peter non dice una parola e scappa via di fretta. Questo atteggiamento porta, nel breve periodo a potersi rilassare, secondo il motto "lontano dalla mente, lontano dal cuore".

☞ **Io non ne parlo!** Peter dice che (in quel momento) non se la sente di parlarne.

☞ **Una bugia:** Peter dice alla sua vicina che è stato in vacanza per tre settimane in montagna, dove ha potuto finalmente rilassarsi.

☞ **Mezza notizia:** Peter dice in modo vago di essere stato in ospedale, ma senza soffermarsi troppo sui particolari.

Foglio informativo 28 Come riconosco che non mi comporto in modo conforme alle regole?

Foglio informativo 29a Riuscire a difendersi: più facile a dirsi che a farsi (1ª parte)

Foglio informativo 29b

Riuscire a difendersi: più facile a dirsi che a farsi (2ª parte)

Altre strategie:

☞ **Mezza verità:** Peter dice di essere stato in ospedale, dove è stato curato bene. Motiva il suo ricovero, tuttavia, descrivendo dei dolori addominali acuti, elemento che suggerisce, la natura fisica del suo problema. Questa strategia è quindi differente da quella della "mezza notizia", una combinazione delle due strategie "dire le cose come stanno" e "la bugia".

☞ **La strategia del politico:** è anche possibile dire molto, senza però dare determinate informazioni – come i politici fanno spesso. In questo caso, tuttavia, è necessario condurre la conversazione. Chi guida la conversazione, decide anche i temi! Alla domanda "dov'è stato nelle ultime tre settimane?" Peter risponde: "Ah, sa, va tutto bene, ho appena iniziato a dedicarmi a un nuovo hobby, ora dipingo quadri. Ha mai provato? Cosa ne pensa?". In questo modo, Peter ha le redini della conversazione e *cambia il discorso*. Lui sa che la vicina di casa sebbene curiosa, di norma, gli fa al massimo due o tre domande per sapere quello che le interessa e poi lo lascia in pace.

☞ **Quale strategia utilizzo e con chi?** Generalmente al compagno/a, ai singoli membri della famiglia, agli amici, ai vicini di casa, ai colleghi di lavoro, al capo o agli sconosciuti si danno informazioni differenti sulla propria persona. È necessario anche valutare, a chi si racconta cosa, a chi si può raccontare un po' di più e a chi un po' di meno. Infine, questa valutazione definisce anche quale strategia utilizzare con determinate persone.

☞ **L'esercizio rende maestri:** anche qui vale questo principio: quanto più si utilizza una strategia, tanto maggiore è la sicurezza che si acquisisce nell'usarla! La sicurezza, infatti, diminuisce il timore che si verifichino situazioni emotivamente stressanti, così come è accaduto a Peter.

Foglio informativo 29b Riuscire a difendersi: più facile a dirsi che a farsi (2ª parte)

Foglio informativo 30

Lavorare in modo efficace con la memoria

Non abbiamo bisogno della nostra memoria solo per memorizzare nomi, numeri di telefono o contenuti di libri e poterceli poi ricordare in futuro. Nella maggior parte delle situazioni abbiamo bisogno di lavorare in modo efficace con la nostra memoria, abbiamo bisogno della "memoria di lavoro"! Lo facciamo utilizzando le principali funzioni del pensiero che abbiamo approfondito fino a qui:

☞ Siamo **attenti** e **concentrati** sulle esigenze di una situazione.

☞ Spesso dobbiamo **ragionare e agire velocemente**, a volte dobbiamo anche **risolvere subito un problema e raggiungere un obiettivo.**

☞ Salviamo le informazioni attuali nella nostra **memoria** e cerchiamo di associarle con le nostre **esperienze** e le nostre **conoscenze.**

☞ Nel fare ciò abbiamo bisogno di qualcosa di simile a una **centrale di controllo**, che coordina le esigenze di una situazione con le funzioni del pensiero (cognizioni) sopra citate, in modo tale che noi ci comportiamo in modo adeguato alla situazione: **lavoriamo in modo attivo e consapevole con la nostra memoria!**

Quanto più esigente e complessa è la situazione in cui ci troviamo, tanto più ci risulta difficile. Alcuni esempi:

☞ Quando dobbiamo **svolgere più azioni contemporaneamente**: ad esempio, fare una telefonata mentre andiamo in bicicletta o cuciniamo, o a scuola risolvere un problema di aritmetica mentre la nostra vicina di banco ci racconta del suo nuovo ragazzo.

☞ Quando **siamo distratti da stimoli interni**: ad esempio, nel caso di una situazione stressante dal punto di vista emotivo ("Ho timore di parlare con il mio capo").

☞ Quando **siamo distratti da stimoli esterni**: ad esempio, se stiamo cercando qualcuno in un ristorante sovraffollato, non dovremmo lasciarci distrarre dal rumore o dalle altre persone.

Foglio informativo 30 Lavorare in modo efficace con la memoria

---

Foglio informativo 31

Costi e benefici del cambiamento del comportamento

☞ Gli uomini sono abitudinari come gli animali. Una buona parte dei nostri comportamenti tende a ripetersi. Ciò vuol dire che nella vita di tutti i giorni seguiamo spesso *rituali di azioni* individuali. Fare qualcosa sempre nello stesso modo comporta da una parte dei benefici (vantaggi), ma possono anche esserci dei costi (svantaggi, che ci rassegniamo ad accettare). Nell'illustrazione sottostante sono rappresentati possibili **benefici e costi**:

Benefici della routine	Costi della routine
- Sicurezza	- Essere inflessibile di
- Orientamento	fronte al nuovo
- Avere il controllo	- Anormalità
	- Minore efficacia

Bilancia dell'abitudine

☞ Ora impariamo ad utilizzare *nuovi modi di comportamento*, per raggiungere un obiettivo nel modo migliore o per sopportare meglio un carico emotivo, così si rovescia la relazione della bilancia-costi-benefici rappresentata sopra:

Benefici del nuovo	Costi del nuovo
- Flessibile di fronte al	- Insicurezza
nuovo	- Scarso orientamento
- Rispetto delle norme	- Meno controllo
- Efficacia	

Bilancia della novità

☞ Spesso una *combinazione del nuovo e della routine* è vantaggiosa: riuscire ad aver fiducia nelle cose sperimentate, impiegando cose nuove in modo flessibile, quando è necessario.

Foglio informativo 31 Costi e benefici del cambiamento del comportamento

---

Foglio informativo 32

Strategie per ridurre le distrazioni durante lo svolgimento di azioni

☞ *Strutturare l'azione:*
Se ci viene fornita dall'esterno la modalità e la sequenza a cui attenersi per alternare diverse azioni in modo ottimale, il compito risulta più semplice. Ad esempio, potete immaginarvi quanto sia facile concentrarsi su un compito, se qualcuno ci dicesse sempre cosa successivamente si deve fare. Nella vita di tutti i giorni possiamo provare a strutturare le nostre azioni nel modo migliore possibile. Conosciamo già parzialmente le strategie per farlo, perché ne abbiamo parlato nell'incontro precedente. I seguenti suggerimenti possono essere efficaci e quindi di aiuto:

☞ Suddividere il compito in singoli passaggi (p.es. nel cucinare).
☞ Fare una lista dei singoli passaggi e spuntarla quando avete compiuto uno dei passaggi (scriverla su un foglietto!).

☞ Fare un piano giornaliero con tutte le singole attività da svolgere.
☞ Porsi delle domande di orientamento:
- Cosa ho già fatto?
- Cosa ho fatto poco fa?
- Cosa devo fare dopo?
☞ Prevenire le interruzioni
- Appendere un cartello alla porta ("Non disturbare, per favore")
- Mettere la modalità silenziosa su telefono o segreteria telefonica, ecc.

☞ *Scegliere il contesto adeguato:*
Quando si va a fare acquisti o si esce a cena, si può scegliere, ad esempio, dove andare. In questi casi contesti adeguati potrebbero essere un ristorante tranquillo, un piccolo negozio o un grande centro commerciale con pochi clienti, visitato nell'orario della giornata meno frequentato.

☞ *Altre strategie: ....*

Importante:
☞ Trovare una via di mezzo tra l'evitare totalmente le distrazioni a causa dell'eccessivo stress (non uscire più di casa, non andare più a fare acquisti) e l'essere sovraccaricati da troppi stimoli!
☞ Impiegare le strategie più volte!

Foglio informativo 32 Strategie per ridurre le distrazioni durante lo svolgimento di azioni

Foglio informativo 33

Dirigere la propria attenzione

Quando siamo distratti da stimoli interni (propri pensieri, sentimenti, emozioni, aspettative, ecc.) o da stimoli esterni (altre persone, rumore, luce abbagliante, ecc.) o riesce difficile concentrarci su qualcosa in particolare, rivolgere cioè la nostra attenzione su qualcosa facendo sparire tutto il resto.

Le seguenti **strategie** si sono dimostrate utili **per meglio orientare e dirigere la propria attenzione**:

☞ *Ripetere a se stessi, che in quel momento è importante solo l'obiettivo che ci si è prefissi di raggiungere e non tutto il resto*: ad esempio, al luna park, se devo abbattere una piramide di lattine con tre palline, è utile, che io ripeta dentro di me, che in quel momento sono importanti solo le lattine (obiettivo), la pallina, che tengo in mano (oggetto da lanciare), e me stesso (lanciatore), e che devo "dimenticarmi" di tutto il resto che mi circonda.

☞ *Autoesortarsi a concentrarsi su qualcosa*: ad esempio, al supermercato, se sto cercando qualcosa e non lo trovo subito, devo ripetere a me stesso, che voglio trovare ciò che cerco, che ce la farò, perché mi sto concentrando solo su quell'obbiettivo e che in caso di bisogno potrò ottenere aiuto da una commessa.

☞ *Ottimizzare la tensione fisica*: ad esempio, per svolgere un'attività fisicamente impegnativa tendere i muscoli delle braccia e della schiena per qualche istante e poi rilasciarli, fare dei respiri profondi o battere i pugni sul petto, come fanno gli atleti prima di una competizione.

☞ *Limitare il campo visivo*: ad esempio, al luna park, se voglio abbattere la piramide di lattine, devo guardare solo le lattine (meta) e non a destra, sinistra, sopra o sotto.

☞ *Ricorrere alle proprie esperienze precedenti*: ad esempio, se voglio trovare tra una folla di persone il mio collega, con cui ho un appuntamento, è utile pensare a come ho agito in precedenza in una situazione simile, o a com'è il mio collega esattamente d'aspetto, quanto è robusto e che tipo di giacca potrebbe indossare.

☞ *Altre strategie:*

.....

Foglio informativo 33 Dirigere la propria attenzione

Foglio informativo 34

Distrazioni durante una conversazione

Distrarsi durante una conversazioni con gli altri è frequente e spesso spiacevole. Riuscire a prestare attenzione durante una conversazione è il presupposto fondamentale per capire gli altri e riuscire a ricordarsi anche in futuro ciò che è stato detto. Ci sono diverse possibilità per ridurre il rischio di distrarsi durante una conversazione per prestare attenzione al contenuto della conversazione:

☞ *Eliminare le fonti di distrazione*: tutte le volte che conversiamo con qualcuno, dovremmo assicurarci di non venire disturbati da nessuno. A casa, ad esempio, quando telefono, potrei spegnere la tv, o se abito con altre persone, potrei andare in una stanza dove non c'è nessuno per rimanere tranquillo. *Fermate sempre l'attività che state eseguendo!* Concentrasi su più cose contemporaneamente è molto difficile. Ad esempio, potrei spegnere il fornello, se devo rispondere al telefono. O chiedere a chi mi sta chiamando, se posso richiamarlo più tardi.

☞ *Imporsi temporaneamente sugli altri*: se a un tavolo sono sedute molte persone che stanno parlando concitatamente tra loro e io voglio dire una cosa alla persona seduta di fronte a me, devo essere in grado di interrompere gli altri ("Potreste parlare con un tono di voce più basso, per favore, vorrei dire una cosa al signore seduto di fronte a me!"), nel caso in cui non fosse possibile, alzarsi e spostarsi direttamente dall'altro lato del tavolo.

☞ *Stabilire un contatto visivo*: in una conversazione, per riuscire a stare attenti e ricordarsi ciò che viene detto, è molto importante guardare il proprio interlocutore mentre lo si ascolta. A volte ci sentiamo un po' a disagio a guardare qualcuno direttamente negli occhi. Ma diventa *più facile, se ci esercitiamo a farlo!*

☞ *Ripetere con parole proprie*: interrompete di tanto in tanto la conversazione e ripetete con parole vostre, ciò che avete capito. È una cosa molto utile *per essere sicuri di aver sentito bene o aver capito* ciò che è stato detto. In questo modo si fa intendere anche al proprio interlocutore, che lo stiamo ascoltando attentamente.

☞ *Porre delle domande*: allo stesso modo, si possono porre di tanto in tanto delle domande. Non solo domande che riguardano ciò che è stato detto. Potete anche chiedere al vostro interlocutore, se può parlare un po' più lentamente o a voce più alta o ripetere qualcosa di importante.

☞ *Altre strategie: ....*

Foglio informativo 34 Distrazioni durante una conversazione

Foglio informativo 35

È colpa mia o è colpa degli altri?
Attribuzione causale interna o esterna

Quando succede qualcosa o viviamo una situazione, di norma cerchiamo di capire per quale motivo è avvenuta – cerchiamo delle spiegazioni. Può capitarci di *attribuirle* automaticamente, senza rifletterci troppo, una *causa* a un evento: ad esempio, se la mattina non troviamo la nostra borsa che contiene cose importanti, sospettiamo forse che il nostro coinquilino l'abbia spostata da qualche altra parte o diamo la colpa a noi stessi per non riuscire a ricordare dove abbiamo appoggiato la borsa la sera prima. Quindi, i due esempi mostrano due possibilità di identificazione della cause diverse:

☞ *Orientare l'identificazione delle cause verso se stessi, verso la propria persona*: la causa viene ricercata in se stessi ("Io sono direttamente responsabile di ciò!"). Questo può riguardare sia un evento positivo ("Sono stato bravo, quindi ha funzionato!") sia negativo ("La colpa è solo mia!").

☞ *Orientare l'identificazione delle cause verso l'esterno, verso le altre persone o la situazione*: la causa viene ricercata negli altri ("Gli altri sono responsabili di ciò che è accaduto!"). Anche qui possono essere valutati sia risultati positivi ("Grazie agli altri ha funzionato!") sia negativi ("La colpa è degli altri, non posso farci nulla!").

Nell'esempio sopracitato della borsa, sia nel caso in cui le cause vengano identificate internamente sia nel caso in cui vengano identificate esternamente, l'evento rimane lo stesso: abbiamo perso la nostra borsa e dobbiamo cercarla! Tuttavia le **conclusioni** che possiamo trarre dall'evento si distinguono una dall'altra: se riteniamo responsabile il coinquilino, gli attribuiamo un intento malvagio o per lo meno scarsa capacità di immedesimazione in noi, perché si è intromesso in una nostra questione privata. Se, invece, attribuiamo la colpa a noi stessi, pensiamo forse che, ancora una volta, siamo stati troppo distratti, ci sentiamo insicuri e ci lamentiamo della nostra pessima memoria. Anche le conseguenze si distinguono una dall'altra, a seconda che si identifichino le cause internamente o esternamente: se ci prendiamo la colpa di non trovare la borsa, in futuro ci organizzeremo meglio e la sera metteremo la borsa sempre consapevolmente nello stesso posto e cercheremo di concentrarci meglio. Se, invece, riteniamo che la colpa sia dell'altro, alla prossima occasione, gli daremo una lavata di capo, dicendogli di tenere giù le mani dalle nostre cose, altrimenti diventiamo sospettosi e diffidenti per il timore, che potrebbe lederci di nuovo.

Foglio informativo 35 È colpa mia o è colpa degli altri? Attribuzione causale interna o esterna

Foglio informativo 36

Che cosa può influenzare la mia capacità di identificare le cause (attribuzione causale)?

Quando vogliamo capire e motivare ciò che è appena successo, dobbiamo tenere in considerazione che ci sono diverse condizioni che possono influenzarci nell'identificazione delle cause: oltre alla distinzione già trattata, se attribuiamo a noi stessi o agli altri la causa di un evento, di seguito verranno discussi altri fattori in grado di influenzare la nostra modalità di attribuire le cause:

☞ *Una causa può essere vissuta come stabile o variabile*: se la causa viene ritenuta stabile, tale rimane. Cioè, ci aspettiamo che in futuro lo stesso evento sia determinato dalle stesse cause (p.es. "Non mi piace il cibo che ho preparato, perché non so cucinare e sono sicuro quindi che non sarà meglio in futuro!").

La causa di un evento invece viene percepita come variabile se cambia da situazione a situazione. Il motivo per cui questo succede viene attribuito al *caso* (p.es. "È stato puro caso e fortuna, che io abbia segnato un goal, nella prossima partita potrebbe andare tutto diversamente!").

☞ *Una causa può essere vissuta come controllabile o incontrollabile*: la causa viene vissuta come controllabile, quando ha la sensazione di poter *fare qualcosa da soli per giungere a un risultato diverso* (p.es. "Dopo aver perso la partita di calcio, mi prefiggo di allenarmi di più e meglio, per entrare in piena forma e, in tal modo, riuscire a vincere la prossima partita".)

☞ La causa di un evento viene vissuta come incontrollabile, quando essa viene ritenuta essere completamente *dipendente dagli altri o da circostanze esterne* (p.es. "Il risultato dell'esame dipende dall'insegnante o dalle domande dell'esame.").

☞ *Una causa può essere messa in relazione con lo stress e le emozioni percepite*: lo stress legato a una situazione e il contenuto emotivo potrebbero influenzare l'identificazione delle cause di un evento (p.es. "Quando sono sotto stress, vedo le cose in modo diverso rispetto a quando sono più rilassato."). Anche il modo con cui comprendiamo un evento può produrre stress ed emozioni difficili da gestire (p.es. "Se interpreto lo sguardo dell'altro come ostile, questo può provocarmi ansia.").

☞ *Altri fattori :*

......

Foglio informativo 36 Che cosa può influenzare la mia capacità di identificare le cause (attribuzione causale)?

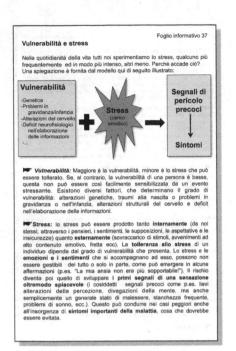

Foglio informativo 37

Vulnerabilità e stress

Nella quotidianità della vita tutti noi sperimentiamo lo stress, qualcuno più frequentemente ed in modo più intenso, altri meno. Perché accade ciò? Una spiegazione è fornita dal modello qui di seguito illustrato:

Vulnerabilità
-Genetica
-Problemi in gravidanza/infanzia
-Alterazioni del cervello
-Deficit neurofisiologici nell'elaborazione delle informazioni
...

+ **Stress** (carico emotivo)

Segnali di pericolo precoci ↓ **Sintomi**

📌 **Vulnerabilità:** Maggiore è la vulnerabilità, minore è lo stress che può essere tollerato. Se, al contrario, la vulnerabilità di una persona è bassa, questa non può essere così facilmente sensibilizzata da un evento stressante. Esistono diversi fattori, che determinano il grado di vulnerabilità: alterazioni genetiche, traumi alla nascita o problemi in gravidanza o nell'infanzia, alterazioni strutturali del cervello e deficit nell'elaborazione delle informazioni.

📌 **Stress:** lo stress può essere prodotto tanto **internamente** (da noi stessi; attraverso i pensieri, i sentimenti, le supposizioni, le aspettative e le insicurezze) quanto **esternamente** (sovraccarico di stimoli, avvenimenti ad alto contenuto emotivo, fretta ecc). La **tolleranza allo stress** di un individuo dipende dal grado di vulnerabilità che presenta. Lo stress e le **emozioni e i sentimenti** che si accompagnano ad esso, possono non essere gestibili del tutto o solo in parte, come può emergere in alcune affermazioni (p.es. "La mia ansia non era più sopportabile!"). Il rischio diventa poi quello di sviluppare **i primi segnali di una sensazione oltremodo spiacevole** (i cosiddetti segnali precoci come p.es. lievi alterazioni della percezione, divagazioni della mente, ma anche semplicemente un generale stato di malessere, stanchezza frequente, problemi di sonno, ecc.). Questo può condurre nei casi peggiori anche all'insorgenza di **sintomi importanti della malattia**, cosa che dovrebbe essere evitata.

Foglio informativo 37 Vulnerabilità e stress

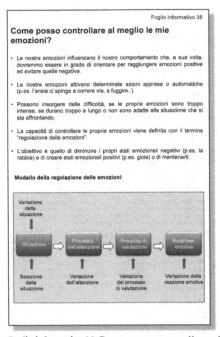

Foglio informativo 38

Come posso controllare al meglio le mie emozioni?

- Le nostre emozioni influenzano il nostro comportamento che, a sua volta, dovremmo essere in grado di orientare per raggiungere emozioni positive ed evitare quelle negative.

- Le nostre emozioni attivano determinate azioni apprese o automatiche (p.es. l'ansia ci spinge a correre via, a fuggire..).

- Possono insorgere delle difficoltà, se le proprie emozioni sono troppo intense, se durano troppo a lungo o non sono adatte alla situazione che si sta affrontando.

- La capacità di controllare le proprie emozioni viene definita con il termine "regolazione delle emozioni".

- L'obiettivo è quello di diminuire i propri stati emozionali negativi (p.es. la rabbia) e di creare stati emozionali positivi (p.es. gioia) o di mantenerli.

Modello della regolazione delle emozioni:

Variazione della situazione ↓

| Situazione | → | Processo dell'attenzione | → | Processo di valutazione | → | Reazione emotiva |

| Selezione della situazione | Variazione dell'attenzione | Variazione del processo di valutazione | Variazione della reazione emotiva |

Foglio informativo 38 Come posso controllare al meglio le mie emozioni?

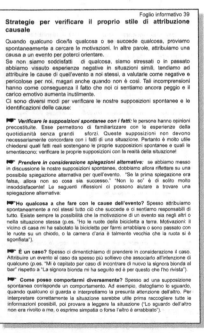

Foglio informativo 39

Strategie per verificare il proprio stile di attribuzione causale

Quando qualcuno dice/fa qualcosa o se succede qualcosa, proviamo spontaneamente a cercare le motivazioni. In altre parole, attribuiamo una causa a un evento per poterci orientare.
Se non siamo soddisfatti di qualcosa, siamo stressati o in passato abbiamo vissuto esperienze negative in situazioni simili, tendiamo ad attribuire le cause di quell'evento a noi stessi, a valutarle come negative e pericolose per noi, magari anche quando non è così. Tali incomprensioni hanno come conseguenza il fatto che noi ci sentiamo ancora peggio e il carico emotivo aumenta inutilmente.
Ci sono diversi modi per verificare le nostre supposizioni spontanee e le identificazioni delle cause:

📌 **Verificare le supposizioni spontanee con i fatti:** le persone hanno opinioni precostituite. Esse permettono di familiarizzare con le esperienze della quotidianità senza grandi sforzi. Queste supposizioni non devono necessariamente concordare con i fatti di una situazione. Pertanto è molto utile chiedersi quali fatti reali sostengono le proprie supposizioni spontanee e quali le smentiscono: verificare le proprie supposizioni con la realtà della situazione!

📌 **Prendere in considerazione spiegazioni alternative:** se abbiamo messo in discussione le nostre supposizioni spontanee, dobbiamo allora riflettere su una possibile spiegazione alternativa per quell'evento. "Se la prima spiegazione era falsa, allora non so cosa sia successo." "Non lo so" è di solito molto insoddisfacente! Le seguenti riflessioni ci possono aiutare a trovare una spiegazione alternativa:

📌 **Ho qualcosa a che fare con le cause dell'evento?** Spesso attribuiamo spontaneamente a noi stessi tutto ciò che succede o ci sentiamo responsabili di tutto. Esiste sempre la possibilità che la motivazione di un evento sia negli altri o nella situazione stessa (p.es. "Ho le ruote della bicicletta a terra. Motivazioni: il vicino di casa mi ha sabotato la bicicletta per farmi arrabbiare o sono passato con le ruote su un chiodo, o la camera d'aria è talmente vecchia che la ruota si è sgonfiata").

📌 **È un caso?** Spesso ci dimentichiamo di prendere in considerazione il caso. Attribuire un evento al caso da spesso più sollievo che associarlo all'intenzione di qualcuno (p.es. "Mi è capitato per caso di incontrare di nuovo la signora bionda al bar" rispetto a "La signora bionda mi ha seguito ed è per questo che l'ho rivista").

📌 **Come posso comportarmi diversamente?** Spesso ad una supposizione spontanea corrisponde un comportamento. Ad esempio, distogliamo lo sguardo, quando qualcuno ci guarda e interpretiamo la presunta attenzione dell'altro. Per interpretare correttamente la situazione sarebbe utile prima raccogliere tutte le informazioni possibili, poi provare a leggere la situazione ("Lo sguardo dell'altro non era rivolto a me, o esprime simpatia o forse l'altro è arrabbiato").

Foglio informativo 39 Strategie per verificare il proprio stile di attribuzione causale

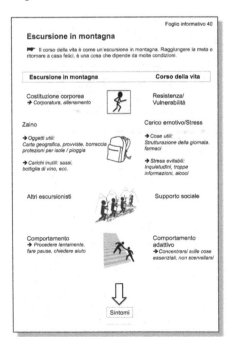

Foglio informativo 40

Escursione in montagna

📌 Il corso della vita è come un'escursione in montagna. Raggiungere la meta e ritornare a casa felici, è una cosa che dipende da molte condizioni.

Escursione in montagna	Corso della vita
Costituzione corporea → Corporatura, allenamento	Resistenza/ Vulnerabilità
Zaino	Carico emotivo/Stress
→ Oggetti utili: Carta geografica, provviste, borraccia protezioni per isole / pioggia	→ Cose utili: Strutturazione della giornata, farmaci
→ Carichi inutili: sassi, bottiglia di vino, ecc.	→ Stress evitabili: Inquietudini, troppe informazioni, alcool
Altri escursionisti	Supporto sociale
Comportamento → Procedere lentamente, fare pause, chiedere aiuto	Comportamento adattivo → Concentrarsi sulle cose essenziali, non scervellarsi

⇩ Sintomi

Foglio informativo 40 Escursione in montagna

Foglio informativo 41

Gestione del proprio stress

Quando ci troviamo in una situazione che produce in noi stress e che pertanto ci espone a pensieri ed emozioni negative, a cui fanno seguito reazioni comportamentali e fisiche a loro volta fonte di disagio, siamo chiamati a individuare e ad adottare diverse strategie per affrontare la situazione. Oltre ad una terapia farmacologica di tipo ansiolitico, sono a disposizione strategie per ridurre lo stress, che possiamo usare autonomamente:

☞ *Respirare profondamente:* la nonna dice spesso ai suoi nipoti che, quando sono stressati, devono respirare profondamente. Questa saggezza popolare funziona! Respiri profondi e ripetuti portano il corpo a rilassarsi in breve tempo.

☞ *Dire "STOP" ai propri pensieri:* quando si vive una situazione che produce stress, spesso ci si sente anche in balia di pensieri carichi di ansia o autosvalutativi che dovrebbero essere interrotti al più presto. Questo è possibile! Dica "STOP" ai suoi pensieri. Pensi allo STOP che si può dare, la cosa fondamentale dell'idea di fermare i propri pensieri è principalmente convincere se stessi. Rafforzi la sua idea di fermare i pensieri anche facendo uno sforzo, attraverso una tensione muscolare fisica o facendo il pugno!

☞ *Ripetere a se stessi frasi positive:* spesso, in una situazione stressante può essere di aiuto autoesortarsi, perché tranquillizza! Ripeta tra sè e sé o pensi frasi positive quali ad esempio, "Ce la posso fare!", "Passerà!", "Se ho bisogno di aiuto l'ottengo!" "Posso fidarmi di me stesso". Eviti invece frasi come "Non ce la farò mai!", "Non ce la faccio più!", "Voglio tornare a casa!" È consigliabile ripetersi sempre frasi magari meglio se già collaudate.

☞ *Evitare di rivolgere la propria attenzione a qualcosa di emotivamente stressante:* è utile spostare la propria attenzione in modo consapevole da contenuti emotivi faticosi: una strategia può ad esempio essere, guardare fuori dalla finestra e descrivere l'ambiente circostante, o descrivere un oggetto (come una bottiglia di plastica o una lampada) in dettaglio. La descrizione deve essere molto particolareggiata e precisa (dovendo contemplare p.es. la tonalità cromatica, i riflessi della luce, lo sfondo, la forma ecc.) e non dovrebbe contenere giudizi di valore ("Questo mi piace – o non mi piace").

☞ **IMPORTANTE: si eserciti ripetutamente nell'utilizzo di queste strategie, magari cominciando da situazioni non troppo cariche di stress! Le strategie dovrebbero piano piano riuscire ad essere richiamate automaticamente, quando ne avrete bisogno!**

Foglio informativo 42

Come posso regolare al meglio le mie emozioni?

☞ **Selezione della situazione:** Andare a cercare o evitare quelle situazioni, che sappiamo essere in grado di suscitare in noi determinate emozioni.

· Esempi: pianificare attività positive, mettersi nei panni delle altre persone, mettere da parte la situazione emotivamente carica nel giro di poco tempo.

☞ **Cambiamento della situazione:** Le caratteristiche di una situazione possono modificarsi e in base ad esse cambia anche la reazione emotiva.

· Esempi: cercarsi un supporto in una situazione difficile, pianificare singoli passi, fare esercizio con situazioni difficili.

☞ **Modificazioni dei processi attentivi:** Le tecniche sulla gestione della capacità di prestare attenzione possono aiutare a percepire in modo diverso unasituazione e quindi anche a reagire diversamente ad essa.

· Esempi: distrarsi ascoltando la musica o delle conversazioni, concentrare l'attenzione sugli aspetti positivi o sui minimi dettagli della situazione.

☞ **Cambiamento del processo di valutazione:** Valutare nuovamente la situazione e le proprie risorse.

· Esempi: Riesco a vedere la situazione anche come una sfida o solamente come una minaccia? Posso forse superare la situazione?

☞ **Variazione delle reazioni emotive:** Attraverso diverse tecniche, si possono influenzare direttamente le proprie emozioni.

· Esempi: Ricordarsi delle situazioni in cui si è sentiti felici, e delle situazioni che sono state superate con successo; esercizi di rilassamento (respirazione lenta e profonda, serrare i pugni, allungarli e stenderli); comportarsi nel modo opposto (p.es. ridere mentre si è arrabbiati); esprimere le emozioni (p.es. dare dei pugni a un sacco da boxe quando si è arrabbiati, correre); riconoscere i "segnali d'allarme".

Foglio informativo 41 Gestione del proprio stress

Foglio informativo 42 Come posso regolare al meglio le mie emozioni?

6.6.2 Fogli di lavoro

Foglio di lavoro 1 Quanto sono veloce?

Foglio di lavoro 2 In che modo riesco a concentrarmi?

Foglio di lavoro 3

Grado di vigilanza e velocità/capacità di prestare attenzione

Come cambia la mia vigilanza durante il giorno?

Vigilanza

6 8 10 12 14 16 18 20 22 24 2 4 Ore

In quali situazioni mi sento meno vigile?

Che cosa influenza la mia stanchezza?

Cosa posso cambiare, per essere più vigile, più veloce e più attento?

Foglio di lavoro 3 Grado di vigilanza e velocità/capacità di prestare attenzione

---

Foglio di lavoro 4

Le mie strategie utili per l'area.............................

Strategia 1:

Nelle seguenti situazioni:

Strategia 2:

Nelle seguenti situazioni:

Strategia 3:

Nelle seguenti situazioni:

Strategia 4:

Nelle seguenti situazioni:

Altre strategie:

Foglio di lavoro 4 Le mie strategie utili per l'area…

Foglio di lavoro 5

Esercizio da svolgere autonomamente

Titolo: Breve descrizione del compito

Situazione: Quali caratteristiche ha la situazione che mi si prospetta?

Strategia: Che cosa mi sono proposto di fare?

Difficoltà:

Quali difficoltà mi aspetto?

Quali difficoltà ho vissuto?

Foglio di lavoro 5 Esercizio da svolgere autonomamente

Foglio di lavoro 6

Qual è la mia capacità di riconoscere le emozioni degli altri?

Risponda alle seguenti domande ponendo una crocetta sul valore della scala di valutazione da 1 a 5 che meglio la descrive.

	Questo è un mio punto di forza				Questo è un mio punto di debolezza
1. In una conversazione riconosco subito che cosa prova il mio interlocutore	⑤	④	③	②	①
2. La mimica e la gestualità delle altre persone mi aiutano ad orientarmi sul loro vissuto	⑤	④	③	②	①
3. Per me è importante comprendere le emozioni degli altri	⑤	④	③	②	①
4. Di norma riconosco le emozioni meglio degli altri	⑤	④	③	②	①
5. Sono soddisfatto della mia capacità di riconoscere le emozioni	⑤	④	③	②	①

È cambiato qualcosa durante il programma INT? Come valuto ora la mia capacità di riconoscere le emozioni?

I cambiamenti possono essere evidenziati anche direttamente nella tabella soprastante.

Foglio di lavoro 6 Qual è la mia capacità di riconoscere le emozioni degli altri?

Foglio di lavoro 7

Com'è la mia memoria?

Risponda alle seguenti domande ponendo una crocetta sul valore della scala di valutazione da 1 a 5 che meglio la descrive.

	Questo è un mio punto di forza				Questo è un mio punto di debolezza
1. Riesco a ricordarmi bene i nomi	⑤	④	③	②	①
2. Mi ricordo bene i numeri di telefono	②	④	③	②	①
3. Non dimentico nessun appuntamento	⑤	④	③	②	①
4. Non ho bisogno della lista della spesa perchè riesco a ricordarmi tutto quello che devo acquistare	⑤	④	③	②	①
5. Generalmente riesco a ricordare le cose meglio degli altri	⑤	④	③	②	①
6. Sono soddisfatto della mia memoria	①	②	③	④	⑤

È cambiato qualcosa durante il programma INT?
Come valuto ora la mia memoria?

....

....

....

....

I cambiamenti possono essere evidenziati anche direttamente nella tabella soprastante.

Foglio di lavoro 7 Com'è la mia memoria?

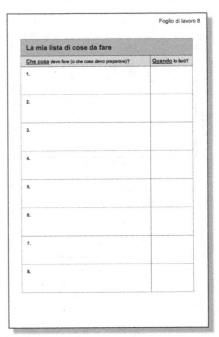

Foglio di lavoro 8

La mia lista di cose da fare

Che cosa devo fare (o che cosa devo preparare)?	Quando lo farò?
1.	
2.	
3.	
4.	
5.	
6.	
7.	
8.	

Foglio di lavoro 8 La mia lista di cose da fare

Foglio di lavoro 9

Il mio piano settimanale

dal .... al ....

	Mattina	Pomeriggio	Sera
LUNEDI'			
MARTEDI'			
MERCOLEDI'			
GIOVEDI'			
VENERDI'			
SABATO			
DOMENICA			

Foglio di lavoro 9 Il mio piano settimanale

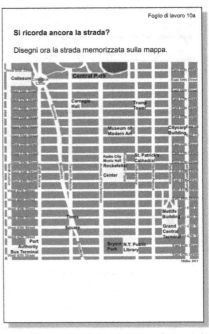

Foglio di lavoro 10a

Si ricorda ancora la strada?

Disegni ora la strada memorizzata sulla mappa.

Foglio di lavoro 10a Si ricorda ancora la strada?

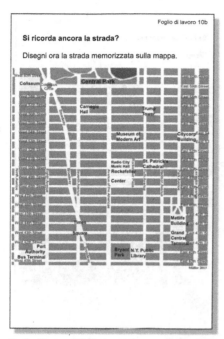

Foglio di lavoro 10b Si ricorda ancora la strada?

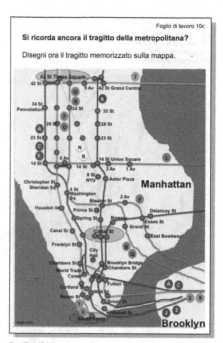

Foglio di lavoro 10c Si ricorda ancora il tragitto della metropolitana?

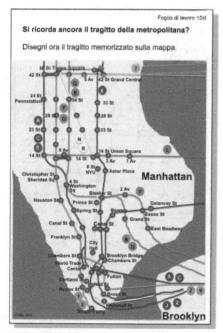

Foglio di lavoro 10d Si ricorda ancora il tragitto della metropolitana?

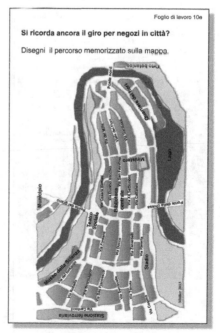

Foglio di lavoro 10e Si ricorda ancora il giro per negozi in città?

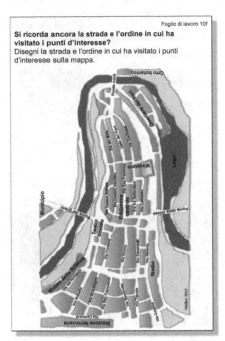

Foglio di lavoro 10f Si ricorda ancora la strada e l'ordine in cui ha visitato i punti d'interesse?

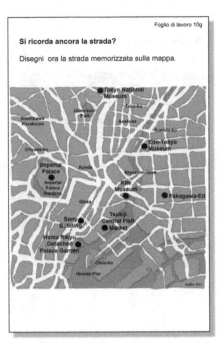

Foglio di lavoro 10g Si ricorda ancora la strada?

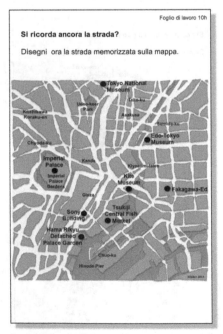

Foglio di lavoro 10h Si ricorda ancora la strada?

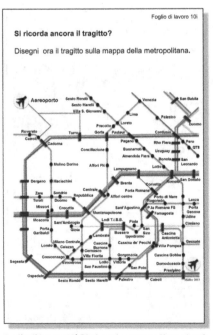

Foglio di lavoro 10i Si ricorda ancora il tragitto?

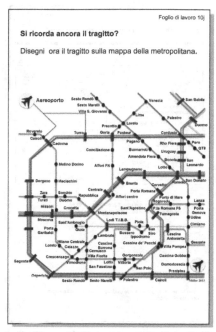

Foglio di lavoro 10j Si ricorda ancora il tragitto?

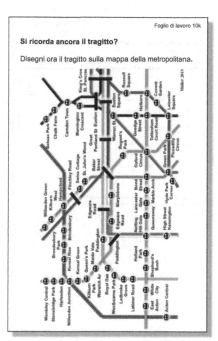

Foglio di lavoro 10k Si ricorda ancora il tragitto?

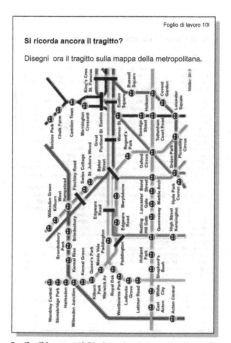

Foglio di lavoro 10l Si ricorda ancora il tragitto?

Foglio di lavoro 11 Quanto sono capace di capire cosa sta succedendo in una situazione o in una conversazione?

6

Foglio di lavoro 12

Come sono le mie capacità di ragionare nella vita di tutti i giorni?

Risponda alle seguenti domande ponendo una crocetta sul valore della scala di valutazione da 1 a 5 che meglio descrive questa sua capacità.

		Questo è un mio punto di forza				Questo è un mio punto di debolezza
1.	In una conversazione mi vengono sempre in mente le parole giuste	⑤	④	③	②	①
2.	Mi sento generalmente sicuro nel distinguere tra diversi concetti	⑤	④	③	②	①
3.	Riesco ad usare bene ciò che ho imparato	⑤	④	③	②	①
4.	Generalmente il mio modo di ragionare è migliore rispetto a quello degli altri	⑤	④	③	②	①
5.	Sono soddisfatto del mio modo di ragionare	⑤	④	③	②	①

È cambiato qualcosa durante il programma INT?
Come valuto ora la mia capacità di ragionare?

....

....

....

....

I cambiamenti possono essere evidenziati anche direttamente nella tabella soprastante.

Foglio di lavoro 12 Come sono le mie capacità di ragionare nella vita di tutti i giorni?

Foglio di lavoro 13

Com'è la mia capacità di risolvere i problemi?

Risponda alle seguenti domande ponendo una crocetta sul valore della scala di valutazione da 1 a 5 che meglio descrive questa sua capacità.

		Questo è un mio punto di forza				Questo è un mio punto di debolezza
1.	Riconosco sempre, qual è esattamente il problema	⑤	④	③	②	①
2.	Di solito, nella vita di tutti i giorni, mi vengono in mente più possibili soluzioni ad un problema	⑤	④	③	②	①
3.	Riesco a pianificare bene quello che c'è da fare	⑤	④	③	②	①
4.	Riesco a risolvere meglio i problemi degli altri rispetto ai miei	⑤	④	③	②	①
5.	Generalmente riesco a risolvere i problemi meglio rispetto agli altri	⑤	④	③	②	①
6.	Sono soddisfatto di come riesco a risolvere i miei problemi	⑤	④	③	②	①

È cambiato qualcosa durante il programma INT?
Come valuto ora la mia capacità di risolvere i problemi?

....

....

....

I cambiamenti possono essere evidenziati anche direttamente nella tabella soprastante.

Foglio di lavoro 13 Com'è la mia capacità di risolvere i problemi?

Foglio di lavoro 14

Il mio obiettivo personale

Obiettivo: Che cosa voglio?

....

Strategia: Qual è la strategia da me scelta per raggiungere l'obiettivo?

....

Pianificazione dei passaggi intermedi: Che cosa devo fare come prima cosa?
Che cosa in seguito?

....

....

Difficoltà: Quali difficoltà mi aspetto di incontrare?
Come le posso affrontare?

....

....

Risultato: Che obiettivi ho raggiunto?
Sono soddisfatto del risultato?

....

....

Foglio di lavoro 14 Il mio obiettivo personale

Foglio di lavoro 15a

Cala il sipario su una diva del cinema

Il commissario Frost e la sua squadra entrano di mattina presto all'Hotel Nobel. C'è una denuncia di un ospite per un furto, che è stato commesso durante la notte precedente. La vittima del furto è la signora Irma Schön, in passato famosissima diva della televisione e del cinema, oggi non più sulla cresta dell'onda. Una voce interessante apparsa sulla stampa diceva che la signora Schön faceva fatica a finanziare il suo lussuoso stile di vita.

La signora Schön riceve i poliziotti nella sua suite e li fa accomodare sulle poltrone imbottite. È molto arrabbiata e comincia immediatamente a raccontare l'accaduto in fretta e furia: "Ieri sera sono uscita a cena con uno dei miei produttori cinematografici. Quando sono ritornata in camera, all'incirca a mezzanotte, e ho aperto la porta, ho notato due loschi figuri, che al buio cercavano di impossessarsi del mio portagioie. Mi sono avvicinata alle loro spalle senza accendere la luce."

Detto ciò, la signora Schön si alza dalla sua poltrona e corre sconfortata in punta di piedi verso il piccolo tavolo accanto al muro, su cui si trova un portagioie nero. La scena ha qualcosa di strano: perché, anche se la signora Schön sta cercando di muoversi di soppiatto, i diversi braccialetti ai suoi polsi tintinnano talmente forte da poter essere sentiti probabilmente anche dai vicini della stanza accanto. Il commissario Frost e la sua squadra non possono fare a meno di sorridere in modo compiaciuto.

La signora Schön prosegue: "All'improvviso le due figure mi hanno notata e raggiunta. A quel punto, mi sono accorta che entrambi erano mascherati. Mi hanno rinchiuso nel bagno, dove questa mattina sono stata trovata dalla cameriera del piano. Avevo molta paura, soprattutto dell'uomo grande e grosso con dei bei baffi rossi. Non ho osato muovermi!"

"Che cosa le è stato rubato, quindi?", chiede il commissario Frost in modo deciso.

"Un preziosissimo collier di diamanti, regalatomi dal mio terzo ex marito! È costato almeno un milione ..."

Il commissario Frost interrompe risolutamente la signora Schön e replica: "Signora Schön! In tutti i suoi film ho sempre ammirato le sue capacità e doti artistiche. Ma le consiglio vivamente di non fare alcun tentativo per ingannare la sua assicurazione. Per di più, noi abbiamo cose ben più importanti da fare."

☞ Di cosa si è accorto il commissario Forst?
☞ Perché è diventato sospettoso e ha interrotto la signora Schön all'improvviso?

Foglio di lavoro 15a Cala il sipario su una diva del cinema

Il furto in classe

Dopo la fine del servizio, il commissario Frost era seduto nel suo ufficio con la sua giovane assistente. L'assistente voleva sapere per quale motivo lui era diventato commissario. Il commissario Frost rispose:
"È una lunga storia! Fin da giovane mi sono interessato di casi di crimine, di come questi potessero essere risolti con la ragione. Un esempio: quando avevo 12 anni, un lunedì a scuola fu rubata la nuova, e piuttosto costosa, penna stilografica d'argento di un mio compagno di scuola che si chiamava Carlo. L'aveva ricevuta per il suo compleanno. Carlo non era eccessivamente triste per questo fatto. Inoltre, usò la storia del furto per non dover più scrivere con quella detestata penna stilografica. Ciò incontrò l'approvazione anche degli altri studenti. Passò per una cosa super!
Peter, un altro compagno di scuola, non la considerava affatto una cosa super. Si rifiutò, ad esempio, di giocare a calcio con gli altri ragazzi. Nonostante ciò, cercava continuamente l'attenzione dei compagni di classe. Quando il nostro insegnante volle far luce sull'accaduto e chiese alla classe chi avesse "preso in prestito" la penna stilografica di Carlo, alcuni studenti accusarono Daniele, il miglior amico di Carlo, che era già stato sospettato di aver sottratto qualcosa, e che si era sempre vantato di aver rubato qualcosa in un grande magazzino. Però, la mattina del furto, Daniele era assente poiché era malato. Tuttavia, alcuni bisbigliarono tra loro che quella mattina avevano visto gironzolare Daniele per la città.
A questo punto, Peter alzò la mano e disse all'insegnante: "Non è stato Daniele! Io ho rubato la penna stilografica di Carlo lunedì." L'insegnante rispose: "Perché hai fatto questo? Restituiscila a Carlo. Ne riparliamo più tardi!"
Peter replicò: "Carissimo professore, purtroppo non posso farlo. Ieri l'ho gettata nel secchio dell'immondizia. Quel color oro di poco gusto non mi piaceva affatto. E Carlo ha ripetuto per tutto il tempo che ora in via del tutto eccezionale poteva usare una fantastica penna a sfera. Pensavo che non la volesse più indietro!"
A questo punto Carlo, che fino a quel momento aveva taciuto, alzò all'improvviso la mano: "Peter, tu, spaccone. Ora ne ho abbastanza di te! Io, e solo io so, dov'è la mia nuova penna stilografica ..."

☛ Cosa intendeva dire Carlo con ciò?
☛ Chi aveva la penna stilografica di Carlo?

Foglio di lavoro 15b Il furto in classe

Il bolide scomparso

Il commissario Frost e la sua assistente hanno un nuovo caso spinoso da risolvere: un'auto sportiva costosa e molto rara, di produzione italiana è stata rubata da un garage sotterraneo, di proprietà di una azienda, sito in un piccolo palazzo di uffici nella periferia cittadina. Il proprietario ha fatto denuncia. Nella suddetta azienda tutti e 50 i collaboratori guadagnano un buon stipendio e guidare un'auto sportiva è considerato uno status symbol. Per motivi di sicurezza, perciò, si entra e si esce dal garage sotterraneo solo con le chiavi dell'azienda. Il sospetto ricade quindi in un primo tempo sui collaboratori dell'azienda. Il commissario Frost e la sua assistente hanno già interrogato già più della metà dei collaboratori – purtroppo senza alcun risultato.
Il vicecapo, il signor Marchi, che ieri era palesemente assente per urgenti motivi di lavoro, oggi viene interrogato per la prima volta.
Il commissario Frost comincia a spiegare al signor Obermann che cosa è successo e, quindi, per questo motivo vorrebbe fargli un paio di domande. A questo punto, il signor Marchi lo interrompe in modo risoluto: "So già tutto. Il mio tempo è limitato, perché devo fare cose ben più importanti, che parlare di stupidate con un poliziotto. Venga quindi al punto, dunque!"
Il commissario Frost pensa tra sé "Questo arrogante millantatore!", tuttavia risponde a bassa voce: "Carissimo signor Marchi, naturalmente noi non vogliamo servirci del suo tempo troppo a lungo. Vorremmo solo chiederle, che tipo di auto guida e dove si trovava il giorno del furto. Quindi, si tratta di una pura formalità!"
Il signor Marchi: "Questo avreste potuto chiederlo anche alla mia segretaria. Non mi meraviglio, che la polizia non sia in grado di risolvere i casi criminali, se spreca così il suo tempo. Guido una Porsche e di tanto in tanto anche una BMW. E il giorno del furto me l'ero preso libero per fare una piccola gita con uno dei miei due bolidi. Altre domande?"
Il commissario Frost e la sua assistente diventano sospettosi di qualcosa, si scambiano una breve occhiata, dopodiché l'assistente dice qualcosa in modo servile: "No, tutto chiaro. Ci scusi, se l'abbiamo trattenuta. Posso accompagnarla all'uscita?"
Il signor Marchi si alza subito e replica in modo arrogante: "Finalmente. Sarebbe anche ora! Cammina a testa alta per il corridoio fino all'uscita. Nello stesso tempo, non può fare a meno di dire all'assistente le seguenti importanti osservazioni: "Lei e il suo commissario non avete alcuna idea di quali siano le belle auto. Siete solo funzionari statali. Non guidereti mai nella villa una Lamborghini gialla!" A questo punto l'assistente sapeva di aver risolto il caso ...

☛ Perché l'assistente del commissario Frost dice ciò?
☛ Allora, chi ha rubato il bolide?

Foglio di lavoro 15c Il bolide scomparso

Il borsellino della mamma

Il commissario Frost vive in una vecchia casa in centro città. Sullo stesso pianerottolo vive anche una signora con i suoi due figli di 15 e 16 anni, che fanno disperare la loro madre. I ragazzi, vivaci adolescenti, sono sempre pronti a fare scherzi.
Una sera, il commissario Frost sente un forte grido proveniente dall'appartamento dei vicini. Si chiede cosa mai sarà successo di nuovo.
In quel momento suonano alla sua porta. È la vicina, che gli chiede di andare nel suo appartamento. Anche i suoi due figli sono lì. La vicina dice abbastanza agitata:
"Caro signor Frost, lei deve aiutarmi, dal momento che è un commissario di polizia!" Il signor Frost annuisce. La signora descrive il problema: "Poco fa volevo uscire di casa e mi sono accorta che il mio borsellino era sparito. Semplicemente scomparso. In più, un'ora fa ho messo la lista della spesa per domani nella sporta di plastica, che tengo sempre nella mia borsetta. Mi sembra di impazzire!"
Il commissario Frost: "Per favore, si calmi. Nell'ultima ora, chi è stato qui in casa sua? La porta era chiusa a chiave?"
La vicina: "Sì, certo che la porta era chiusa. Ho dovuto aprirla con le chiavi per venire a suonare alla sua porta. Oltre a me, c'erano un casa solo i miei due ragazzi." La Signora comincia a piangere.
Entrambi i ragazzi guardano il commissario Frost in modo innocente e dicono, che non hanno la minima idea di dove sia il borsellino della madre. Poiché, tuttavia, loro conoscono bene il commissario Frost e lui li ha sempre accompagnati alle partite di calcio, non ritengono di poterli nascondere le loro buffonate. Il più grande si raschia la gola e dice: "Io non ho il borsellino. Non chieda nulla a mio fratello più giovane, perché comunque lui mente." Subito dopo il più giovane: "Non è così, tu bugiardo! Io sono innocente!" Entrambi sogghignano.
Il commissario Frost è stufo di darsi pena con i ragazzi e dice chiaramente: "Ragazzi, ora vi faccio un'unica domanda e entrambi mi date una risposta. Ok? Cosa credete che risponda vostro fratello, quando io gli chiedo, se suo fratello ha rubato il borsellino?" Tutti e due ci riflettono brevemente.
Il più grande risponde per primo: "Mio fratello minore risponde, l'ho preso io, cosa che non va bene." Il più giovane dà la stessa identica risposta.
Il commissario Frost alla madre: "Gentile signora, i suoi ragazzi sono ancora una volta in combutta !"

☛ Cosa vuole dire il commissario Frost con questo?
☛ Chi ha il borsellino?

Foglio di lavoro 15d Il borsellino della mamma

Come mi adatto alle regole sociali?

Risponda alle seguenti domande ponendo una crocetta sul valore della scala di valutazione da 1 a 5 che meglio descrive questa sua capacità.

	Questo è un mio punto di forza			Questo è un mio punto di debolezza
1. Nell'affrontare la quotidianità faccio per lo più le cose giuste in modo automatico	⑤	④	③	②	①
2. Non devo riflettere a lungo su come devo comportarmi nei rapporti con gli altri	⑤	④	③	②	①
3. Conosco le regole di comportamento sociale, che ci si aspetta che osservi	⑤	④	③	②	①
4. Riesco a risolvere meglio i problemi degli altri rispetto ai miei problemi	⑤	④	③	②	①
5. Generalmente capisco meglio degli altri che cosa si deve fare	⑤	④	③	②	①
6. Sono soddisfatto dei miei rapporti con gli altri	⑤	④	③	②	①

È cambiato qualcosa durante il programma INT? Come valuta ora la sua capacità di risolvere i problemi?

....

....

....

I cambiamenti possono essere evidenziati anche direttamente nella tabella soprastante.

Foglio di lavoro 16 Come mi adatto alle regole sociali?

Foglio di lavoro 17

Con quali strategie mi difendo?

Abbiamo parlato di diverse strategie con cui affrontare eventuali domande sulla propria malattia, sul ricovero o su argomenti personali.
Se si intende utilizzare una strategia è utile dapprima rifletterci per decidere con chi utilizzarla e in quali circostanze.

Valuti le seguenti strategie:

Strategia	Vantaggio	Svantaggio	Con chi adottarla
Dire le cose come stanno (dire la verità)			
Scappare (non dire nulla)			
Io non ne parlo! (dire che io non dico nulla)			
Una bugia (mentire)			
Mezza notizia (raccontare solo una parte)			
Mezza verità (mescolare verità e menzogna)			
La strategia del politico (distrazione tramite una conduzione attiva della conversazione)			
Altra strategia			
Altra strategia			

Foglio di lavoro 17 Con quali strategie mi difendo?

Foglio di lavoro 18

Come "lavoro con la mia memoria" nella vita di tutti i giorni?

Risponda alle seguenti domande ponendo una crocetta sul valore della scala di valutazione da 1 a 5 che meglio descrive questa sua capacità.

	Questo è un mio punto di forza				Questo è un mio punto di debolezza
1. Anche quando accadono molte cose intorno a me, non mi lascio distrarre	⑤	④	③	②	①
2. Riesco a fare bene molte cose contemporaneamente	⑤	④	③	②	①
3. Nel caso in cui ci siano più possibilità, non ho alcun problema a decidere cosa scegliere	⑤	④	③	②	①
4. So sempre molto velocemente che cosa si deve fare	⑤	④	③	②	①
5. Generalmente lavoro con la mia memoria meglio degli altri	⑤	④	③	②	①
6. Sono soddisfatto di come lavoro con la mia memoria	⑤	④	③	②	①

È cambiato qualcosa durante il programma INT?
Come valuta ora la sua capacità di lavorare con la sua memoria?

....

....

....

I cambiamenti possono essere evidenziati anche direttamente nella tabella soprastante.

Foglio di lavoro 18 Come "lavoro con la mia memoria" nella vita di tutti i giorni?

Foglio di lavoro 19

Ero troppo distratto

☞ Ha già vissuto nella sua quotidianità delle situazioni in cui non è riuscito a concentrarsi bene su qualcosa, perché era troppo distratto?

☞ Qual era il motivo della sua distrazione? *Stimoli esterni* (baccano, gente, rumori, ecc.) o *stimoli interni* (troppi pensieri o pensieri circolari, viaggi con la fantasia, ecc.)?

☞ Se facciamo fatica a concentrarci perché siamo distratti, siamo di solito anche *sovraeccitati!* Cioè, siamo molto attivi internamente o esternamente. In quali situazioni si è sentito particolarmente sovraeccitato?

Si ricorda una situazione concreta?
Faccia un esempio tratto dalla sua quotidianità (a casa, al lavoro, durante il tempo libero o in una conversazione?):

....

....

Come ha esternato il suo essere sovraeccitato?

pensieri: ....

sentimenti/emozioni: ....

reazioni fisiche: ....

comportamenti: ....

Che cosa ha fatto in quei momenti per riuscire a concentrarsi meglio?
Faccia degli esempi delle strategie utilizzate:

....

....

....

Foglio di lavoro 19 Ero troppo distratto

Foglio di lavoro 20

Flessibilità: riuscire a passare da un'attività a quella successiva

Svolgere diverse attività tutte insieme è difficile. Perciò, di solito, evitiamo di eseguire le attività in modo parallelo, ma passiamo da un'attività a un'altra e di nuovo a quella precedente. Questo può essere fatto anche molto velocemente. Questo passaggio è tanto più facile, quanto più familiare è l'attività.
Le viene in mente qualche situazione tratta dalla sua esperienza personale, in cui ha provato a *lavorare nello stesso tempo alternando a più cose e ha dovuto spesso passare da un'attività all'altra?*

☞ Faccia un esempio (ad esempio, a casa, al lavoro, durante il tempo libero o in una conversazione?):

....

☞ È riuscito a passare bene da un'attività all'altra? O, nell'esempio citato, ha incontrato difficoltà nel passaggio?

....

....

Fare una crocetta sulla scelta corrispondente

☞ Di che tipo erano le difficoltà incontrate?

1. Il passaggio alla nuova attività è stato difficile. **Non riuscivo ad abbandonare l'attività precedente!** ☐

2. Il passaggio alla nuova attività è stato possibile, ma ero comunque distratto dal primo compito. **Non riuscivo a non pensare all'attività precedente e sono riuscito con qualche difficoltà ad affrontare qualcosa di nuovo.** ☐

Foglio di lavoro 20 Flessibilità: riuscire a passare da un'attività a quella successiva

Come comprendo ciò che succede nel quotidiano?

Risponda alle seguenti domande ponendo una crocetta sul valore della scala di valutazione da 1 a 5 che meglio descrive questa sua capacità.

	Questo è un mio punto di forza				Questo è un mio punto di debolezza
1. Di solito capisco le cose in modo corretto, veloce e preciso	⑤	④	③	②	①
2. Quando mi riesce qualcosa, spesso mi attribuisco il merito	⑤	④	②	②	①
3. Nel caso in cui qualcosa vada bene, riconosco volentieri il merito degli altri	⑤	④	③	②	①
4. Sono molto flessibile nella valutazione dei risultati	⑤	④	③	②	①
5. Di norma le mie deduzioni sono più giuste di quelle degli altri	⑤	④	③	②	①
6. Sono soddisfatto di come riesco a valutare spontaneamente ciò che accade nella quotidianità	②	④	③	②	①

È cambiato qualcosa durante il programma INT?
Come valuta ora la sua capacità di comprendere ciò che succede?

....

....

....

I cambiamenti possono essere evidenziati anche direttamente nella tabella soprastante.

Foglio di lavoro 21 Come comprendo ciò che succede nel quotidiano?

Come affronto lo stress? In che modo sono in grado di regolare le mie emozioni?

Risponda alle seguenti domande ponendo una crocetta sul valore della scala di valutazione da 1 a 5 che meglio descrive questa sua capacità.

	Questo è un mio punto di forza				Questo è un mio punto di debolezza
1. Riesco a fare bene le cose anche sotto stress.	⑤	④	③	②	①
2. So sempre gestire le mie emozioni	⑤	④	③	②	①
3. Se sono triste o arrabbiato, riesco velocemente a cambiare il mio stato d'animo	⑤	④	③	②	①
4. So come tornare di buon umore	⑤	④	③	②	①
5. Di norma riesco ad affrontare lo stress meglio degli altri	⑤	④	③	②	①
6. Sono soddisfatto di come riesco a regolare le mie emozioni	⑤	④	③	②	①

E cambiato qualcosa durante il programma INT?
Come valuta ora la sua capacità di affrontare lo stress e regolare le emozioni?

....

....

....

....

I cambiamenti possono essere evidenziati anche direttamente nella tabella soprastante.

Foglio di lavoro 22 Come affronto lo stress? In che modo sono in grado di regolare le mie emozioni?

Analisi delle attribuzioni causali spontanee

Risponda alle seguenti domande sulla situazione di cui si è parlato o che è stata messa in scena (role-play) precedentemente.

☞ **Descrizione delle caratteristiche fondamentali della situazione:** Che cosa succede?

.....

☞ **Identificazione delle cause:** Che cosa penso, perché questa persona si è comportata così? Le mie ipotesi?

.....

☞ **Conclusioni tratte:** Quali conseguenze ha per me o quali per le altre persone? Cosa significa per me o quale significato ha per le altre persone?

.....

☞ **Reazioni:** Quali reazioni produce in me e quali nelle altre persone?

Quali **emozioni** vengono evocate?

.....

Quali **pensieri e ragionamenti**?

.....

Reazioni fisiche?

.....

Reazioni comportamentali?

.....

Foglio di lavoro 23 Analisi delle attribuzioni causali spontanee

Verifica della mia attribuzione causale

Risponda alle seguenti domande.

☞ **Descrizione della situazione:** Cosa è successo?

.....

☞ **Identificazione spontanea delle cause:** Le mie ipotesi?

.....

.....

☞ **Deduzioni e reazioni:** Conseguenze?
Quali reazioni provoca in me?

.....

☞ **Identificazione alternativa delle cause:** Altre ipotesi?

....

.....

☞ **Deduzioni / reazioni alternative:** Conseguenze?
Quali reazioni provoca in me

.....

.....

Foglio di lavoro 24 Verifica della mia attribuzione causale

6.6.3 Illustrazioni cliniche (vignette)

Vignetta 1

C'era una volta una mattina ...

Una mattina Peter si alzò più presto del solito. In qualche modo saltò fuori dal letto anche meglio rispetto agli altri giorni. Dopo essersi alzato, si fece una doccia e bevve due tazze di caffè. Quella notte aveva dormito bene, fatto eccezionale per lui, quindi quella mattina si sentiva particolarmente sveglio. Si accorse, inoltre, che si era vestito più velocemente del solito ed era già pronto per uscire di casa.

Peter si ricordò che quella sarebbe stata una bella giornata, perché era il giorno in cui finalmente avrebbe potuto andare a ritirare i tre dischi dal suo collega Bruno. L'ultima volta che si erano incontrati, Bruno aveva detto di non averne più bisogno. Questa era una buona opportunità per Peter, dal momento che aveva sempre avuto un particolare interesse per i vecchi dischi, specialmente per la raccolta di musica dei primi anni 70.

Nel lasciare l'abitazione, scambiò anche qualche parola con la vicina di casa, cosa che molte volte evitava di fare. Era interessato a sapere come stessero i vicini. Quel giorno Peter si sentiva davvero bene.

Montò in sella alla sua bicicletta e imboccò la strada. Prima del grande incrocio, un uomo si avvicinò alle strisce pedonali e attraversò la strada senza guardare. Peter lo vide per tempo. Riuscì immediatamente a frenare e a evitarlo senza alcun problema.

Senza dare troppa importanza a questo fatto, Peter proseguì verso casa di Bruno. Ritirò da lui i dischi, come concordato, e tornò a casa verso l'ora di pranzo con addosso una sensazione di soddisfazione. Quella era davvero una bella giornata.

Vignetta 2

Più tardi, lo stesso giorno ...

Una volta che Peter fu nuovamente a casa, per prima cosa ascoltò uno dopo l'altro i tre dischi ricevuti da Bruno. Poi gli venne l'idea di riordinare la sua collezione di dischi. Con il passare degli anni si erano già accumulate un paio di dozzine di dischi. Cominciò a prenderli tutti, uno dopo l'altro, dallo scaffale e a ordinare i dischi secondo l'anno in cui erano stati incisi.

Dovette concentrarsi parecchio, perché si era proposto di sistemare i dischi proprio secondo quell'ordine. Questa, in realtà, non era una cosa troppo complicata, ma richiedeva il suo tempo. Così, dopo un quarto d'ora, Peter si rese conto di come stesse divagando sempre di più con la mente. Guardava di continuo fuori dalla finestra e impiegava sempre più tempo a riordinare un disco. Dopo mezz'ora si sentì piuttosto stanco. Si alzò e andò in cucina a bere qualcosa.

Dopo una breve pausa, Peter tornò al suo "lavoro". Riuscì di nuovo a concentrarsi bene, anche perché voleva a tutti i costi finire di sistemare quel giorno tutti i dischi, e fu soddisfatto del risultato.

Illustrazioni cliniche 1 C'era una volta una mattina

Illustrazioni cliniche 2 Più tardi, lo stesso giorno

Vignetta 3

Lo scorso venerdì al lavoro ...

Peter rifletté sullo scorso venerdì. In quella occasione si trovava nell'officina, in cui di norma lavora mezza giornata. Quel venerdì aveva vissuto una situazione simile a quella del giorno appena trascorso mentre riordinava i dischi. Peter si ricordò di come fosse piuttosto addormentato durante l'esecuzione dell'incarico, che gli era stato commissionato dal capo.

Dovette selezionare singoli pezzi per tutto il pomeriggio. Più il lavoro durava a lungo, più gli risultava noioso. Forse, in quella occasione, non riusci a concentrarsi bene per così tanto tempo anche perché gli pareva che il lavoro non fosse molto utile e quindi non riusci ad appassionarsi.

Quel giorno con i dischi fu naturalmente tutt'altra cosa. Era contento, infatti, di essersi preso finalmente un po' di tempo per la sua collezione di dischi. Ad ogni modo, lo scorso venerdì in officina, dovette fare delle pause sempre più frequenti. Alla fine riuscì a portare a termine il suo incarico prima della fine dell'orario di lavoro, cosa che rallegrò non solo lui, ma anche il suo capo.

Illustrazioni cliniche 3 Lo scorso venerdì al lavoro

Vignetta 4

Appuntamento al Caffè ...

Una sera Peter organizzò un appuntamento con Manuela. I due si erano conosciuti tramite Bruno, il collega di Peter. Decisero di incontrarsi in città al Caffè Adonis alle ore 19. Peter pensò a quell'incontro tutto il giorno. Manuela gli piaceva. Da una parte era molto contento per l'appuntamento, dall'altra era abbastanza nervoso e non riusciva a decidere cosa indossare. Alla fine si diresse verso il Caffè Adonis.

Arrivò là un po' prima. Con sua grande sorpresa, Manuela lo stava già aspettando seduta a un piccolo tavolo. Peter la salutò e si sedette. Entrambi ordinarono un caffèlatte. In un primo momento Peter era veramente nervoso e non sapeva bene cosa dire. Ciò lo rendeva insicuro. Ma Manuela cominciò a raccontargli della sua giornata appena trascorsa, parlò del lavoro, della sua famiglia e delle sue vacanze passate. Si esprimeva come se fosse un libro. Peter provò ad ascoltarla con attenzione. Nel frattempo, si rese conto che Manuela lo guardava direttamente negli occhi.

Mentre la stava ascoltando, Peter rifletteva su quale significato avessero quegli sguardi di Manuela, cosa volesse esprimere attraverso di essi: era contenta di parlare con lui? Mentre Manuela stava ancora parlando, Peter la osservò in modo più accurato: la posizione del suo corpo, i suoi movimenti e soprattutto l'espressione del suo volto. Ma Peter non era sicuro del fatto che la mimica di Manuela esprimesse solo piacere, forse vi era anche ansia, poiché lui fino a quel momento aveva detto a malapena qualcosa. O era magari disgustata dalle dimensioni della sua pancia, dal momento che negli ultimi tempi era ingrassato?

Dopo mezz'ora Manuela lo salutò con una cordiale stretta di mano. Sulla strada di casa Peter rifletté a lungo: non sapeva se doveva chiamare di nuovo Manuela o no ...

Illustrazioni cliniche 4 Appuntamento al Caffè ...

Vignetta 5

Un giorno da dimenticare!

Quel giorno Peter non aveva nulla in programma. Non doveva andare a lavorare, non aveva nessun impegno, né appuntamento. Ci mise quindi molto più tempo a saltare fuori dal letto.

Era già mezzogiorno. Peter decise di fare qualcosa di utile, di andare a fare la spesa. Quando cominciò a scendere le scale – non prendeva volentieri l'ascensore – vide la nuova vicina di casa, che si era trasferita sotto di lui. Ma come si chiamava? Peter non riusciva proprio a ricordarsi il suo nome, sebbene si fossero già presentati di persona. La giovane donna lo salutò chiamandolo per nome, ma lui le passò accanto, le fece un rapido cenno col capo e pensò: "E' stato davvero imbarazzante!". Davanti al portone di casa scoprì il suo nome riconoscendolo tra i tanti sul citofono: Julia Schmitt.

Quando Peter giunse al supermercato, si rese conto che non aveva la minima idea di che cosa mancasse in casa. Ancora una volta si era dimenticato di farsi una lista della spesa. Lasciò il supermercato senza aver concluso nulla.

Dal momento che si trovava già in città, decise di telefonare al suo collega Daniel e anche alla sua collega Manuela per incontrarsi. Sebbene avesse già chiamato Daniel parecchie volte, non riusci proprio, nonostante la buona volontà, a ricordarsi quel numero, che non si era nemmeno annotato. "Qualcosa con 365, ma nemmeno questo mi porta molto lontano. Che pasticcio!" pensò e si diresse verso casa.

Giunto davanti alla porta di casa chiusa a chiave, si rese conto smarrito, che non aveva le chiavi. "Le ho lasciate infilate nella toppa della porta?" si chiese. "Nessun problema, in tal caso suono il campanello alla mia nuova vicina di casa. Ma qual è il suo nome?"

Illustrazioni cliniche 5 Un giorno da dimenticare!

Vignetta 6

Una telefonata per Daniel

Daniel, il coinquilino di Peter, una sera tornò a casa.

Peter: "Oggi ha telefonato qualcuno che voleva parlare con te ..."

Daniel: "Chi era, cosa voleva?"

Peter: "Era una donna, non so altro, nemmeno come si chiama, ..., per qualcosa che riguarda il tuo lavoro, credo ..., devi richiamarla."

Daniel: "Hai il numero di telefono?"

Peter: "Ehm, no, pensavo, che tu lo sapessi."

Daniel: "Ma come diavolo posso sapere, a chi e a quale numero devo telefonare, se non so nemmeno di che cosa si tratta?!"

Illustrazioni cliniche 6 Una telefonata per Daniel

Vignetta 7

Ieri in un ristorante italiano ...

Ieri Peter ha mangiato con Daniel in un ristorante italiano:

"Buongiorno, cosa posso portarvi?" chiese il cameriere.

Daniel guardò il menù e ordinò: **"Per me un succo di pomodoro con tabasco e pepe. Poi una piccola insalata mista con salsa francese, una pizza quattro stagioni, ma se possibile senza carciofi, e una coca cola con limone, grazie."**

Peter fece subito la sua ordinazione: **"E per me un brodo, poi un risotto con i funghi, ma per cominciare un succo di arancia, ... ehm, no, prendo più volentieri gli spaghetti ai frutti di mare, e anche mezzo litro di acqua minerale naturale."**

Il cameriere fece l'ordinazione in cucina: "..."

Illustrazioni cliniche 7 Ieri in un ristorante italiano …

Vignetta 8

L'appuntamento dal medico dimenticato...

Era il giorno in cui Peter andò a prendere i dischi nuovi dal suo collega Bruno. Quella sera guardò la partita di calcio alla televisione. Era una di quelle partite a cui Peter teneva molto e alla quale era molto interessato.

Durante l'intervallo, mentre andava in cucina, seguì casualmente un'intervista ad un giocatore. Questo giocatore, a causa di un fallo, dovette essere medicato dagli infermieri con del ghiaccio spray.

In quel momento, improvvisamente a Peter venne in mente: infermieri - ghiaccio spray - ferita - medico!! Quel giorno aveva un appuntamento, per la precisione dal medico! Da qualche parte c'era un biglietto con l'orario della visita, lo sapeva, solo che non l'aveva appeso in un posto ben visibile e quindi si era completamente dimenticato dell'appuntamento di quel giorno.

Il giorno seguente telefonò al medico, si scusò per la dimenticanza e fissò un nuovo appuntamento. Peter riflettè sul fatto che aveva completamente dimenticato l'appuntamento dal medico, perché quel giorno aveva deciso di incontrarsi con Bruno. Guardando i dischi nuovi realizzò che dell'incontro con Bruno non si era dimenticato, perché, al contrario dell'appuntamento con il medico, Peter era davvero contento dell'incontro con Bruno.

Illustrazioni cliniche 8 L'appuntamento dal medico dimenticato…

Vignetta 9

Vernissage

Peter andò con Daniel al vernissage di una mostra di quadri di una ex paziente della comunità. L'artista si chiama Domenica. È sempre stata una pittrice dotata e tutte le volte che veniva accolta in comunità, lavorava nel laboratorio di arteterapia. Peter l'aveva conosciuta in comunità. Oggi Domenica è un'artista conosciuta ed espone i suoi quadri in diverse gallerie d'arte.

Al vernissage c'erano molte persone. C'era anche un piccolo chiosco. Peter e Daniel stettero per un po' in disparte. Quando Daniel cominciò a conversare con una persona, Peter decise di andare a guardare più da vicino i quadri in esposizione. Domenica dipingeva quadri di grande formato, di almeno due metri per due. Nella maggior parte dei quadri era rappresentata una scena di strada molto vicina alla realtà, con tante persone. Domenica utilizzava spesso colori vivi.

Quando Peter si fermò ad osservare uno dei quadri si rese conto che era per lui difficile capire cosa davvero rappresentasse. Vide diversi dettagli sul quadro, come persone, che camminano su una strada di una grande città, una carrozza dietro cui correva un cane, bambini che giocavano sul marciapiede e donne che osservavano dalle finestre delle loro case cosa stava succedendo. In alto a sinistra notò un sole di color giallo vivo. Peter si rese conto che faceva fatica a orientarsi nel quadro, a costruirsi un "proprio quadro", a mettere d'accordo i tanti dettagli che aveva osservato. Cominciò a fare delle supposizioni su cosa avesse pensato esattamente Domenica mentre dipingeva quel quadro.

Ad un tratto Peter notò un uomo anziano accanto a lui. Questo gli chiese amichevolmente: "Sa spiegarmi di che cosa tratta questo quadro?"

Illustrazioni cliniche 9 Vernissage

Vignetta 10

Di nuovo al Caffè Adonis

In un giorno di pioggia, Peter decise di andare al Caffè Adonis per bere un caffè e leggere un quotidiano. Stava già leggendo da un quarto d'ora il giornale, quando ad un tratto sentì una voce a lui familiare. Era Manuela accompagnata da due colleghi, un uomo e una donna, che lui non conosceva! Lei lo salutò amichevolmente. Manuela e i suoi colleghi si sedettero al tavolo accanto a quello di Peter e cominciarono subito a parlare tra loro. Manuela guardò un paio di volte dalla parte di Peter e sorrise. Peter non aveva più incontrato Manuela dal giorno dell'appuntamento. Avrebbe parlato volentieri da solo con lei. Ma sembrava che lei preferisse intrattenersi con i suoi colleghi. Manuela si era seduta dallo stesso lato di Peter al bistro. I suoi colleghi si erano seduti di fronte a lei, molto vicini uno accanto all'altro. Peter si chiese, quindi, se per caso loro fossero una coppia.

A quel punto Peter non riuscì più a concentrarsi sulla lettura del giornale. Origliò la conversazione del tavolo accanto. Non poté fare altrimenti. Cercò di non farsi notare facendo finta di leggere il giornale. Sembrava che Manuela e i suoi colleghi si conoscessero bene. Parlarono della scuola, delle vacanze e della mostra d'arte di una ex paziente della clinica, la stessa del vernissage a cui Peter era stato di recente.

Peter era veramente nervoso in quel momento e si chiese se e come potesse inserirsi nella conversazione.

Illustrazioni cliniche 10 Di nuovo al Caffè Adonis

Vignetta 11

Un film - due riassunti

Un giorno Peter decise di andare al cinema a vedere un film. Tornò a casa e lo raccontò con grande entusiasmo al suo coinquilino Daniel: **"È stato un film fantastico!"**

Daniel chiese che cosa gli era piaciuto così tanto.
Peter rispose:
"Ora non riesco più a ripercorrere la trama intera del film. Sono rimasto colpito semplicemente dalle immagini, proprio per questo ho fatto anche fatica a concentrarmi sul "filo conduttore" del film, non riesco a trovare le parole per raccontarlo. In ogni caso è proprio un bel film. Semplicemente fantastica l'intera storia con quell'attrice, come si chiama poi ...? E le scene, ah, devi proprio andarlo a vedere!."

Dopo che Daniel nei giorni successivi vide il film, lo raccontò con altrettanto entusiasmo ad una collega:
"Wow, questo film mi ha veramente commosso. All'inizio un'immagine stupenda di un paesaggio, i colori caldi del luminoso cielo serale nel deserto, altrimenti così arido ... Potevo sentire davvero i profumi pungenti dei fiori di cactus. Parla della storia della protagonista che fa un viaggio d'avventura e qui conosce il nuovo e futuro compagno di vita. Sulla loro strada non mancano però le difficoltà e nella coppia iniziano a nascere delle divergenze a causa delle differenze culturali. Il rapporto diventa sempre più difficile per questa ragione e i due si dividono. In seguito, s'impigliassero di nuovo e vivono felici. Il film, perciò, inizialmente mi ha suscitato un po' di tristezza, tuttavia, alla fine mi ha reso in qualche modo fiducioso e pieno di speranza, in ogni caso sono uscito dal cinema con una sensazione di contentezza piena e un sorriso sulle labbra."

Illustrazioni cliniche 11 Un film - due riassunti

Vignetta 12

Come organizzarsi per andare al cinema

Peter andò al cinema in modo abbastanza spontaneo. Si recò in città, girovagò qua e là senza una meta ben precisa e vide nei pressi del cinema un cartellone pubblicitario di un film. Dato che aveva abbastanza soldi con sé e il cartellone pubblicitario lo aveva molto incuriosito, decise in modo molto spontaneo di andare a vedere il film, senza rifletterci troppo. Generalmente non succedeva così.

L'ultima volta che andò al cinema, lo fece solo perché non aveva idea di cosa fare. Era a casa, seduto a non fare nulla e improvvisamente gli venne l'idea di andare al cinema. All'inizio non sapeva bene come scegliere il film da vedere. Aveva diverse possibilità per individuare il film più interessante per lui. Poteva guardare sul giornale, in internet o anche chiedere direttamente al cartellone, se lui poteva consigliarli un film. O poteva anche andare fino alla stazione e i cartelloni pubblicitari o passare direttamente davanti a un paio di cinema, che conosceva, per vedere cosa c'era al momento in programmazione. Ma pensò che sarebbe stato meglio e più veloce procurarsi un giornale al chiosco sotto casa e scegliere direttamente un film.

Peter non conosceva ancora bene la città. Per andare al cinema, per prima cosa guardò la mappa della città, esattamente come quella volta in cui andò da Bruno per prendere i dischi. Anche la mappa indicava diverse possibilità per raggiungere il cinema. Scelse l'autobus. Questo lo condusse tuttavia solo fino alla stazione. Là dovette cambiare, prendere il tram e viaggiare ancora circa 5 minuti. Senza troppe difficoltà trovò il cinema ed arrivò perfino in anticipo. Ancora una volta aveva trascorso una bella giornata, pensò Peter tra sé e sé, ed era orgoglioso di se stesso, perché tutto era andato liscio. Perciò, a questo punto poteva anche godersi il film nel modo giusto.

Illustrazioni cliniche 12 Come organizzarsi per andare al cinema

Vignetta 13

In bicicletta al Caffè Adonis

Peter aveva un appuntamento con Daniel e Bruno alle 17 al Caffè Adonis. Era a casa ad ascoltare la musica e si rese conto che erano le 16.45, quasi l'ora dell'appuntamento. Non voleva arrivare troppo tardi e decise di andare in bicicletta per guadagnare un po' di tempo.

Peter è un ciclista scarso. Ma quel giorno indossò dei jeans "a zampa di elefante", come quelli che si usavano negli anni '70. Sembravano trendy e voleva mostrare a Bruno, che anche lui li poteva indossare. Peter temeva solo che i jeans, presi in prestito, s'impigliassero nella catena della bicicletta e quindi che lui potesse cadere a terra. Perciò si concentrò più su come pedalare in modo da tenere i piedi il più lontano possibile dalla catena piuttosto che sul traffico. Questo fu anche il motivo per cui vide all'ultimo secondo una signora anziana, che stava attraversando lentamente sulle strisce pedonali. Non vide nemmeno il semaforo rosso, quindi non si fermò. Dopo essere quasi caduto sul bordo del marciapiede, finalmente arrivò al Caffè Adonis. "È stato un inferno!" Pensò Peter.

Al Caffè Adonis in un primo momento non vide né Bruno né Daniel. Quando si sedette a un tavolo libero, lo chiamò Daniel, che era seduto con Bruno nell'angolo più nascosto del locale, perché non avevano trovato nessun altro tavolo libero. Peter si sedette con loro. Aveva ancora il fiato corto e raccontò ai due del suo viaggio terribile. Daniel replicò in modo sfacciato: "E la vecchiaia, chi non è capace di andare in bicicletta, farebbe meglio a lasciar perdere!" Peter rise con un po' di imbarazzo.

I tre colleghi discussero tra loro per circa un'ora. Poi Daniel chiamò il cameriere e chiese il conto. Solo in quel momento Peter si accorse che in tutto quel tempo si era dimenticato di ordinare il caffè. Si irritò molto, perché per Peter il caffè dell'Adonis era il migliore della città.

Illustrazioni cliniche 13 In bicicletta al Caffè Adonis

Vignetta 14

L'altro giorno all'osteria

L'altro giorno Peter andò all'osteria, che si trova proprio dietro l'angolo di casa sua, per leggere in santa pace un quotidiano. Già sulla strada si rese conto che quel giorno non avrebbe sopportato troppe persone attorno a lui. Quando entrò nell'osteria, voleva per prima cosa avvicinarsi con determinazione al tavolo e sedersi lì, dove abitualmente legge il giornale: il "suo" tavolo è affiancato da due panche e si trova nell'angolo, ai margini della stanza. Notò che quel tavolo era già occupato e che quel giorno l'osteria era particolarmente affollata.

Da qualche parte al centro della stanza c'era ancora un piccolo tavolo libero. Peter si sedette e ordinò un caffè. Poi si alzò di nuovo per andare a prendere il quotidiano. Peter girò la prima pagina del giornale e si accorse di non aver ancora osservato accuratamente il frontespizio. In qualche modo Peter si sentiva distratto dalle conversazioni delle altre persone attorno a lui. Inoltre c'era anche il cameriere che dietro il bancone andava frettolosamente avanti e indietro dalla cucina alla sala e viceversa. Dalla cucina proveniva anche un forte baccano.

Dopo un attimo si liberò un tavolo in un angolo più riparato. Peter si spostò a quell'altro tavolo con il suo caffè. Là i rumori lo disturbavano meno. Riuscì a concentrarsi meglio sul quotidiano e subito dopo lesse la cronaca locale, che era la parte a cui era più interessato.

Dopo mezz'ora Peter decise di andare a casa. Voleva pagare il suo caffè e notò che l'osteria, nel frattempo, si era riempita ancora di più. C'erano anche molte persone in piedi davanti al bancone. Peter fece fatica a trovare il cameriere che era stato assegnato al suo tavolo per fargli un cenno. Per di più, anche molti ospiti indossavano una camicia di colore chiaro come quella dei camerieri. Infine, passarono altri venti minuti prima che Peter riuscisse finalmente a pagare. "Ah, è stato davvero faticoso!" pensò Peter, mentre usciva e si dirigeva verso casa.

Illustrazioni cliniche 14 L'altro giorno all'osteria

Vignetta 15

Tra un lavoro e l'altro in officina

Quella mattina in officina Peter ricevette dal capo l'incarico di molare dei giocattoli di legno, che erano stati ultimati da poco, e di verniciarli. Peter sapeva già fare quel tipo di lavoro, per di più lavorare con il legno lo divertiva molto. L'ultima volta che l'aveva fatto gli era risultato un lavoro facile. Per prima cosa molava sempre il pezzo singolarmente e in un secondo tempo lo verniciava. Dopodiché cominciava con il pezzo successivo.

Peter si rese conto che quel giorno il lavoro non era così semplice. Cominciò per prima cosa con la molatura senza fermarsi fino alla pausa caffè. Anche dopo continuò a molare. Il capo voleva che fossero pronti almeno 10 pezzi prima della pausa pranzo.

Quindi sospese il lavoro di molatura e cominciò quello di verniciatura. Questo passaggio gli risultò un po' difficile. Era così assorto nel primo lavoro che fece fatica a concludere il lavoro di molatura e a prendere in mano il pennello. Peter ebbe bisogno di un po' di tempo prima di abituarsi al nuovo lavoro di verniciatura. Quando ebbe concluso la verniciatura, gli riuscì nuovamente difficile tornare alla molatura dei giocattoli di legno.

D'un tratto, con il passare del tempo, però, trovò un buon modo per riuscire a passare in modo flessibile da un lavoro all'altro. Alla fine riuscì perfino a scambiare anche qualche parola con i colleghi in officina accanto a lui mentre lavorava, senza dover necessariamente interrompere il lavoro. Peter concluse perciò il suo incarico nei tempi prestabiliti e alla fine della giornata di lavoro si sentì bene.

Illustrazioni cliniche 15 Tra un lavoro e l'altro in officina

Vignetta 16

Davvero una bella giornata!

Quel giorno fu molto importante per Peter. La mattina si svolse in officina il colloquio semestrale con il suo capo di verifica del suo lavoro e il pomeriggio ebbe l'occasione di incontrare nuovamente Manuela.
Alle 9 Peter era già in officina in attesa del colloquio. In fila, prima di lui, c'era il suo collega Bruno. Quando tornò al posto di lavoro, Peter gli chiese com'era andato il colloquio. Bruno era depresso e replicò a bassa voce: "Il capo mi ha detto che ho quasi raggiunto gli obbiettivi, ma solo parzialmente. Non sono andato proprio così bene. Le mie capacità purtroppo non sono molto buone!" Poi non disse più nulla.
Giunto il suo turno Peter si sedette di fronte al capo che gli disse con una voce molto alta e provocatoria: "Lei ha raggiunto gli obbiettivi, tuttavia solo in modo limitato. Rispetto all'ultima volta, ha fatto qualche progresso e si è dato da fare. Ma questo non è ancora abbastanza! Esigo di più da lei. Si sforzi di più!" Quando uscì, pensò tra sé e sé che il capo quel giorno aveva come al solito la luna storta. E riflettè su come lui e i suoi colleghi non fossero stati trattati bene nonostante si trattasse di un lavoro protetto. Invece, Peter era soddisfatto della sua prestazione. Si era reso conto da solo che alcune cose gli risultavano più facili rispetto all'inizio. "Promosso nei compiti principali" e "Capo arrogante!", pensò tra sé e sé.
Manuela lo stava già aspettando al Caffè Adonis. Anche questa volta Peter non disse molto e invece Manuela parlò come un fiume in piena. Quel giorno Peter era meno nervoso del solito e pensò tra sé e sé di avere qualcosa di speciale per cui la bella Manuela aveva deciso di andare al Caffè Adonis proprio con lui. Peter raddrizzò la schiena, in modo tale che la sua pancia sporgesse un po' di meno e inspirò profondamente. Era orgoglioso di sé e sorrise a Manuela, che ricambiò il suo sorriso. Mentre si stavano salutando, Manuela gli chiese, se sapeva, per quale motivo lei stava volentieri insieme a lui. Peter alzò imbarazzato le spalle. Manuela rispose: "Perché tu sai ascoltare così bene!" Sulla strada di ritorno verso casa Peter fischiettò tra sé e sé con piacere una delle sue melodie preferite.

Illustrazioni cliniche 16 Davvero una bella giornata!

Vignetta 17

Questa volta è andato tutto bene!

Quel giorno Peter era contento. Si era dato appuntamento con i colleghi per andare in discoteca. Era una discoteca, in cui facevano sentire vecchia buona musica, che piaceva molto a Peter. L'entrata era libera per i collaboratori dell'officina, in cui Peter lavorava.

Peter andò in discoteca con l'autobus. Il venerdì sera l'autobus era pieno come al solito. Peter non era a suo agio, sentiva uno stress crescente che lo opprimeva. Riflettè brevemente sulla possibilità di scendere alla fermata successiva. Tuttavia, alla fine, decise di rimanere sull'autobus, poiché voleva assolutamente raggiungere la discoteca. I suoi colleghi lo aspettavano là. Peter respirò più volte profondamente, provò a fermare i suoi pensieri carichi d'ansia, ripetendosi sottovoce tra sé e sé frasi che lo tranquillizzassero come "Fra poco arrivo, ce la posso fare!". Guardava davanti a sé sul pavimento o fuori dal finestrino per non essere in balia degli sguardi degli altri passeggeri.

Finalmente, raggiunse l'entrata della discoteca. Alcune persone stavano già aspettando di entrare. Quando Peter fu in fila, il buttafuori, un uomo grande e robusto in uniforme, gli chiese, se aveva con sé un documento di riconoscimento dell'officina, altrimenti avrebbe dovuto comprare il biglietto. Peter divenne nervoso. Aveva paura di aver dimenticato il documento e cominciò a cercarlo in tutte le tasche. Poi la sua ansia diminuì e pensò tra sé e sé che il buttafuori avrebbe dovuto riconoscerlo dall'ultima volta che era stato lì. A quel punto era veramente arrabbiato!
Ma rimase calmo, pensò che il buttafuori in effetti non poteva tenere a mente le storie di tutti i clienti e stava solo svolgendo il suo lavoro. Peter si sgranchì un po' le gambe, espirò profondamente e contò fino a dieci, prima di continuare a cercare il suo documento. "Eccolo qua!" urlò improvvisamente Peter e poté entrare. In discoteca lo stavano aspettando Bruno e Daniel, anche Manuela era già lì. Aveva risolto tutto. Lui e i suoi colleghi avevano tante cose da raccontarsi e ballarono tutta la serata. Avrebbe conservato un bel ricordo di quella serata a lungo …

Illustrazioni cliniche 17 Questa volta è andato tutto bene!

6.6.4 Allegati

Allegato 1 Modulo A: esercizio delle carte
(IPT, 1. sottoprogramma, Roder et al. 1988, 2008a, 2010)
(roder@sunrise.ch)

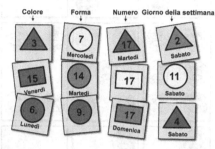

Allegato 1 Modulo A: esercizio delle carte (IPT, 1. sottoprogramma, Roder et al. 1988, 2008, 2010) (roder@sunrise.ch)

Allegato 2a Modulo A: esercizio delle carte sulla velocità

Regole del gioco dell'esercizio con le carte sulla velocità

• Ogni giocatore riceve un mazzo di carte, che rimane *coperto* davanti a lui. *Scopre solo due carte.*
• Una carta scelta a caso si trova scoperta al centro del tavolo.
• Al via! ogni giocatore contemporaneamente (o in cerchio) mette, il più velocemente possibile, una delle sue carte scoperte (o se possibile entrambe le carte) sopra la carta posizionata al centro.
• Chi reagisce più velocemente, può scartare per primo una carta!
• L'unica *condizione* per poter scartare una carta è che, o *la faccina*, o *il colore* o *il numero di faccine* concordino con la carta posta in alto.
• Se entrambe le carte scoperte sono state scartate, devono essere scoperte due nuove carte dal mazzo.
• Chi si ritrova per primo senza carte, vince!

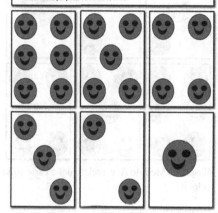

Allegato 2a Modulo A: esercizio delle carte sulla velocità

Allegato 2b Modulo A: esercizio delle carte sulla velocità

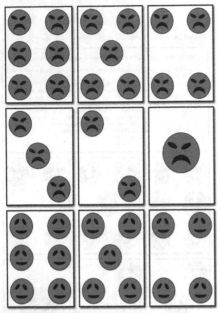

Allegato 2b Modulo A: esercizio delle carte sulla velocità

Allegato 2c Modulo A: esercizio delle carte sulla velocità

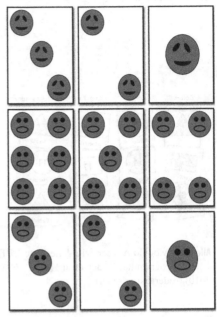

Allegato 2c Modulo A: esercizio delle carte sulla velocità

Allegato 2d Modulo A: esercizio delle carte sulla velocità

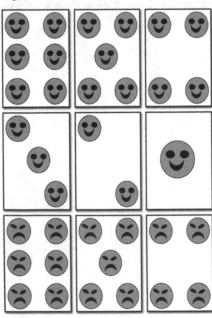

Allegato 2d Modulo A: esercizio delle carte sulla velocità

Allegato 2e Modulo A: esercizio delle carte sulla velocità

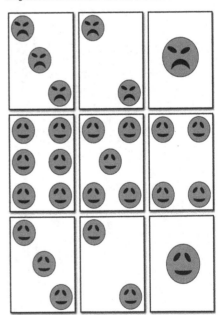

Allegato 2e Modulo A: esercizio delle carte sulla velocità

Allegato 2f Modulo A: esercizio delle carte sulla velocità

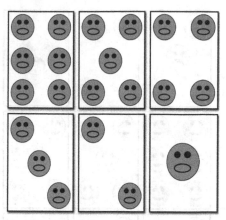

Allegato 2f Modulo A: esercizio delle carte sulla velocità

Allegato 2g Modulo A: esercizio delle carte sulla velocità

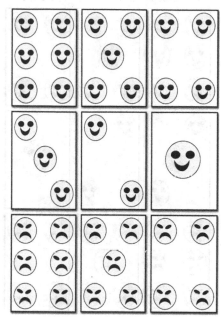

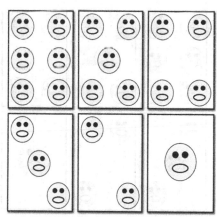

Allegato 2g Modulo A: esercizio delle carte sulla velocità

Allegato 2h Modulo A: esercizio delle carte sulla velocità

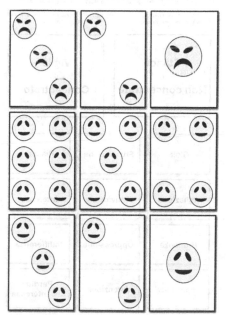

Allegato 2h Modulo A: esercizio delle carte sulla velocità

Allegato 2i Modulo A: esercizio delle carte sulla velocità

Allegato 2i Modulo A: esercizio delle carte sulla velocità

Allegato 2j Modulo A: esercizio delle carte sulla velocità

Allegato 2k Modulo A: esercizio delle carte sulla velocità

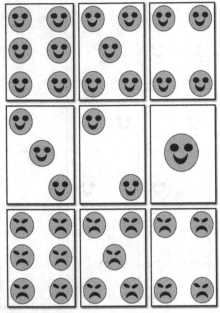

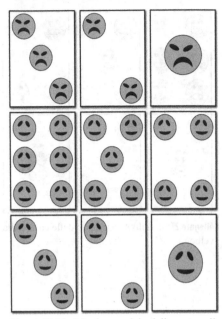

Allegato 2j Modulo A: esercizio delle carte sulla velocità

Allegato 2k Modulo A: esercizio delle carte sulla velocità

Allegato 2l Modulo A: esercizio delle carte sulla velocità

Allegato 3a
Modulo A: esercizio dei cartoncini sullo stato d'animo e la concentrazione

Quali stati emotivi si associano meglio alla stanchezza e alla non concentrazione?
Quali stati emotivi si associano meglio all'essere vigile e concentrato?

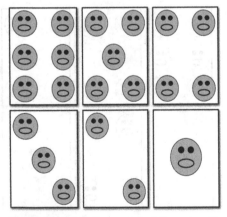

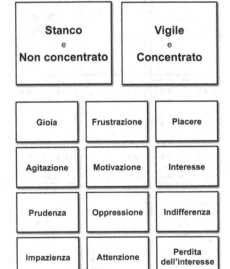

Stanco e Non concentrato	Vigile e Concentrato

Gioia	Frustrazione	Piacere
Agitazione	Motivazione	Interesse
Prudenza	Oppressione	Indifferenza
Impazienza	Attenzione	Perdita dell'interesse

Allegato 2l Modulo A: esercizio delle carte sulla velocità

Allegato 3a Modulo A: esercizio dei cartoncini sullo stato d'animo e la concentrazione

Allegato 3b
Modulo A: esercizio dei cartoncini sullo stato d'animo e la concentrazione

Provocazione	Indecisione	Lentezza
Meraviglia	Svogliatezza	Irritazione
Perdita della motivazione	Pigrizia	Avvilimento
Noia	Apatia	Disinteresse
Stupore	Curiosità	Incredulità

Allegato 3b Modulo A: esercizio dei cartoncini sullo stato d'animo e la concentrazione

Allegato 4a
Modulo A: decodificazione delle emozioni , livello1 - Espressioni del viso
(Pictures Of Facial Affect POFA, Paul Ekman1993)
(http://face.paulekman.com/products.aspx?categoryid=3)

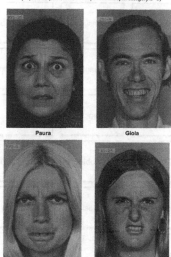

Paura   Gioia

Rabbia   Disgusto

Allegato 4a Modulo A: decodificazione delle emozioni, livello1 - Espressioni del viso (Pictures Of Facial Affect POFA, Paul Ekman1993) (http://face.paulekman.com/products.aspx?categoryid=3)

Allegato 4b
Modulo A: decodificazione delle emozioni, livello1 - Espressioni del viso
(Pictures Of Facial Affect POFA, Paul Ekman 1993)

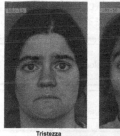

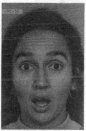

Tristezza   Sorpresa

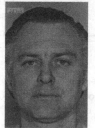

Neutra

Allegato 4b Modulo A: decodificazione delle emozioni, livello1 - Espressioni del viso (Pictures Of Facial Affect POFA, Paul Ekman 1993)

Allegato 5
Modulo A: esercizio con i cartoncini "costruzione di concetti emotivi "

5a.	La paura e il suo spettro emozionale	16 Carte
5b.	La gioia e il suo spettro emozionale	18 Carte
5c.	Il disgusto e il suo spettro emozionale	7 Carte
5d.	L'amore e il suo spettro emozionale	14 Carte
5e.	La fiducia in sé e il suo spettro emozionale	13 Carte
5f.	La tristezza e il suo spettro emozionale	11 Carte
5g.	La sorpresa e il suo spettro emozionale	6 Carte
5h.	La rabbia e il suo spettro emozionale	15 Carte

Allegato 5 Modulo A: esercizio con i cartoncini "costruzione di concetti emotivi"

6

Allegato 5a
Modulo A: esercizio con i cartoncini "costruzione di concetti emotivi"

Allegato 5b
Modulo A: esercizio con i cartoncini "costruzione di concetti emotivi"

Paura	Ansia	Preoccupazione
Orrore	Disagio	Nervosismo
Spavento	Apprensione	Panico
Choc	Dubbio	Perplessità
Sconcerto	Curiosità	Meraviglia
Dolore Fisico		

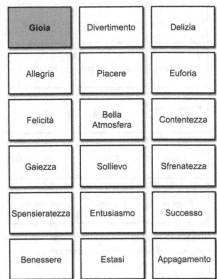

Gioia	Divertimento	Delizia
Allegria	Piacere	Euforia
Felicità	Bella Atmosfera	Contentezza
Gaiezza	Sollievo	Sfrenatezza
Spensieratezza	Entusiasmo	Successo
Benessere	Estasi	Appagamento

Allegato 5a Modulo A: esercizio con i cartoncini "costruzione di concetti emotivi"

Allegato 5b Modulo A: esercizio con i cartoncini "costruzione di concetti emotivi"

Allegato 5c
Modulo A: esercizio con i cartoncini "costruzione di concetti emotivi"

Allegato 5d
Modulo A: esercizio con i cartoncini "costruzione di concetti emotivi"

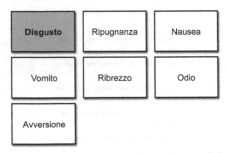

Disgusto	Ripugnanza	Nausea
Vomito	Ribrezzo	Odio
Avversione		

Allegato 5c Modulo A: esercizio con i cartoncini "costruzione di concetti emotivi"

Amore	Fascino	Affetto
Innamoramento	Desiderio	Nostalgia
Intimità	Legame	Simpatia
Confidenza	Attrazione	Vicinanza
Calore	Passione	

Allegato 5d Modulo A: esercizio con i cartoncini "costruzione di concetti emotivi"

Allegato 5e
Modulo A: esercizio con i cartoncini "costruzione di concetti emotivi"

Fiducia in sé	Potere	Risolutezza
Fiducia	Autostima	Calma
Audacia	Bravura	Superiorità
Sicurezza	Forza	Orgoglio
Coraggio		

Allegato 5e Modulo A: esercizio con i cartoncini "costruzione di concetti emotivi"

Allegato 5f
Modulo A: esercizio con i cartoncini "costruzione di concetti emotivi"

Tristezza	Sofferenza	Dispiacere
Costernazione	Dolore Psicologico	Disperazione
Avvilimento	Miseria	Delusione
Oppressione	Malinconia	

Allegato 5f Modulo A: esercizio con i cartoncini "costruzione di concetti emotivi"

Allegato 5g
Modulo A: esercizio con i cartoncini "costruzione di concetti emotivi"

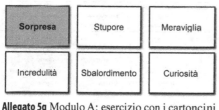

Sorpresa	Stupore	Meraviglia
Incredulità	Sbalordimento	Curiosità

Allegato 5g Modulo A: esercizio con i cartoncini "costruzione di concetti emotivi"

Allegato 5h
Modulo A: esercizio con i cartoncini "costruzione di concetti emotivi"

Rabbia	Ira	Malumore
Collera	Malignità	Odio
Rancore	Distruttività	Ostilità
Cattiveria	Brontolio	Sete di Vendetta
Esasperazione	Irritazione	Aggressività

Allegato 5h Modulo A: esercizio con i cartoncini "costruzione di concetti emotivi"

Allegato 6a Modulo B: liste di parole e numeri (20 Items)

Serie:	A	B	C
Categorie:	Uccelli canori	Oggetti dell'abitazione	Pesci
	Verdure	Auto	Felini
	Items aggiuntivi	Items aggiuntivi	Items aggiuntivi
1.	Merlo	Tavolo	Luccio
2.	Tordo	Sedia	Pesce persico
3.	Cavolo	BMW	Tigre
4.	Lattuga	Ferrari	Lince
5.	Fringuello	Tappeto	Trota
6.	Pisello	Volvo	Leone
7.	Carota	VW	Leopardo
8.	Pettirosso	Divano	Pesce siluro
9.	Passero	Tende	Pescecane
10.	Mais	Ford	Pantera
11.	Patata	Audi	Gatto selvatico
12.	Storno	Lampada	Sgombro
13.	James Bond	Michael Jackson	Marylin Monroe
14.	Fagioli	Porsche	Giaguaro
15.	Rondine	Scrivania	Merluzzo
16.	Asparago	Rolls Royce	Puma
17.	Usignolo	Armadio	Tonno
18.	Pomodoro	Toyota	Ghepardo
19.	Scricciolo	Radio	Sardina
20.	Cinciallegra	Scaffale	Anguilla

Allegato 6b Modulo B: liste di parole e numeri (20 Items)

Serie:	D	E	F
Categorie:	Piatti di carne	Animali africani	Capi d'abbigliamento
	Frutti	Macchine grosse	Sentimenti
	Items aggiuntivi	Items aggiuntivi	Items aggiuntivi
1.	Salsiccia al curry	Elefante	Camicia
2.	Hot Dog	Zebra	Pantaloni
3.	Mela	Gru	Gioia
4.	Pera	Escavatore	Ansia
5.	Salame	Rinoceronte	Cravatta
6.	Uva	Autocarro	Sorpresa
7.	Fragola	Rullo	Timore
8.	Costoletta	Ippopotamo	Gonna
9.	Cotoletta milanese	Leone	Cappotto
10.	Banana	Motore	Tristezza
11.	Lampone	Turbina	Vergogna
12.	Kebab	Iena	Giacca
13.	Brad Pitt	Madonna	George W. Bush
14.	Melone	Trattore	Rabbia
15.	Prosciutto	Struzzo	Calza
16.	Kiwi	Ponte sollevatore	Ripugnanza
17.	Maialino da latte	Coccodrillo	Cintura
18.	Ciliegia	Martello pneumatico	Collera
19.	Galletto	Giraffa	Maglione
20.	Salsiccia arrostita	Bufalo	Sciarpa

Allegato 6a Modulo B: liste di parole e numeri (20 Items)

Allegato 6b Modulo B: liste di parole e numeri (20 Items)

Allegato 6c Modulo B: liste di parole e numeri (20 Items)

Serie:	G	H	I
Categorie:	Nomi da uomo	Nomi tedeschi da uomo	Nomi tedeschi da donna
	Nomi da donna	Nomi italiani da uomo	Nomi francesi da donna
	Items aggiuntivi	Items aggiuntivi	Items aggiuntivi
1.	Luigi	Luca	Chloé
2.	Bruno	Giuseppe	Inès
3.	Anna	Kai	Wilhelmine
4.	Stefania	Giovanni	Camille
5.	Pietro	Felix	Ilse
6.	Maria	Sergio	Zoé
7.	Manuela	Daniele	Loulou
8.	Dino	Florian	Gertrude
9.	Lia	Alexander	Inge
10.	Monica	Roberto	Lorraine
11.	Sandra	Pietro	Elke
12.	Peter	Max	Franziska
13.	George Clooney	Helmut Kohl	Angela Merkel
14.	Simone	Lorenzo	Dominique
15.	Michele	Tobias	Ida
16.	Vera	Mattia	Lily
17.	Santo	Andres	Lotte
18.	Sara	Paolo	Heidi
19.	Tommaso	Rolf	Olga
20.	Beatrice	Marco	Lucie

Allegato 6d Modulo B: liste di parole e numeri (20 Items)

Serie:	J	K	L
Categorie:	Attività sportive	Stati	Attività culturali
	Spezie	Materiale per ufficio	Articoli per l'igiene
	Items aggiuntivi	Items aggiuntivi	Items aggiuntivi
1.	Zafferano	Bhutan	Profumo
2.	Calcio	Cucitrice	Cinema
3.	Cardamomo	Evidenziatore	Crema per le mani
4.	Rugby	Georgia	Dentifricio
5.	Palla volo	Filippine	Museo d'arte
6.	Prezzemolo	Raccoglitore	Teatro
7.	Slalom	Perforatore	Deodorante
8.	Cannella	Uruguay	Concerto
9.	Erba Orsina	Mozambico	Forbicino per unghie
10.	Tennis	Blocco per gli appunti	Pinzetta
11.	Arrampicata	Iran	Letteratura
12.	Pepe	Gomma per cancellare	Festival della musica
13.	Salto con gli sci	Montenegro	Shampoo
14.	Peperoncino	Andorra	Cotone
15.	Padella	Paglietta	Mestolo
16.	Noce moscata	Penna a sfera	Cabaret
17.	Alloro	Agenda	Balletto
18.	Palla canestro	Mali	Pennello da barba
19.	Hockey	Finlandia	Docciaschiuma
20.	Origano	Foglio trasparente	Opera

Allegato 6c Modulo B: liste di parole e numeri (20 Items)

Allegato 6d Modulo B: liste di parole e numeri (20 Items)

Allegato 6e Modulo B: liste di parole e numeri (20 Items)

Serie:	M	N	O
Categorie:	Numeri con 7 Numeri tra 30 e 39	Prefissi telefonici Numeri tra 1 e 50	Mesi dal primo al dodicesimo Date (giorni di festa, date speciali)
1.	7	13	Primo
2.	17	2	Quarto
3.	33	0049 (Germania)	12.12.12
4.	35	001 (USA/Canada)	1.1.2000 (nuovo millennio)
5.	777	11	Dodicesimo
6.	39	0044 (Inghilterra)	30.2. (nulla di particolare)
7.	30	0041 (Svizzera)	9.10.11
8.	177	8	Secondo
9.	7000	20	Settimo
10.	38	0090 (Turchia)	14.7. (giorno di festa francese)
11.	32	0048 (Polonia)	3.10.90. (riunificazione tedesca)
12.	7 Milioni	50	Terzo
13.	7 Miliardi	13	Undicesimo
14.	36	0033 (Francia)	1.8. (giorno di festa svizzero)
15.	27	45	Sesto
16.	31	007 (Russia)	24.12. (vigilia di Natale)
17.	77	22	Ottavo
18.	34	0045 (Danimarca)	31.12. (S. Silvestro)
19.	Un settimo (1/7)	4	Decimo
20.	37	0043 (Austria)	25.4. (Liberazione)

Allegato 6e Modulo B: liste di parole e numeri (20 Items)

Allegato 7a Modulo B: esempio di conversazione

Festa di compleanno

La signora Rossi presto festeggerà i suoi 50 anni e vorrebbe invitare alcuni amici per una merenda pomeridiana. Non ha però proprio voglia di preparare lei i dolci e le bevande per la festa. Perciò ha deciso, in accordo con il marito, che sarà lui a pensare a tutto e in particolare a comprare sia i dolci che le bevande. Il Signor Rossi prende quindi accordi con la moglie.

Sig. Rossi: "Il caffè posso prepararlo io, non è un problema! Le torte invece preferisco comprarle dal fornaio."

Sig.ra Rossi: "Sì, per me va bene! Sulle torte, però, bisogna aggiungere la panna montata."

Sig. Rossi: "Quella la compro al supermercato. Sai già, quante persone verranno alla merenda?"

Sig.ra Rossi: "Sì, tutti i 15 invitati mi hanno già detto che verranno."

Domande:
1. Quanti anni compie la signora Rossi?
2. Quale compito ha detto che si assumerà il marito?
3. Quante persone hanno accettato l'invito?
4. Quanti non l'hanno accettato?
5. Cosa deve andare a comprare il marito?

Allegato 7a Modulo B: esempio di conversazione

Allegato 7b Modulo B: esempio di conversazione

Ordinazione dal fornaio

Il signor Rossi va dal fornaio, che ha il negozio nella sua stessa via.

Sig. Rossi: "Buongiorno, mi chiamo Rossi. Vorrei organizzare una piccola festa e avrei bisogno di sapere se voi potete consegnarci delle torte a domicilio."

Fornaia: "Certamente, volentieri! Quando sarebbe la festa?"

Sig. Rossi: "Tra tre settimane, di sabato. Abbiamo bisogno di torte per circa 15 persone."

Fornaia: "Sì, nessun problema."

Sig. Rossi: "Mi potrebbe dire quanto costano?"

Fornaia: "All'incirca 35 Euro, poi chiaramente dipende dal tipo di torta. La consegna è compresa nel prezzo."

Sig. Rossi: "Perfetto! Allora scelgo diversi tipi di torte. Dunque, prendo la torta al cioccolato, la torta alle fragole e la torta con le mele e la granella di zucchero."

Fornaia: "Allora prendo subito nota della sua ordinazione."

Domande:
1. Quando deve consegnare le torte la fornaia?
2. Per quante persone?
3. Che tipi di torte ha ordinato il signor Rossi?
4. Quanto vengono a costare le torte all'incirca?

Allegato 7b Modulo B: esempio di conversazione

Allegato 7c Modulo B: esempio di conversazione

Visita dal dottore

Giulia è andata dal dottore perché ha mal di gola, tosse e febbre. Lui l'ha auscultata e ha guardato la sua faringe.

Dottore: "Lei ha preso un bel raffreddore. Ma è fortunata, non ci sono placche sulle tonsille. Rimanga a riposo nei prossimi giorni, tornerà in forma molto presto. Le prescrivo uno spray per la gola. Deve usarlo tre volte al giorno. Mi raccomando si ricordi di non mangiare né bere nulla per mezz'ora dopo che l'ha utilizzato."

Giulia: "Va bene. E per la tosse che mi tormenta notte e giorno, cosa posso fare?"

Dottore: "Le do un buon rimedio per la tosse, da prendere alla mattina e a mezzogiorno. Per la sera le prescrivo invece queste gocce. Le prenda in caso di necessità anche durante la notte, se la tosse dovesse essere ancora così forte."

Giulia: "Perfetto, grazie mille."

Dottore: "E se entro venerdì non fosse migliorata, torni a farsi visitare. Buona guarigione!"

Domande:
1. Di che cosa soffre Giulia?
2. Quali medicine vengono prescritte a Giulia?
3. Quando Giulia deve prendere le medicine?
4. A che cosa deve prestare attenzione?
5. Quando dovrà tornare dal dottore Giulia?

Allegato 7c Modulo B: esempio di conversazione

Allegato 7d Modulo B: esempio di conversazione

Mi vieni a prendere?

Peter: "Ciao Giorgio, sono Peter. Domani vengo da voi. Puoi venire a prendermi in stazione?"

Giorgio: "Certamente. A che ora arrivi?"

Peter: "Arrivo alle 9.30 alla Stazione Centrale, al binario 3 con il treno notturno proveniente da Parigi."

Giorgio: "Perfetto. Allora ti aspetto al binario."

Domande:
1. A che ora arriva Peter alla Stazione Centrale?
2. Con quale treno?
3. Dove lo aspetta Giorgio?

Allegato 7d Modulo B: esempio di conversazione

Allegato 7e Modulo B: esempio di conversazione

Riprovo più tardi

Susi: "Ciao, sono Susi, potrei parlare con Paola?"

Carlo: "Mi spiace. Paola non è in casa al momento. Posso riferirle qualcosa?"

Susi: "No, grazie. Richiamo io più tardi. Quando posso trovarla?"

Carlo: "È andata a trovare suo fratello a Pavia e non ritorna prima di dopodomani."

Susi: "Perfetto, allora richiamo dopodomani sera."

Domande:
1. Con chi vuole parlare Susi?
2. Dov'è la persona con cui Susi vuole parlare?
3. Quando ritorna?
4. Quando richiamerà Susi?

Allegato 7e Modulo B: esempio di conversazione

Allegato 7f Modulo B: esempio di conversazione

Biblioteca

Il signor Rossi telefona alla biblioteca, per chiedere di prolungare il periodo di prestito dei suoi libri. A rispondere è la segreteria telefonica automatica.

Telefono: "Buongiorno. Siete collegati con la biblioteca comunale. Premere "1" per informazioni sugli orari di apertura.
Premere "2" per prolungare il prestito dei libri.
Premere "3" per informazione sul nostro calendario delle manifestazioni.
Premere "4" per parlare con un operatore."

Domande:
1. Quale numero deve premere il signor Rossi?
2. A quale funzione è associato il numero "3"?

Allegato 7f Modulo B: esempio di conversazione

Allegato 7g Modulo B: esempio di conversazione

Viaggio in treno

Paolo: "Buongiorno. Domani vorrei partire da Roma verso le 8 per andare a Milano. Può dirmi, per favore, qual è il treno più veloce?"

Informazioni: "Buongiorno. Mi può ripetere quando vuole partire?"

Paolo: "Domattina presto, verso le 8."

Informazioni: "Il treno più veloce ci mette 2 ore e 59 minuti e arriva in Stazione Centrale."

Paolo: "Può dirmi per favore gli orari di partenza?"

Informazioni: "Dalla stazione di "Roma Termini" parte un Freccia Rossa alle 7,55 dal binario 4 e arriva a Milano alle 10,54. Ferma solo a Firenze."

Domande:
1. Quando vuole partire Paolo?
2. Dove vuole andare Paolo?
3. A che ora parte il treno?
4. Da che stazione parte di treno?
5. In quale direzione viaggia il treno?
6. Da quale binario parte il treno?
7. Quanto dura il viaggio?

Allegato 7g Modulo B: esempio di conversazione

Allegato 7h Modulo B: esempio di conversazione

A Teatro

Susi: "Ciao, sono Susi, sei Paola?"

Paola: "Sì, sono io. Sei stata proprio gentile a richiamarmi, Paola. Hai qualche novità?"

Susi: "Dimmi un po', hai voglia di venire a teatro con me questo finesettimana?"

Paola: "Che spettacolo c'è?"

Susi: "*Il gabbiano* di Tschechov."

Paola: "Mi piacerebbe, dev'essere uno spettacolo molto interessante! Sabato sera sono libera, quindi verrei proprio volentieri!"

Susi: "Bene! Allora mi procuro due biglietti per lo spettacolo di sabato sera alle 19.30. Ci troviamo direttamente un quarto d'ora prima dell'inizio davanti all'ingresso. Può andarti bene?"

Paola: "Sì, perfetto! Allora ci vediamo sabato e grazie per il biglietto. Sono contenta, non vedo l'ora!"

Susi: "Anch'io. A presto allora! Ciao!"

Domande:
1. Come si chiama lo spettacolo teatrale?
2. Che giorno e a che ora è lo spettacolo?
3. Chi procura i biglietti?
4. Quando si sono accordate di incontrarsi Susi e Paola?
5. Dove si incontreranno?

Allegato 7h Modulo B: esempio di conversazione

Allegato 8a
Modulo B: memoria -esercizio di conversazione "nuova identità"

Il mio nome: George W. Bush	Il mio nome: Bastian Schweinsteiger
Il mio hobby: mangiare arachidi, giochi di guerra	Il mio hobby: matematica, politica
Colore preferito: marrone e verde	Colore preferito: blu notte
Numero preferito: 1'000'000'000 (1 Miliardo)	Numero preferito: 31

Il mio nome: Franco Baresi	Il mio nome: Niki Lauda
Il mio hobby: giocare a calcio	Il mio hobby: le auto sono come i miei bambini
Colore preferito: strisce rosse e nere	Colore preferito: grigio
Numero preferito: 77	metallizzato Numero preferito: 200 cavalli

Il mio nome: George Clooney	Il mio nome: Ueli Maurer (Ministro della difesa
Il mio hobby: donne, pubblicità	svizzero)
	Il mio hobby: collezionare vecchie vetture militari
Colore preferito: color caffè	Colore preferito: verde
Numero preferito: 1	Numero preferito: 2012

Allegato 8a Modulo B: memoria -esercizio di conversazione "nuova identità"

Allegato 8b
Modulo B: memoria -esercizio di conversazione "nuova identità"

Il mio nome: Luisa Colombo	Il mio nome: Alice Bollini
Il mio hobby: famiglia, cucina, giardinaggio	Il mio hobby: viaggi d'avventura, uomini
Colore preferito: rosso carminio	Colore preferito: rosa e giallo
Numero preferito: 5, come i figli che ho	Numero preferito: 6

Il mio nome: Franco Molteni	Il mio nome: Mario Corsi
Il mio hobby: stare in luoghi calmi e parlare in modo ragionato	Il mio hobby: nessun hobby
Colore preferito: rosso, alcune volte anche verde	Colore preferito: grigio, nero
Numero preferito: 11	Numero preferito: zero

Allegato 8b Modulo B: memoria -esercizio di conversazione "nuova identità"

Allegato 9a Modulo B: percezione sociale - complessità cognitiva della serie di immagini A (Roder et al. 2002; roder@freesurf.ch)

Immagine N.	Cognitivamente non complessa (in %)	Cognitivamente abbastanza complessa (in %)	Cognitivamente molto complessa (in %)
1	10	52	38
2	34	86	11
3	37	49	14
4	28	59	13
5	28	60	12
6	1	21	78
7	7	42	51
8	8	50	42
9	29	57	14
10	30	56	14
11	6	42	52
12	31	49	20
13	65	26	9
14	19	58	23
15	6	24	70
16	25	69	6
17	58	35	7
18	36	61	3
19	12	55	33
20	10	68	22
21	10	45	45
22	35	40	25
23	14	58	28
24	32	50	18
25	12	47	41
26	41	50	9
27	8	39	53
28	5	50	45
29	25	54	21
30	48	48	4
31	29	61	10
32	16	64	20
33	46	46	8
34	16	60	24
35	22	63	15
36	5	50	45
37	26	61	13
38	35	60	5
39	47	46	7
40	12	51	37

Percentuale in grassetto = valore massimo di questa immagine

Allegato 9a Modulo B: percezione sociale - complessità cognitiva della serie di immagini A (Roder et al. 2002; roder@freesurf.ch)

Allegato 9b — Modulo B: percezione sociale - contenuto emotivo della serie di immagini A (Roder et al. 2002; roder@freesurf.ch)

Immagine N.	Contenuto emotivo nullo/limitato (in %)	Contenuto emotivo moderato (in %)	Contenuto emotivo forte (in %)
1	20	64	16
2	9	56	35
3	11	49	40
4	12	55	33
5	2	14	84
6	56	37	7
7	0	9	91
8	18	69	13
9	19	60	21
10	2	30	68
11	3	50	47
12	2	33	65
13	48	33	19
14	3	47	50
15	36	49	15
16	19	46	35
17	1	37	62
18	60	31	9
19	1	31	68
20	5	36	59
21	44	50	6
22	52	36	12
23	1	46	53
24	4	50	46
25	28	50	22
26	29	61	10
27	43	50	7
28	24	64	12
29	14	61	25
30	27	52	21
31	25	49	26
32	15	65	20
33	10	42	48
34	47	49	4
35	4	34	62
36	9	69	22
37	17	63	20
38	34	57	9
39	37	54	9
40	18	50	32

Percentuale in grassetto = valore massimo di questa immagine

Allegato 9c — Modulo B: percezione sociale - lista dei titoli della serie di immagini A (Roder et al. 2002; roder@freesurf.ch)

Immagine N.	Titolo
1	Mangiare in mensa
2	Conversazione tra casalinghe
3	Conversazione tra donne
4	Pensionato al sole
5	Divertimento, amici, dispetti
6	Via dei negozi
7	Folla
8	Ragazzini nel tempo libero
9	Attesa alla fermata dell'autobus
10	Problemi di conversazione
11	Incidente sportivo
12	Distribuzione dei regali di Natale
13	Solo davanti alla tv
14	Visita al cimitero
15	Attesa del decollo
16	Clochard davanti alla banca
17	Tristezza
18	Concentrazione al computer
19	Dolore dopo una ferita alla gamba
20	Guarda un po'!
21	Operai che lavorano alla pavimentazione
22	Viaggio notturno in treno
23	Coppia di innamorati
24	Impaziente attesa davanti alla cabina telefonica
25	Gironzolare
26	Informarsi su qualcosa
27	Tour della città
28	Riunione piacevole
29	Pregare
30	Vecchiaia
31	Pettinarsi in bagno
32	Tentativo di convincimento
33	Ballare
34	Gita degli anziani
35	Sulla sedia a rotelle
36	Sosta durante una passeggiata
37	Conversazione tra sacerdoti
38	Meravigliarsi
39	Il consumo di birra
40	Lustrascarpe

Allegato 9b Modulo B: percezione sociale - contenuto emotivo della serie di immagini A (Roder et al. 2002; roder@freesurf.ch)

Allegato 9c Modulo B: percezione sociale - lista dei titoli della serie di immagini A (Roder et al. 2002; roder@freesurf.ch)

Allegato 9d — Modulo B: percezione sociale - complessità cognitiva della serie di immagini B (Roder et al. 2008; roder@freesurf.ch)

Immagine N.	Cognitivamente non complessa (in %)	Cognitivamente abbastanza complessa (in %)	Cognitivamente molto complessa (in %)
1	18	31	51
2	63	26	11
3	4	38	58
4	48	39	13
5	21	46	33
6	3	16	81
7	33	46	21
8	58	33	9
9	1	15	84
10	11	43	46
11	40	31	29
12	38	45	17
13	48	34	18
14	25	45	30
15	45	41	14
16	15	56	29
17	9	36	55
18	7	44	49
19	2	19	79
20	3	19	78
21	53	33	14
22	33	51	16
23	10	34	56
24	41	45	14
25	11	31	58
26	34	45	21
27	14	36	50
28	24	46	30
29	9	30	61
30	50	39	11
31	10	30	60
32	25	56	19
33	8	33	61
34	6	45	49
35	16	50	34
36	45	34	21
37	0	31	69
38	40	39	21
39	3	8	89
40	60	31	9

Percentuale in grassetto = valore massimo di questa immagine

Allegato 9e — Modulo B: percezione sociale - carico emotivo della serie di immagini B (Roder et al. 2008; roder@freesurf.ch)

Immagine N.	Contenuto emotivo nullo/limitato (in %)	Contenuto emotivo moderato (in %)	Contenuto emotivo forte (in %)
1	18	48	34
2	23	39	38
3	24	38	38
4	30	36	34
5	20	37	43
6	25	46	29
7	18	39	43
8	38	31	31
9	24	44	32
10	41	31	28
11	48	33	19
12	14	26	60
13	21	36	43
14	27	38	35
15	64	26	10
16	33	40	27
17	40	36	24
18	35	40	25
19	52	33	15
20	17	50	33
21	23	26	51
22	9	25	66
23	33	38	29
24	37	35	28
25	7	20	73
26	26	44	30
27	30	35	35
28	43	24	33
29	10	34	56
30	32	39	29
31	36	29	35
32	36	31	33
33	25	35	40
34	21	44	35
35	20	48	22
36	60	25	15
37	43	38	19
38	25	33	42
39	19	46	35
40	13	29	58

Percentuale in grassetto = valore massimo di questa immagine

Allegato 9d Modulo B: percezione sociale - complessità cognitiva della serie di immagini B (Roder et al. 2008; roder@freesurf.ch)

Allegato 9e Modulo B: percezione sociale - carico emotivo della serie di immagini B (Roder et al. 2008; roder@freesurf.ch)

Allegato 9f Modulo B: percezione sociale – emozioni di base rappresentate nella serie di immagini B (Roder et al. 2008; roder@freesurf.ch)

Img. N.	Gioia (in %)	Sorpresa (in %)	Rabbia (in %)	Tristezza (in %)	Ansia (in %)
1	**94**	6			
2	6	**70**	1	3	20
3		21	**74**	4	1
4	3		4	**90**	3
5			2	**98**	
6	**98**	1	1		
7		45	1	**54**	
8	5	**71**		24	
9	**99**	1			
10	1	**55**	18	13	13
11	20	**74**	1		5
12	8	1		**90**	1
13	3	1		**96**	
14	1			**78**	21
15	23	**66**	11		
16	4	3	11	24	**58**
17		4	**93**		3
18	8	**78**			14
19	25	**53**	11	8	3
20	**96**	1	3		
21	1	5			**94**
22		3		**94**	3
23	6	34	**55**	4	1
24	39	**61**			
25		3		4	**93**
26	**99**				1
27	**99**	1			
28	46	**51**	3		
29		2		**98**	
30			1	**95**	4
31	**94**	5	1		
32		**91**	3		6
33	**88**	11	1		
34	2	11	13		**74**
35	3	9	**88**	1	
36	15	**83**	1	1	
37	5	43	**47**	4	1
38			**77**	19	4
39	**96**	1	3		
40			1	**96**	3

Percentuale in grassetto = massimo valore di questa immagine

Allegato 9f Modulo B: percezione sociale – emozioni di base rappresentate nella serie di immagini B (Roder et al. 2008; roder@freesurf.ch)

Allegato 9g Modulo B: percezione sociale - lista dei titoli della serie di immagini B (Roder et al. 2008; roder@freesurf.ch)

Immagine N.	Titolo
1	Conversazione in treno
2	Sorpresa
3	Litigio al telefono
4	Triste viaggio in treno
5	Triste notizia
6	Divertimento sulla giostra
7	Incidente davanti alla finestra
8	Brutta sorpresa
9	Giro della città
10	Dimostrazione
11	Finto stupore
12	Addio commovente
13	Sostegno a un amico
14	Conforto e disperazione
15	Annunciatore radiofonico stupefacente
16	Lui è impazzito!
17	Minaccia
18	Attenzione! Arriva la palla!
19	Conversazione per una vendita
20	Una manifestazione divertente
21	Paura per le iniezioni
22	Sfortuna
23	Coppia litigiosa
24	Per me?
25	Grosso pericolo, minaccia
26	Divertimento, gioco con gli amici
27	Pausa estiva
28	Ah, guarda!
29	Funerale
30	Consolazione
31	Gioia
32	Ah, che spavento, guarda la!
33	Distribuzione dei regali di Natale
34	Aggressione e difese
35	Conversazione litigiosa
36	Lettore curioso
37	Litigio per il cento
38	Protesta
39	Allegra gita di classe
40	Piangere

Allegato 9g Modulo B: percezione sociale - lista dei titoli della serie di immagini B (Roder et al. 2008; roder@freesurf.ch)

Allegato 10a Modulo B: percezione sociale - frasi per l'assunzione di prospettiva

Qualcuno mi racconta una bella barzelletta!

Oggi molte persone mi hanno ringraziato per la mia collaborazione all'organizzazione di una manifestazione!

Ho atteso questo momento a lungo: oggi un vecchio conoscente viene a trovarmi!

Suonano alla porta e un vecchio conoscente, che non vedo da molto tempo, è venuto volontariamente a trovarmi senza alcun preavviso!

Ho appena saputo, che ho giocato al lotto 5 numeri giusti su 6!

Sto attraversando la strada sulle strisce pedonali, un'auto suona il clacson!

Allegato 10b Modulo B: percezione sociale - frasi per l'assunzione di prospettiva

Non appena comincio a mangiare al ristorante, trovo un capello nella zuppa!

All'improvviso, mentre cammino sul marciapiede, schiaccio una cacca di cane!

Devo uscire subito di casa, ma non trovo il mio borsellino!

La sera tardi il mio vicino accende l'impianto stereo a tutto volume!

Vado in posta per spedire un pacco, la posta ha già chiuso!

Non appena ho finito di pulire il pavimento di casa, il mio collega arriva ed entra nell'appartamento con le scarpe sporche!

Allegato 10a Modulo B: percezione sociale - frasi per l'assunzione di prospettiva

Allegato 10b Modulo B: percezione sociale - frasi per l'assunzione di prospettiva

Allegato 10c: Modulo B: percezione sociale - frasi per l'assunzione di prospettiva

> Una cara amica mi ha detto che dal prossimo mese si trasferirà in America per un periodo non precisato.

> Un amico, della cui visita io ero molto contento, mi ha appena chiamato per dirmi che non verrà a trovarmi!

> Mentre passeggio da solo nel bosco, sento all'improvviso un forte scoppio!

> Sono in città a fare acquisti e mi trovo nel bel mezzo di una manifestazione!

Allegato 10c Modulo B: percezione sociale - frasi per l'assunzione di prospettiva

Allegato 11   Modulo C: esercizio di gruppo con i fiammiferi

Forma di partenza	Compito	Soluzione
	Muovere 3 fiammiferi per formare 5 triangoli equilateri!	
	Muovere 2 fiammiferi per formare 5 quadrati!	
	Muovere 1 fiammifero per formare 6 figure quadrangolari!	
	Muovere 1 fiammifero per rendere vera l'equazione!	
	Muovere 1 fiammifero per rendere vera l'equazione!	
	Aggiungere 3 fiammiferi per formare il nome di un'auto conosciuta da tutti!	

Allegato 11 Modulo C: esercizio di gruppo con i fiammiferi

Allegato 12a   Modulo C: problem solving

Stampare il cubo 9 volte, ritagliarlo e incollarlo!

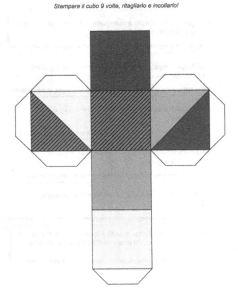

Allegato 12a Modulo C: problem solving

Allegato 12b   Modulo C: problem solving

Esercizio 12. 1-10:   **disporre 4 cubi in modo da riprodurre il modello presentato**
(Gli esercizi 12.9 e10 non possono essere risolti; l'esercizio si ritiene concluso quando il gruppo argomenta in modo corretto per quale motivo il modello con i cubi a disposizione non può essere realizzato)

Esercizio 12. 11-20:   **disporre 9 cubi in modo da riprodurre il modello presentato**
Gli esercizi 12.9 e 12.10 devono essere risolti tridimensionalmente; 1 o 2 cubi vanno messi sopra gli altri 8 o 7 cubi)

Esercizio 12. 1-20:   **stamparli come modello da presentare!**

Allegato 12b Modulo C: problem solving

Allegato 12c: Esercizio 12.1   Allegato 12c: Esercizio 12.2

Allegato 12c Esercizio 12.1

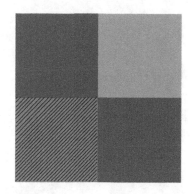

Allegato 12c Esercizio 12.2

Allegato 12c: Esercizio 12.3   Allegato 12c: Esercizio 12.4

Allegato 12c Esercizio 12.3

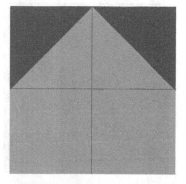

Allegato 12c Esercizio 12.4

Allegato 12c: Esercizio 12.5   Allegato 12c: Esercizio 12.6

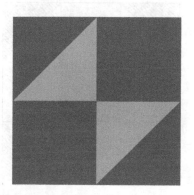

Allegato 12c Esercizio 12.5

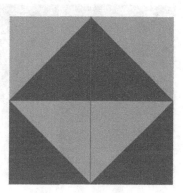

Allegato 12c Esercizio 12.6

6

Allegato 12c: Esercizio 12.7   Allegato 12c: Esercizio 12.8

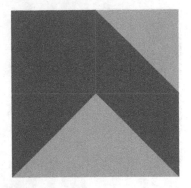

Allegato 12c Esercizio 12.7

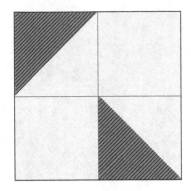

Allegato 12c Esercizio 12.8

Allegato 12c: Esercizio 12.9   Allegato 12c: Esercizio 12.10

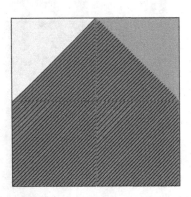

Allegato 12c Esercizio 12.9

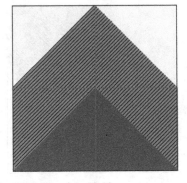

Allegato 12c Esercizio 12.10

Allegato 12c: Esercizio 12.11   Allegato 12c: Esercizio 12.12

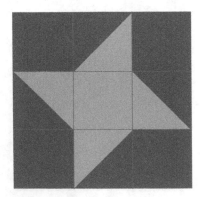

Allegato 12c Esercizio 12.11

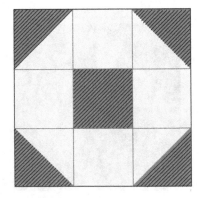

Allegato 12c Esercizio 12.12

Allegato 12c: Esercizio 12.13

Allegato 12c: Esercizio 12.14

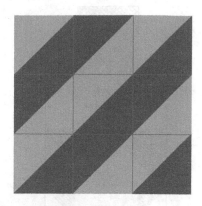

Allegato 12c Esercizio 12.13

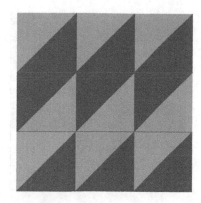

Allegato 12c Esercizio 12.14

Allegato 12c: Esercizio 12.15

Allegato 12c: Esercizio 12.16

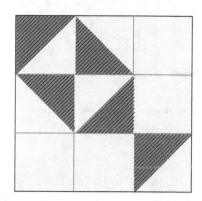

Allegato 12c Esercizio 12.15

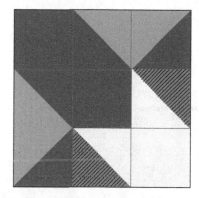

Allegato 12c Esercizio 12.16

Allegato 12c: Esercizio 12.17

Allegato 12c: Esercizio 12.18

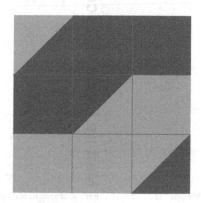

Allegato 12c Esercizio 12.17

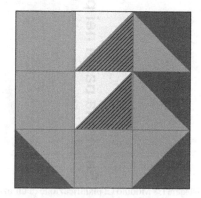

Allegato 12c Esercizio 12.18

6

Allegato 12c: Esercizio 12.19

Allegato 12c: Esercizio 12.20

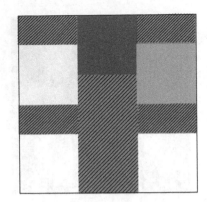

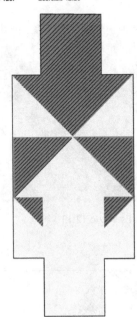

Allegato 12c Esercizio 12.19

Allegato 12c Esercizio 12.20

Allegato 13a Modulo C: pianificazione di un'azione A1

Allegato 13a Modulo C: pianificazione di un'azione A2

Servire la pasta nel piatto

Mettere il sale nell'acqua

Allegato 13a Modulo C: pianificazione di un'azione A1

Allegato 13a Modulo C: pianificazione di un'azione A2

Allegato 13a Modulo C: pianificazione di un'azione A3

Prendere la pentola dal fornello

Allegato 13a Modulo C: pianificazione di un'azione A3

Allegato 13a Modulo C: pianificazione di un'azione A5

Accendere il fornello

Allegato 13a Modulo C: pianificazione di un'azione A5

Allegato 13a Modulo C: pianificazione di un'azione A4

Aspettare fino a che l'acqua bolla

Allegato 13a Modulo C: pianificazione di un'azione A4

Allegato 13a Modulo C: pianificazione di un'azione A6

Scolare la pasta

Allegato 13a Modulo C: pianificazione di un'azione A6

6

Allegato 13a Modulo C: pianificazione di un'azione A7   **Allegato 13a** Modulo C: pianificazione di un'azione A8

Mettere la pasta nella pentola

Spegnere il fornello

Allegato 13a Modulo C: pianificazione di un'azione A7

Allegato 13a Modulo C: pianificazione di un'azione A8

Allegato 13a Modulo C: pianificazione di un'azione A9   **Allegato 13a** Modulo C: pianificazione di un'azione A10

Mettere la pentola sul fornello

Versare l'acqua nella pentola

Allegato 13a Modulo C: pianificazione di un'azione A9

Allegato 13a Modulo C: pianificazione di un'azione A10

Allegato 13a Modulo C: pianificazione di un'azione A11

Allegato 13b Modulo C: pianificazione di un'azione B1

Assaggiare se la pasta è cotta a sufficienza

Allegato 13a Modulo C: pianificazione di un'azione A11

Andare alla festa

Allegato 13b Modulo C: pianificazione di un'azione B1

Allegato 13b Modulo C: pianificazione di un'azione B2

Allegato 13b Modulo C: pianificazione di un'azione B3

Consegnare il regalo

Allegato 13b Modulo C: pianificazione di un'azione B2

Ricevere un invito

Allegato 13b Modulo C: pianificazione di un'azione B3

6

Procurarsi un regalo

Impacchettare il regalo

Allegato 13b Modulo C: pianificazione di un'azione B4

Allegato 13b Modulo C: pianificazione di un'azione B5

Allegato 13c Modulo C: pianificazione di un'azione

Allegato 13d Modulo C: pianificazione di un'azione

Qual è la sequenza delle seguenti azioni più adatta per

fare un'escursione in bicicletta?

1. Chiudere a chiave la porta di casa
2. Preparare le provviste
3. Prendere con sé le cartine del luogo dell'escursione
4. Stabilire il luogo dell'escursione
5. Partire
6. Verificare il funzionamento della bicicletta
7. Guardare le previsioni del tempo

Allegato 13c Modulo C: pianificazione di un'azione

Qual è la sequenza delle seguenti azioni più adatta per

telefonare ad un'amica di cui non ricordiamo il numero di telefono?

1. Cercare il cognome sull'elenco telefonico
2. Comporre il numero
3. Prendere l'elenco telefonico
4. Prendere il cellulare
5. Cercare il prefisso della città dove vive
6. Trascrivere il numero di telefono su un foglio
7. Cercare il cognome dell'amica
8. Verificare l'indirizzo

Allegato 13d Modulo C: pianificazione di un'azione

Allegato 13e Modulo C: pianificazione di un'azione

Qual è la sequenza delle seguenti azioni più adatta per

andare ad una festa di compleanno?

1. Andare alla festa
2. Consegnare il regalo
3. Ricevere un invito
4. Procurarsi un regalo
5. Impacchettare il regalo

Allegato 13e Modulo C: pianificazione di un'azione

Allegato 13f Modulo C: pianificazione di un'azione

Qual è la sequenza delle seguenti azioni più adatta per

comprare generi alimentari?

1. Andare al negozio
2. Scrivere una lista della spesa
3. Trovare le cose segnate sulla lista della spesa e metterle nel carrello
4. Fare la coda alla cassa
5. Prendere con sé le borse della spesa vuote e il borsellino
6. Mettere gli acquisti nella borsa della spesa
7. Andare a casa
8. Pagare
9. Spostare gli acquisti sul nastro trasportatore

Allegato 13f Modulo C: pianificazione di un'azione

Allegato 13g Modulo C: pianificazione di un'azione

Qual è la sequenza delle seguenti azioni più adatta per

cucinarsi una pasta?

1. Servire la pasta nel piatto
2. Mettere il sale nell'acqua
3. Prendere la pentola dal fornello
4. Aspettare fino a che l'acqua bolla
5. Accendere il fornello
6. Scolare la pasta
7. Mettere la pasta nella pentola
8. Spegnere il fornello
9. Mettere la pentola sul fornello
10. Versare l'acqua nella pentola
11. Assaggiare, se la pasta è cotta abbastanza

Allegato 13g Modulo C: pianificazione di un'azione

Allegato 13h Modulo C: pianificazione di un'azione

Qual è la sequenza delle seguenti azioni più adatta per

lavare i propri vestiti?

1. Prendere i panni
2. Mettere il detersivo nella lavatrice
3. Premere il bottone start
4. Regolare il programma
5. Stendere i panni puliti ad asciugare
6. Mettere i panni sporchi nella lavatrice
7. Misurare la quantità di detersivo
8. Chiudere il flusso d'acqua
9. Chiudere l'oblò della lavatrice
10. Aprire il flusso d'acqua

Allegato 13h Modulo C: pianificazione di un'azione

Allegato 13i Modulo C: pianificazione di un'azione

Qual è la sequenza delle seguenti azioni più adatta per

comprarsi un paio di scarpe nuove?

1. Decidere se portare via anche la scatola con le scarpe nuove
2. Trovare lo scaffale con le scarpe della misura giusta
3. Portare le scarpe scelte alla cassa e pagare
4. Cercare un negozio di scarpe
5. Se si è a piedi nudi, chiedere alla commessa un paio di calze
6. Guardarsi allo specchio con le scarpe
7. Recarsi nel reparto uomo o donna corrispondente
8. Provare le scarpe e camminare un po'

Allegato 13i Modulo C: pianificazione di un'azione

Allegato 13j Modulo C: pianificazione di un'azione

Qual è la sequenza delle seguenti azioni più adatta per

lavare le stoviglie sporche?

1. Lavare le stoviglie leggermente sporche
2. Asciugarsi le mani
3. Far defluire l'acqua sporca
4. Lavare i bicchieri
5. Asciugare le posate
6. Riempire d'acqua le pentole molto sporche
7. Far scorrere l'acqua calda
8. Lasciare asciugare le stoviglie all'aria
9. Buttare via gli avanzi di cibo nel bidone della spazzatura
10. Risciacquare le stoviglie dal detersivo
11. Aggiungere il detersivo

Allegato 13j Modulo C: pianificazione di un'azione

Allegato 13k Modulo C: pianificazione di un'azione

Qual è la sequenza delle seguenti azioni più adatta per

farsi la doccia?

1. Chiudere l'acqua
2. Aprire con la chiave la porta del bagno
3. Preparare l'asciugamano
4. Risciacquarsi dal bagnoschiuma o dal sapone
5. Regolare la temperatura a piacere
6. Rivestirsi
7. Insaponarsi
8. Aprire il rubinetto dell'acqua
9. Chiudere a chiave la porta del bagno
10. Asciugarsi con l'asciugamano
11. Mettersi sotto la doccia
12. Svestirsi

Allegato 13k Modulo C: pianificazione di un'azione

Allegato 13l Modulo C: pianificazione di un'azione

Qual è la sequenza delle seguenti azioni più adatta per

fare un fuoco da campo?

1. Mettere acqua o sabbia sulle braci del fuoco
2. Accendere con un fiammifero, della carta o rami secchi
3. Sedersi comodamente attorno al fuoco
4. Lasciar bruciare il fuoco
5. Mettere i rami e fronde uno accanto all'altro
6. Verificare se il fuoco è veramente spento
7. Trovare un posto dove è consentito fare il fuoco
8. Raccogliere legna secca
9. Aggiungere legna al fuoco

Allegato 13l Modulo C: pianificazione di un'azione

Allegato 13m Modulo C: pianificazione di un'azione

Qual è la sequenza delle seguenti azioni più adatta per

prendere in prestito un libro in biblioteca?

1. Scegliere un libro
2. Prendere la tessera della biblioteca
3. Prendere la borsa dalla cassetta di deposito
4. Prendere in prestito il libro dal banco dei prestiti
5. Andare a casa
6. Andare in biblioteca
7. Chiudere la borsa nella cassetta di deposito

Allegato 13m Modulo C: pianificazione di un'azione

Allegato 13n Modulo C: pianificazione di un'azione

Qual è la sequenza delle seguenti azioni più adatta per

pitturare una stanza?

1. Pulire il pennello
2. Riordinare
3. Sigillare bene il colore rimasto nel secchio
4. Tinteggiare i muri
5. Comprare il colore
6. Coprire il pavimento
7. Scegliere il colore

Allegato 13n Modulo C: pianificazione di un'azione

Allegato 13o Modulo C: pianificazione di un'azione

Qual è la sequenza delle seguenti azioni più adatta per

scrivere una lettera?

1. Scrivere la lettera
2. Incollare il francobollo
3. Chiudere con la colla la busta della lettera
4. Infilare la busta nella cassetta delle lettere
5. Procurarsi la carta da lettera
6. Scrivere l'indirizzo sulla busta della lettera
7. Preparare una matita

Allegato 13o Modulo C: pianificazione di un'azione

Allegato 13p Modulo C: pianificazione di un'azione

Qual è la sequenza delle seguenti azioni più adatta per

riparare un foro nella camera d'aria della bicicletta?

1. Aprire il copertone con l'aiuto di una leva
2. Premere bene la pezza di gomma sul foro
3. Premere la valvola nel cerchione e tirare fuori la pompa
4. Ricollegare i freni
5. Premere la valvola nel cerchione e infilare la pompa
6. Avvitare i dadi delle ruote
7. Capovolgere la bicicletta in modo che si appoggi sulla sella
8. Gonfiare la camera d'aria che perde e chiudere la valvola
9. Gonfiare la ruota
10. Ricordarsi la posizione del foro e lavorarlo con carta vetrata
11. Staccare i freni dalla bicicletta
12. Togliere il foglio di protezione dalla pezza di gomma
13. Staccare i dadi delle ruote nel centro della ruota
14. Staccare il copertone della ruota con l'aiuto di una leva
15. Togliere la ruota
16. Lasciare la camera d'aria nell'acqua e osservare dove escono le bollicine
17. Spalmare la colla per la gomma attorno al foro
18. Svitare la valvola
19. Posizionare la ruota sul telaio

Allegato 13p Modulo C: pianificazione di un'azione

Allegato 14a

10 differenze tra le 2 immagini

Allegato 14b

10 differenze tra le 2 immagini

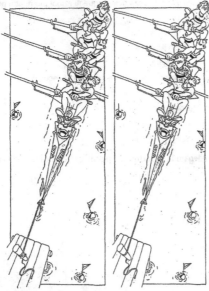

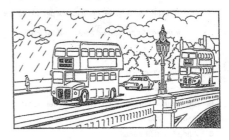

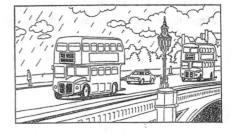

Allegato 14a 10 differenze tra le 2 immagini

Allegato 14b 10 differenze tra le 2 immagini

Allegato 14c

10 differenze tra le 2 immagini

Allegato 14d

10 differenze tra le 2 immagini

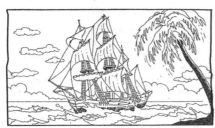

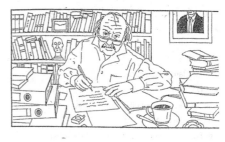

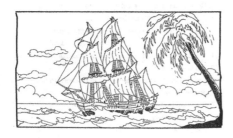

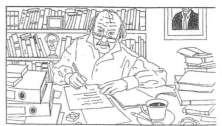

Allegato 14c 10 differenze tra le 2 immagini

Allegato 14d 10 differenze tra le 2 immagini

Allegato 14e

10 differenze tra le 2 immagini

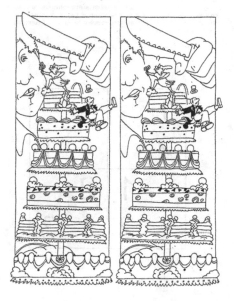

Allegato 14e 10 differenze tra le 2 immagini

Allegato 14f

10 differenze tra le 2 immagini

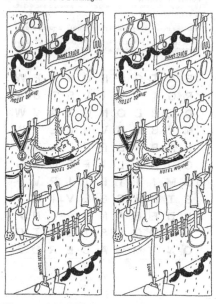

Allegato 14f 10 differenze tra le 2 immagini

Allegato 15a

Parole intrecciate
Le parole si sviluppano diagonalmente da sinistra verso destra, dall'alto verso il basso e al contrario.

Riuscite a trovare le seguenti 18 parole in mezzo a questo caos?

ORSO, BAND, DAZIO, SNOB, MISI, ROSSA, PULSANO, SCABROSO, CAMPUS, TOCCARLO, SCANSANO, ABBONATE, ESULTARE, PARLARCI, ARCA, TORO, OSO, CACCIA

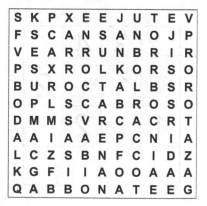

Allegato 15a Parole intrecciate

Allegato 15b

Parole intrecciate
Le parole si sviluppano diagonalmente da sinistra verso destra, dall'alto verso il basso e al contrario.

Riuscite a trovare le seguenti 16 parole in mezzo a questo caos?

PUPA, SAZI, FLOP, AMBO, PANNI, SCOLI, DECORSO, TERMICO, ENCEFALO, AFFAMAVO, SVELARSI, ARIA, SIAMO, SETA, NULLA, HA

S	I	A	M	O	S	B	A	N	I	Q
U	A	A	P	U	P	C	S	I	R	T
U	C	T	A	T	I	A	O	B	T	U
T	O	E	N	C	E	F	A	L	O	N
I	E	F	N	I	C	F	N	C	I	O
H	C	R	I	S	R	A	L	E	V	S
A	U	E	M	N	U	M	N	O	O	R
N	M	E	T	I	L	A	T	E	P	O
C	E	B	I	Z	C	V	R	C	A	C
I	N	D	O	A	R	O	A	I	O	E
S	E	T	A	S	N	U	L	L	A	D

Allegato 15b Parole intrecciate

Allegato 15c

Parole intrecciate

Le parole si sviluppano diagonalmente da sinistra verso destra, dall'alto verso il basso e al contrario.

Riuscite a trovare le seguenti 15 parole in mezzo a questo caos?

ANCA, LEGA, OSAI, FENOLO, PAVONE, OBBLIGA, NOBEL, CALIFFO, CAMMINO, CIPOLLA, DEBBONO, MACIGNI, ETNA, GEL, DA

```
E A T G E N O V A P W
R G I T V I L S T B A
D E B B O N O Z A V W
M L B M B V N L L I W
N A B N B F E L L T I
O D C A L I F F O A D
B M I I F T I P V F
E T N A G E L V I W L
L D E E A N S A C N A
I P M G S S I E P T G
O N I M M A C E R Q Z
```

Allegato 15c Parole intrecciate

Allegato 16a

SUDOKU

In ognuno dei quattro quadrati, composti da quattro campi ciascuno, sono contenuti numeri da 1 a 4, così come in ogni riga e in ogni colonna. Lo stesso numero non deve essere ripetuto due volte né in un quadrato né in una riga né in una colonna!

Quali numeri mancano?

Allegato 16a SUDOKU

Allegato 16b

SUDOKU

In ognuno dei quattro quadrati, composti da quattro campi ciascuno, sono contenuti numeri da 1 a 4, così come in ogni riga e in ogni colonna. Lo stesso numero non deve essere ripetuto due volte né in un quadrato né in una riga né in una colonna!

Quali numeri mancano?

Allegato 16b SUDOKU

Allegato 16c

SUDOKU

In ognuno dei quattro quadrati, composti da quattro campi ciascuno, sono contenuti numeri da 1 a 4, come anche in ogni riga e in ogni colonna. Lo stesso numero non deve essere ripetuto due volte né in un quadrato né in una riga né in una colonna!

Quali numeri mancano?

Allegato 16c SUDOKU

Allegato 16d

SUDOKU

In ognuno dei sei quadrati, composti da sei campi ciascuno, sono contenuti numeri da 1 a 6, come anche in ogni riga e in ogni colonna. Lo stesso numero non deve essere ripetuto due volte né in un quadrato né in una riga né in una colonna!

Quali numeri mancano?

Allegato 16d SUDOKU

Allegato 16e

SUDOKU

In ognuno dei sei quadrati, composti da sei campi ciascuno, sono contenuti numeri da 1 a 6, come anche in ogni riga e in ogni colonna. Lo stesso numero non deve essere ripetuto due volte né in un quadrato né in una riga né in una colonna!

Quali numeri mancano?

Allegato 16e SUDOKU

Allegato 16f

SUDOKU

In ognuno dei sei quadrati, composti da sei campi ciascuno, sono contenuti numeri da 1 a 6, come anche in ogni riga e in ogni colonna. Lo stesso numero non deve essere ripetuto due volte né in un quadrato né in una riga né in una colonna!

Quali numeri mancano?

Allegato 16f SUDOKU

Allegato 17a

Testo 1: errori ortografici!

Cucina regionale – Giappone

Il Giappone risente dell'influsso del suo vicino -la Cina - fin dal VII – VIII secolo d.C. Il prodotto alimentare principale è quindi il riso. Le famiglie nel lontano passato mangiavano qotidianamente pesce, verdure, zuppa e riso. Non conoscevano la carne. Il fabisogno di proteine veniva sodisfatto attraverso la proteina vegietale derivante dai semi di soia e dal consumo di pescie.

Dal XVIII secolo s'intensificarono i rapporti con gli europei e i giaponesi cominciarono a mangiare la carne. Nel fratempo, nella cucina giapponese si cucinavano anche piatti internazzionali. Il Giappone tiene molto a una preparazione dei piatti accurata e ordinata.

Con il tè si offrono sempre dei dolsetti. Ma, dal momento che la preparazzione di questi dolcetti è molto complicata, vengono comprati abitualmente in negozio.

Allegato 17a Testo 1: errori ortografici!

6

Allegato 17b

Testo 2: errori ortografici!

Stelle cadenti – un cielo di fuochi d'artificio

Le stelle cadenti si vedono particolarmente di frecuente in agosto – infatti, la terra incontra la strada di una cometa e molti framenti minuscoli di polvere cadono dalla moda della cometa sull'atmosfera terrestre. Grazie all'elevata velocita, la maggior parte dei frammenti si polvere s'infiammano a contatto con la atmosfera.

I minuscoli frammenti sono a malappena visibili. I frammenti più grossi, quelli che misurano da un centinetro fino a un metro di diametro, producono una coda dietro di loro e sprizzano scintile luminose. La luce della stella cadente mi realizza grazie alla ionizzazzione del atmosfera.

Solo i frammenti più grossi raggiungono il suolo terestre e possono essere recuperati. Essi raggiungono una velocità dai 20 ai 70 gm al secondo. Sono composti da roccia solida e metalo. Si frantumano nella bassa atmosfera terrestre, in cui viene trasmesso un forte lanpo di luce. Qualche secondo o minuto dopo si sente un legero fischo o rinbombo, come se ci fosse un tenporale lontano!

Allegato 17b Testo 2: errori ortografici!

Allegato 17c

Testo 3: errori ortografici!

Tè – la preparazione giusta

Il tè richiede un'accurata preparazzione. È importante prendere aqua fresca e riscaldarla fino al punto di ebolizione poco prima della preparazione del te. Non appena bolle al punto giusto, l'acqua può essere versata sulle folie di te. L'acqua non deve bollire troppo a lungo: appena comincia a bollire, si può utilizzare! Un'eccezzione è costituita dal tè verde. Per la preparazione di questo tè, dopo che l'acqua è giunta a ebollizione, è necessario lasciarla raffredare un po, altrimenti le essenze del tè verde vengono distrutte e il vapore diventa amaro.

Un tè Darjeeling dovrebbe stare in infusione per circa 2-3 mìtuti e un tè forte come l'Assam e il Ceylon fino a 5 minuti. Il tempo ottimale di infusione dipende dal proprio gusto e dalla macicnatura delle foglie. Più le foglie sono sminuzzate, minore è il tempo di infusione. La regola più utilizzata secondo cui dopo aver lasciato il tè in infusione per 3 minuti si ottiene un effetto stimolante e dopo 5 minuti si ottiene un effetto piu rilassante, vale in realtà solo per lo stomaco: più lungo e il tempo di infusione maggiori sonno le sostanze che si liberano, esse sono più amare ma fano bene allo stomaco!

Allegato 17c Testo 3: errori ortografici!

Allegato 18a Esercizio di suddivisione in 2 categorie

Istruzioni: mettete per prima causa in ordine crescente i numeri (1, 2, 3,. poi le lettere secondo l'ordine alfabetico (A, B, C, ...)!

a	b	c	d	e	f
3	I	G	22	U	15
B	19	8	4	90	Z
2	Y	H	M	Y	14
H	7	12	Q	20	B
		17	13	N	1
		C	D	70	C
				100	11
				A	T

Allegato 18a Esercizio di suddivisione in 2 categorie

Allegato 18b Esercizio di suddivisione in 2 categorie

Istruzioni: le parole possono essere suddivise in due categorie. Quali? Anzitutto, mettete in ordine alfabetico le parole della prima categoria secondo l'iniziale e poi le parole della seconda categoria nello stesso modo!

g	h	i	j
Categorie:	Categorie:	Categorie:	Categorie:
Nomi femminili	*Nomi*	*Animali*	*Città*
Nomi maschili	*Frutti*	*Marche d'auto*	*Montagne*
Lisa	Livia	Tarantola	Berlino
Adamo	Limone	VW	Cervino
Nino	Vera	BMW	Kilimangiaro
Anna	Maria	Anguilla	New York
Tommaso	Ciliegia	Ferrari	Everest
Zoe	Mango	Lotus	Vienna
		Balena azzurra	Roma
		Orangotango	Montebianco

Allegato 18b Esercizio di suddivisione in 2 categorie

Allegato 19 Spiegazione delle cause di un evento senza interazione
diretta; ipotesi predefinita

19a

**Spiegazione delle cause di un evento senza interazione
diretta: situazioni 19 a-g**

Ipotesi predefinite, come spiega Peter l'evento.

I partecipanti devono rispondere alle seguenti domande:

❖ *Descrizione della situazione*

.....

❖ *Ipotesi di Peter*

.....

❖ *Altre ipotesi*

.....

❖ *Conseguenze emotive e comportamentali delle diverse ipotesi*

.....

❖ *Modo per verificare le diverse ipotesi*

.....

Allegato 19 Spiegazioni delle cause di un evento
senza interazione diretta; ipotesi predefinita

Peter si è addormentato, non appena si è seduto sul suo
divano e ha allungato le gambe sul tavolino.
Improvvisamente, un forte rumore lo sveglia di
soprassalto dalla sua pennica. Sul pavimento vede un
portacenere rotto che si trovava sul tavolino, su cui Peter
aveva allungato le gambe prima di addormentarsi.

Peter si chiede, se per caso uno sconosciuto si sia
introdotto in casa sua e abbia gettato a terra il
portacenere.

❖ *Descrizione della situazione*

.....

❖ *Ipotesi di Peter*

.....

❖ *Altre ipotesi*

.....

❖ *Conseguenze emotive e comportamentali delle
diverse ipotesi*

.....

❖ *Modo per verificare le diverse ipotesi*

.....

Allegato 19a Spiegazione delle cause di un evento
senza interazione diretta; ipotesi predefinita

19b

Peter prova ad accendere la sua televisione con il
telecomando, ma non ci riesce. È molto deluso, perché la
televisione è ancora nuova. Il certificato di garanzia è
ancora valido.

Peter si chiede, se il negoziante abbia voluto imbrogliarlo.

❖ *Descrizione della situazione*

.....

❖ *Ipotesi di Peter*

.....

❖ *Altre ipotesi*

.....

❖ *Conseguenze emotive e comportamentali delle
diverse ipotesi*

.....

❖ *Modo per verificare le diverse ipotesi*

.....

Allegato 19b Spiegazione delle cause di un evento
senza interazione diretta; ipotesi predefinita

19c

Peter va a fare una passeggiata con Daniel in un giorno di
sole. Peter tutto ad un tratto si inquieta perché ha
l'impressione, guardando l'ombra sul marciapiede, di essere
seguito da un uomo.

Peter fa questa osservazione direttamente a Daniel, che gli
dice: "Ma no, è solo la tua ombra!"

❖ *Descrizione della situazione*

.....

❖ *Ipotesi di Peter*

.....

❖ *Altre ipotesi*

.....

❖ *Conseguenze emotive e comportamentali delle
diverse ipotesi*

.....

❖ *Modo per verificare le diverse ipotesi*

.....

Allegato 19c Spiegazione delle cause di un evento
senza interazione diretta; ipotesi predefinita

19d

Peter aspetta Daniel in un bar. Daniel arriva con mezz'ora di ritardo.

Peter teme che Daniel abbia avuto un grave incidente.

❖ *Descrizione della situazione*

.....

❖ *Ipotesi di Peter*

.....

❖ *Altre ipotesi*

.....

❖ *Conseguenze emotive e comportamentali delle diverse ipotesi*

.....

❖ *Modo per verificare le diverse ipotesi*

.....

Allegato 19d Spiegazione delle cause di un evento senza interazione diretta; ipotesi predefinita

19e

Una sera Peter si reca in lavanderia e preme l'interruttore della luce, la stanza rimane al buio.

Peter teme che qualcuno abbia intenzionalmente manomesso l'illuminazione.

❖ *Descrizione della situazione*

.....

❖ *Ipotesi di Peter*

.....

❖ *Altre ipotesi*

.....

❖ *Conseguenze emotive e comportamentali delle diverse ipotesi*

.....

❖ *Modo per verificare le diverse ipotesi*

.....

Allegato 19e Spiegazione delle cause di un evento senza interazione diretta; ipotesi predefinita

19f

Oggi Peter non ha sentito la sveglia e si è alzato tardi. Quando deve uscire di casa velocemente, non trova mai le chiavi di casa.

Peter teme che qualcuno gli abbia rubato le chiavi.

❖ *Descrizione della situazione*

.....

❖ *Ipotesi di Peter*

.....

❖ *Altre ipotesi*

.....

❖ *Conseguenze emotive e comportamentali delle diverse ipotesi*

.....

❖ *Modo per verificare le diverse ipotesi*

.....

Allegato 19f Spiegazione delle cause di un evento senza interazione diretta; ipotesi predefinita

19g

Peter è alla cassa del supermercato dove ha fatto una grossa spesa e ora deve pagare, la cassiera gli chiede l'importo di 63 euro. Peter ha nel borsellino solo 61 euro e qualche spicciolo.

Peter pensa subito che qualcuno lo abbia derubato.

❖ *Descrizione della situazione*

.....

❖ *Ipotesi di Peter*

.....

❖ *Altre ipotesi*

.....

❖ *Conseguenze emotive e comportamentali delle diverse ipotesi*

.....

❖ *Modo per verificare le diverse ipotesi*

.....

Allegato 19g Spiegazione delle cause di un evento senza interazione diretta; ipotesi predefinita

20a

Spiegazione delle cause di un evento nell'ambito di un'interazione: situazioni 20a-g

Ipotesi predefinita, come spiega Peter l'evento.

I partecipanti devono rispondere alle seguenti domande:

❖ *Descrizione della situazione*

.....

❖ *Ipotesi di Peter*

.....

❖ *Altre ipotesi*

.....

❖ *Conseguenze emotive e comportamentali delle diverse ipotesi*

.....

❖ *Modo per verificare le diverse ipotesi*

.....

Allegato 20 Spiegazione delle cause di un evento nell'ambito di un'interazione; ipotesi predefinita

Una sera Peter va al bar. Poco dopo un uomo si siede da solo a un tavolo di fronte a lui e legge il giornale. L'uomo si guarda intorno da sopra il giornale e per un momento osserva anche dalla parte di Peter.

Peter non conosce l'uomo. Pensa che abbia guardato intenzionalmente dalla sua parte.

❖ *Descrizione della situazione*

.....

❖ *Ipotesi di Peter*

.....

❖ *Altre ipotesi*

.....

❖ *Conseguenze emotive e comportamentali delle diverse ipotesi*

.....

❖ *Modo per verificare le diverse ipotesi*

.....

Allegato 20a Spiegazione delle cause di un evento nell'ambito di un'interazione; ipotesi predefinita

20b

Un pomeriggio Peter va a fare la spesa. Mentre sta appoggiando i suoi acquisti sul nastro della cassa, una persona si mette davanti a lui e gli dice: "Sono di fretta".

Peter pensa che l'uomo sia intenzionalmente passato soltanto avanti a lui e a nessun altro.

❖ *Descrizione della situazione*

.....

❖ *Ipotesi di Peter*

.....

❖ *Altre ipotesi*

.....

❖ *Conseguenze emotive e comportamentali delle diverse ipotesi*

.....

❖ *Modo per verificare le diverse ipotesi*

.....

Allegato 20b Spiegazione delle cause di un evento nell'ambito di un'interazione; ipotesi predefinita

20c

Peter è seduto sull'autobus che lo porta verso casa. L'autobus è piuttosto affollato. All'improvviso si sente tirare i capelli e si accorge che una donna ha perso l'equilibrio e gli è andata addosso.

Peter pensa che qualcuno gli abbia tirato intenzionalmente i capelli.

❖ *Descrizione della situazione*

.....

❖ *Ipotesi di Peter*

.....

❖ *Altre ipotesi*

.....

❖ *Conseguenze emotive e comportamentali delle diverse ipotesi*

.....

❖ *Modo per verificare le diverse ipotesi*

.....

Allegato 20c Spiegazione delle cause di un evento nell'ambito di un'interazione; ipotesi predefinita

20d

Peter gironzola per la città. Da lontano riconosce un vecchio compagno di scuola, che non vede da molto tempo. Quando il compagno si avvicina, gli passa accanto senza salutarlo.

Peter pensa che il compagno non abbia voluto salutarlo intenzionalmente.

❖ *Descrizione della situazione*

.....

❖ *Ipotesi di Peter*

.....

❖ *Altre ipotesi*

.....

❖ *Conseguenze emotive e comportamentali delle diverse ipotesi*

.....

❖ *Modo per verificare le diverse ipotesi*

.....

Allegato 20d Spiegazione delle cause di un evento nell'ambito di un'interazione; ipotesi predefinita

20e

Peter aspetta accalcato nella folla l'ingresso ad un concerto rock. Durante l'attesa entra sempre in contatto fisico con gli altri spettatori del concerto.

Peter pensa che gli sconosciuti dietro a lui lo spingano continuamente di proposito.

❖ *Descrizione della situazione*

.....

❖ *Ipotesi di Peter*

.....

❖ *Altre ipotesi*

.....

❖ *Conseguenze emotive e comportamentali delle diverse ipotesi*

.....

❖ *Modo per verificare le diverse ipotesi*

.....

Allegato 20e Spiegazione delle cause di un evento nell'ambito di un'interazione; ipotesi predefinita

20f

Peter guarda una partita di calcio in televisione con dei colleghi. Manuela e un'altra collega discutono e ridono di altre faccende ad alta voce.

Peter pensa che le due donne vogliano disturbare di proposito la partita di calcio.

❖ *Descrizione della situazione*

.....

❖ *Ipotesi di Peter*

.....

❖ *Altre ipotesi*

.....

❖ *Conseguenze emotive e comportamentali delle diverse ipotesi*

.....

❖ *Modo per verificare le diverse ipotesi*

.....

Allegato 20f Spiegazione delle cause di un evento nell'ambito di un'interazione; ipotesi predefinita

20g

Peter va di fretta a casa con la bicicletta. A un incrocio un'auto suona il clacson.

Peter pensa che qualcuno abbia voluto spaventarlo e farlo arrabbiare intenzionalmente. Mostra al conducente il dito medio!

❖ *Descrizione della situazione*

.....

❖ *Ipotesi di Peter*

.....

❖ *Altre ipotesi*

.....

❖ *Conseguenze emotive e comportamentali delle diverse ipotesi*

.....

❖ *Modo per verificare le diverse ipotesi*

.....

Allegato 20g Spiegazione delle cause di un evento nell'ambito di un'interazione; ipotesi predefinita

Spiegazione delle cause di un evento nell'ambito di un'interazione: situazioni 21 a-k

Nessuna ipotesi predefinita, come spiega Peter l'evento.

Domande aperte, relative alla situazione che favoriscano la riflessione (anche su di sé) e la discussione di gruppo.

Allegato 21 Spiegazione delle cause di un evento nell'ambito di un'interazione; senza ipotesi predefinita

Peter va al bancomat per prelevare dei soldi. Un uomo davanti a lui si sta servendo all'unico bancomat in funzione. A parte Peter, non c'è nessun altro in attesa. Peter nel rispetto della privacy, attende ad una distanza adeguata. Non appena l'uomo ha finito di fare il suo prelievo, arriva una giovane donna, che supera Peter e comincia a utilizzare il bancomat.

❖ Per quale motivo ha fatto ciò?

❖ Cosa ha pensato Peter?

❖ Come si è sentito?

Allegato 21a Spiegazione delle cause di un evento nell'ambito di un'interazione; senza ipotesi predefinita

21b

Peter va all'allenamento di calcio. A lui piace giocare nel ruolo di portiere, perché così non deve correre tanto. Dopo un fallo davanti alla porta di Peter, l'arbitro decide per un calcio di punizione. E' proprio il giocatore che ha subito il fallo che vuole tirare il calcio di punizione. Egli mette quindi la palla nell'area di rigore e tira in porta segnando un goal.

❖ Perché Peter non è riuscito a parare il calcio di punizione?

❖ Come motiva Peter il suo insuccesso e come invece spiega il giocatore che ha segnato il suo successo?

❖ Come si sono sentiti i due?

Allegato 21b Spiegazione delle cause di un evento nell'ambito di un'interazione; senza ipotesi predefinita

21c

Alcuni pomeriggi, Peter lavora come aiutante in un ristorante di un conoscente. Lo fa circa una volta al mese, quando c'è bisogno. In particolare il Peter fa il cameriere e pertanto serve i clienti.

Non ci sono in genere molti clienti. Una volta portò il conto a una giovane donna che gli diede una mancia molto cospicua.

❖ Perché la giovane donna gli ha dato la mancia?

❖ Cosa ha pensato Peter a riguardo?

❖ Si è sentito a suo agio?

Allegato 21c Spiegazione delle cause di un evento nell'ambito di un'interazione; senza ipotesi predefinita

21d

Peter lavora di nuovo come aiutante cameriere nel ristorante del suo conoscente. Di pomeriggio, solitamente non ci sono molti clienti. Due giovani donne sono sedute a un tavolo da due ore. Hanno già bevuto diverse bevande fredde, ognuna di loro ha mangiato un'abbondante insalata e per finire hanno ordinato un caffè. Sono state servite da Peter che è stato molto veloce e cortese. Al momento del pagamento non lasciano a Peter nemmeno un centesimo di mancia.

❖ Per quale motivo non hanno lasciato la mancia?

❖ Cosa pensa a riguardo Peter e come si sente?

Allegato 21d Spiegazione delle cause di un evento nell'ambito di un'interazione; senza ipotesi predefinita

21e

Peter va in treno a trovare la nonna. Durante il viaggio guarda per quasi tutto il tempo fuori dal finestrino. Solo in un secondo momento, guardandosi attorno nello scompartimento che lo ospita, si accorge che a circa 5 metri di distanza da lui, è seduta una donna molto carina. Quando incrocia il suo sguardo, lei gli sorride.

❖ Per quale motivo si è comportata così?

❖ Come reagisce Peter?

❖ Come si sente Peter?

Allegato 21e Spiegazione delle cause di un evento nell'ambito di un'interazione; senza ipotesi predefinita

21f

Peter, passeggiando per la città, nota un uomo adulto di bassa statura con un cappello in testa, che corre dietro di lui a circa 10 metri di distanza. Ad un certo punto Peter svolta a sinistra e si accorge che quell'uomo fa lo stesso. Peter si ferma a guardare una vetrina. L'uomo dalla bassa statura gli passa accanto e prosegue correndo, fino a che Peter non lo perde di vista.

❖ Perché l'uomo dalla bassa statura corre dietro Peter?

❖ Perché Peter si ferma?

❖ Perché l'uomo passa davanti a Peter?

❖ Come si sente Peter e come si sente l'uomo dalla bassa statura?

Allegato 21f Spiegazione delle cause di un evento nell'ambito di un'interazione; senza ipotesi predefinita

21g

La scorsa settimana Peter andò nella lavanderia a gettoni vicino a casa e incontrò la sua nuova vicina, di cui non riesce a ricordare il nome. Oggi, tornando in lavanderia, incontra nuovamente la sua nuova vicina.

❖ Come si spiega Peter questi incontri ripetuti nel giro di poco tempo?

❖ Si è sentito a suo agio?

❖ La vicina ha fatto la stessa esperienza di Peter?

Allegato 21g Spiegazione delle cause di un evento nell'ambito di un'interazione; senza ipotesi predefinita

21h

21i

Peter non andava molto d'accordo con una vecchia vicina di casa. I due di solito non si salutavano nemmeno quando si incontravano sulle scale.

Oggi Peter, uscendo di casa, incontra inaspettatamente la vicina, con cui non va d'accordo. Lei lo saluta in modo particolarmente amichevole e gli augura una buona giornata. Peter non capisce più come gira il mondo.

❖ Perché la vicina è stata così amichevole?

❖ Cosa significa ciò per il futuro di Peter?

Allegato 21h Spiegazione delle cause di un evento nell'ambito di un'interazione; senza ipotesi pre-definita

Peter si trova alla fermata dell'autobus davanti a una biglietteria automatica dove sta per comprare un biglietto e ha in mano il suo borsellino. Si accorge che un uomo di alta statura sta correndo sul marciapiede verso di lui. L'uomo è ancora circa 20 metri lontano da lui quando Peter ripone frettolosamente il suo borsellino nella tasca dei pantaloni, senza prendere il biglietto. Nel frattempo l'uomo gli passa accanto diretto verso la stazione vicina.

❖ Perché Peter infila frettolosamente il borsellino in tasca?

❖ Per quale motivo l'uomo corre nella direzione di Peter?

❖ Come si sente Peter?

❖ Qual è l'intenzione dell'uomo?

Allegato 21i Spiegazione delle cause di un evento nell'ambito di un'interazione; senza ipotesi pre-definita

21k

È sera e Peter ripensa al suo appuntamento di oggi con Manuela. In una bella giornata di sole, i due hanno raggiunto a piedi un punto panoramico, hanno goduto della bella vista limpida e lontana e gustato un buon pic-nic.

Manuela ha anche osservato come il tempo sia stato bello e soleggiato anche durante i precedenti appuntamenti con Peter.

❖ Perché Manuela ha detto ciò?

❖ Cosa ha pensato e come si è sentito Peter dopo le sue

   parole?

Allegato 21k Spiegazione delle cause di un evento nell'ambito di un'interazione; senza ipotesi pre-definita

Finito di stampare nel mese di luglio 2015

Printed in the United States
By Bookmasters